面向人民健康
提升健康素养

相约健康百科丛书

U0911209

面向人民健康
提升健康素养

相约健康百科丛书

健康体检系列

定期体检为健康加分

主编 武留信 张群

人民卫生出版社
·北京·

本书编委会

主　　编　武留信　张　群

副 主 编　陈志恒　马　骁　徐丽娟

编　　者　（按姓氏笔画为序）

马　骁　中日友好医院
王　军　西安交通大学第一附属医院
王　娜　中日友好医院
王迎洪　新疆医科大学第一附属医院
毛玲娜　浙江大学医学院附属第二医院
田利源　中关村新智源健康管理研究院
刘宝花　北京大学公共卫生学院
刘奕婷　中国医科大学附属第一医院
刘寒英　中南大学湘雅三医院
孙　荣　重庆医科大学附属第一医院
苏海燕　天津医科大学总医院
李　婧　中国中医科学院西苑医院
何　璐　武汉大学人民医院
宋晓琴　郑州大学第一附属医院
张　群　江苏省人民医院
陈志恒　中南大学湘雅三医院
武留信　中关村新智源健康管理研究院
苗梦媛　江苏省人民医院
赵　馨　江苏省人民医院
赵天奕　中日友好医院
胡　滢　陆军军医大学第一附属医院
钦　佩　江苏省人民医院
袁　挺　中南大学湘雅三医院
徐丽娟　武汉大学人民医院
彭　珽　中南大学湘雅三医院
韩　炜　山东大学齐鲁医院

学术秘书　田利源　中关村新智源健康管理研究院
　　　　　刘寒英　中南大学湘雅三医院

陈竺院士

说健康

相约健康百科丛书

总　序

人民健康是现代化最重要的指标之一，也是人民幸福生活的基础。党的二十大报告明确到 2035 年建成健康中国。社会各界，尤其是全国医疗卫生工作者，要坚持以人民为中心的发展思想，把保障人民健康放在优先发展的战略位置，加快推进健康中国建设，全方位全周期保障人民健康，为实现“两个一百年”奋斗目标、实现中华民族伟大复兴的中国梦打下坚实的健康基础，为共建人类卫生健康共同体作出应有的贡献。

为助力健康中国建设，提升人民健康素养，人民卫生出版社（以下简称“人卫社”）联合相关学（协）会、平台、媒体共同策划，整合各方优势、创新传播途径，打造高质量的纸数融合立体化传播健康知识普及出版物《相约健康百科丛书》（以下简称“丛书”）。丛书通过图书、新媒体、互联网平台等全媒体，努力为人民群众提供全生命周期的健康知识服务。在深入了解丛书的策划方案、组织管理和工作安排后，我欣然接受了邀请，担任丛书专家指导委员会主任委员，主要基于以下考虑。

建设健康中国，人人享有健康。党的十八大以来，以习近平同志为核心的党中央一直高度重视、持续推动健康中国建设。2016 年党中央、国务院印发的《“健康中国 2030”规划纲要》指出，推进健康中国建设，是全面建成小康社会、基本实现社会主义现代化的重要基础，是全面提升中华民族健康素质、实现人民健康与经济社会协调发展的国家战略。健康中国的主题是“共建共享、全民健康”，共建共享是基本路径，全民健康是根本目的。人人参与、人人尽力、人人享有，实现全民健康，需要全社会共同努力。党的二十大对新时代新征程上推进健康中国建设作出新的战略部署，赋予了新的任务使命，提出“把保障人民健康放在优先发展的战略位置，完善人民健康促进政策”。丛书建设抓住了健康中国建设的核心要义。

提升健康素养，需要终身学习。健康素养是人的一种能力：它能够帮助个人获取和理解基本的健康信息和服务，并能运用其作出正确的判断和决定，以维持并促进自己的健康。2008 年 1 月，卫生部发布《中国公民健康素养——基本知识与技能（试行）》，首次以政府文件的形式界定了居民健康素养，我很高兴签发了这份文件。此后，我持续关注该工作的进展和成效。经过多年的不懈努力，我国健康素养促进工作蓬勃发展，居民健康素养水平从 2009 年的 6.48% 上升至 2021 年的 25.4%，人民健康状况和基本医疗卫生服务的公平性、可及性持续改善，主要健康指标居于中高收入国家前列，为以中国式现代化全面推进中华民族伟大复兴奠定了坚实的健康基础。健康素养需要持续地学习和养成，丛书正是致力于此。

健康第一责任人，是我们自己。2019 年 12 月，十三届全国人大常委会第十五次会议通过了《中华人民共和国基本医疗卫生与健康促进法》，该法第六十九条提出“公民是自己健康的第一责任人，树立和践行对自己健康负责的健康管理理念，主动学习健康知识，提高健康素养，加强健康管理。倡导家庭成员相互关爱，形成符合自身和家庭特点的健康生活方式。”从国家法律到健康中国战略，都强调每个人是自己健康的第一责任人。只有人人都具备了良好的健康素养，成为自己健康的第一责任人，健康中国才有了最坚实的基础。丛书始终秉持了这一理念，能够切实帮助读者承担起自己的健康责任。

接受丛书编著邀请后，我多次听取了丛书工作委员会和人卫社的汇报，提出了一些建议，并录制了“院士说健康”视频。我很高兴能以此项工作为依托，为人民健康多做些有意义的工作。丛书工作委员会和人卫社的同仁们一致认为，这件事做好了，对提高国民特别是青少年健康素养意义重大！

2022年11月，在丛书启动会议上，我提出丛书建设要做到心系于民、科学严谨、质量第一、无私奉献四点希望。2023年9月，丛书“健康一生系列”正式出版！丛书建设者们高度负责、团结协作，严谨、创新、务实地推进丛书建设，让我对丛书即将发挥的作用充满了信心，也对健康科普工作有了更多的思考。

一是健康科普工作需把社会责任放在首位。丛书为做好顶层设计，邀请一批院士担任专家指导委员会的成员。院士们的本职工作非常繁忙，但他们仍以极高的热情投入丛书建设中，指导把关、录制视频，担任健康代言人，身体力行地参与健康科普工作。全国广大医务工作者也要积极行动起来，把社会责任放在首位，践行习近平总书记提出的“科技创新、科学普及是实现创新发展的两翼”之工作要求，把健康科学普及放在与医药科技创新同等重要的位置，防治并重，守护人民健康。

二是健康科普工作应始终心系于民。健康科普需要找准人民群众普遍关心的健康问题，有针对性地开展工作，方能事半功倍。丛书每一个系列都将开展健康问题征集活动，“健康一生系列”收集了两万余个来自大众的健康问题，说明人民群众的健康需求是旺盛的，对专家解答是企盼的。丛书组织专家对这些问题进行了认真的整理、分析和解答，并在正式出版前后组织群众试读活动，以不断改进工作，提升质量，满足人民健康需求，这些都是服务于民的重要体现。丛书更是积极尝试应用新技术新方法，为科普传播模式创新赋能，强化场景化应用，努力探索克服健康科普“知易行难”这个最大的难题。

三是健康科普工作须坚持高质量原则。高质量发展是中国式现代化的本质要求之一。健康科普工作事关人民健康，须遵从“人民至上、生命至上”的理念，把质量放在最重要的位置，以人民群众喜闻乐见的方式，传递科学的、权威的、通俗易懂的健康知识，要在健康科普工作中塑造尊重科学、学习科学、践行科学之风，让“伪科学”“健康谣言”“假专家”无处遁形。丛书工作委员会、各编委会坚持了这一原则，将质量要求落实到每一个环节。

四是健康科普工作要注重创新。不同的时代，健康需求发生着变化，健康科普方式也应与时俱进，才能做到精准、有效。丛书建设模式创新也是耳目一新，比如立足不同的应用场景，面向未来健康需求的无限可能，设计了“1+N”的丛书系列开放体系，成熟一个系列就开发一个；充分发挥专业学（协）会和权威专家作用，对每个系列的分册构建进行充分研讨，提出要从健康科普“读者视角”着眼，构建具有中国特色的国民健康知识体系；精心设计各分册内容结构和具有中华民族特色的系列 IP 形象；针对人民接受健康知识的主要渠道从纸媒向互联网转移的特点，设计纸数融合图书与在线健康知识问答库结合，文字、图片、视频、动画等联动的全媒体传播模式，全方位、全媒体、全生命周期服务人民健康等。

五是健康科普工作需要高水平人才队伍。人才是所有事业的第一资源。丛书除自身的出版传播外，着眼于健康中国建设大局，建立编写团队组建、遴选与培养的系列流程，开展了编写过程和团队建设研究，组建来自全国，老、中、青结合的高水平编者团队，且每个分册都通过编写过程的管理努力提升作者的健康科普能力。这项工作非常有意义。希望未来，越来越多的卫生健康工作者能以高度的社会责任感、职业使命感，以无私奉献的精神参与到健康科普工作中，以更多更好的健康科普精品，服务人民健康。

衷心希望，通过驰而不息的建设，丛书能让健康中国、健康素养、健康第一责任人的理念深入人心，并转化为建设健康中国的重要动力，成为国民追求和促进健康的重要支撑。

衷心希望，能以大型健康科普精品丛书为依托，培养一支高水平的健康科普作者队伍，增强文化自信的建设力量，从而更好地为中华民族现代文明贡献健康力量。

衷心希望，读者朋友们积极行动起来，认真汲取《相约健康百科丛书》中的健康知识，把它们运用到自己的生活里，让自己更健康，也为健康中国建设作出每个公民的贡献！

中国红十字会会长

中国科学院院士

丛书专家指导委员会主任委员

2023 年 7 月

相约健康百科丛书

出版说明

健康是幸福生活最重要的指标，健康是 1，其他是后面的 0，没有 1，再多的 0 也没有意义。提升健康素养，是提高全民健康水平最根本、最经济、最有效的措施之一。党的二十大报告要求，加强国家科普能力建设，深化全民阅读活动。习近平总书记指出，科技创新、科学普及是实现创新发展的两翼，要把科学普及放在与科技创新同等重要的位置。在这一重要指示精神的指引下，人民卫生出版社（以下简称“人卫社”）努力探索让科学普及这“一翼”变得与科技创新同样强大，进而助力创新型国家建设。经过深入调研，团结广大医学科学家、健康传播专家、学（协）会、媒体、平台，共同策划出版《相约健康百科丛书》（以下简称“丛书”）。

为了帮助读者更好地了解和使用丛书，特将出版相关情况说明如下。

一、丛书建设目标

丛书努力实现五个建设目标，即：高质量出版健康科普精品，培养优秀的健康科普团队，创新数字赋能传播模式，打造知识共建共享平台，最终提升国民健康素养，服务健康中国行动落实和中华民族现代文明建设。

二、丛书体系构建

1. 丛书各系列分册设计遵从人民至上的理念，突出读者健康需求和视角。各系列的分册设计经过多轮专家论证、读者健康需求调研，形成从读者需求入手进行分册设计的共识，更好地与读者形成共鸣，让读者愿意读、喜欢读，并能转化为自身健康生活方式和行为。

比如，丛书第一个系列“健康一生系列”，既不按医学学科分类，也不按人体系统分类，更不按病种分类，而是围绕每个人在日常生活中会遇到的健康相关问题和挑战分类。这个系列分别针对健康理念养成，到人生面临的生、老、病问题，再到每天一睁眼要面对的食、动、睡问题，最后到更高层次的养、乐、美问题，共设立 10 个分册，分别是《健康每一天》《健康始于孕育》《守护老年健康》《对疾病说不》《饮食的健康密码》《运动的健康密码》《睡眠的健康密码》《中医养生智慧》《快乐的健康密码》和《美丽的健康密码》。

2. 丛书努力构建从健康知识普及到健康行为指导的全生命周期全媒体的健康知识服务体系。依靠权威学（协）会和专家的反复多次研究论证，从读者的健康需求出发，丛书构建了“1+N”系列开放体系，即以“健康一生系列”为“1”；以不同人群、不同场景的不同健康需求或面临的挑战为“N”，成熟一个系列就开发一个系列。“主动健康系列”“应急急救系列”“就医问药系列”“康养康复系列”“肿瘤防治系列”“心理健康系列”“口腔健康系列”“健康体检系列”在“十四五”期间陆续启动和出版。

3. 丛书建设有力贯彻落实“两翼论”精神，推动健康科普高质量创新发展。丛书除自身的出版传播外，还建立编写团队组建、遴选与培养的系列流程，开展了编写过程和团队建设研究，组建来自全国，老、中、青结合的高水平编者团队，并通过编写过程的管理努力提升作者的健康科普能力。丛书建设部分相关内容还努力申报了国家“十四五”主动健康和人口老龄化科技应对重点专项；以“《相约健康百科丛书》策划出版为基础探索全方位、立体化大众科普类图书出版新模式”为题，成功获得人卫研究院创新发展研究项目支持。

三、丛书创新特色

1. 体现科学性、权威性、严谨性。为做好丛书的顶层设计、项目实施和编写出版工作，保障科学性，成立丛书专家指导委员会、工作委员会和各分册编委会。

第十二届、十三届全国人大常委会副委员长，中国红十字会会长陈竺院士担任丛书专家指导委员会主任委员，国家卫生健康委员会副主任李斌、中国计划生育协会常务副会长于学军、中华预防医学会名誉会长王陇德院士、中国健康促进基金会创会理事长白书忠等担任副主任委员，三十余位院士应邀担任委员。专家们积极做好丛书顶层设计、指导把关工作，录制“院士说健康”视频，审阅书稿，甚至承担具体编写工作……他们率先垂范，以极高的社会责任感投入健康科普工作，为全国医务工作者参与健康科普工作树立了榜样。

人民卫生出版社、中国健康促进基金会、中国计划生育协会、中华预防医学会、中国科普研究所、全国科学技术名词审定委员会、健康报社、新华网客户端《新华大健康》等机构负责健康科普工作的领导和专家组成了丛书工作委员会，并成立了丛书工作组，形成每周例会、专题会、组建专班等工作机制，确保丛书建设的严谨性和高质量推进。

各系列各分册编委会均由相关学（协）会、医学院校、研究机构等领域具有卓越影响力的专家组成。专家们面对公众健康需求迫切，但优秀科普作品供给不足、科普内容良莠不齐的局面，均以极大的热忱投入丛书建设与编写工作中，召开编写会、审稿会、定稿会等各类会议，对架构反复研究，对内容精益求精，对表达字斟句酌，为丛书的科学性、权威性和严谨性提供了可靠保证。

2. 彰显时代性、人民性、创新性。习近平总书记在文化传承发展座谈会上发表重要讲话，强调“在新的起点上继续推动文化繁荣、建设文化强国、建设中华民族现代文明，是我们在新时代新的文化使命”。丛书以“同中国具体实际相结合、同中华优秀传统文化相结合”理念为指导，彰显时代性、人民性、创新性。

丛书高度重视调查研究工作，各个系列都会开展面向全社会的问题征集活动，并将征集到的问题融入各个分册。此外，在正式出版前后都专门开展试读工作，以了解读者的真实感受，不断调整、优化工作思路和方法，实现内容“来自人民，根植人民，服务人民”。

在丛书整体设计和 IP 形象设计中，力求用中国元素讲好中国健康科普故事。丛书在全程管理方面始终坚持创新，在书稿撰写阶段，即采用人卫投审稿平台数字化编写方式，从源头实现“纸数融合”。在图书编写过程中，同步建设在线知识问答库。在图书出版后，实现纸媒、电子书、音频、视频同步传播，为不同人群的不同健康需求提供全媒体健康知识服务。

3. 突显全媒性、场景性、互动性。丛书采取纸电同步方式出版，读者可通过数字终端设备，如电脑、手机等进行阅读或“听书”；同时推出配套数字平台服务，读者可通过图书配套数字平台搜索健康知识，平台将通过文字、语音、直播等形式与读者互动。此外，丛书通过对内容的数字化、结构化、标引化，建立与健康场景化语词的映射关系，构建场景化知识图谱，利用人们接触的各类健康数字产品，精准地将健康知识推送至需求者的即时应用现场，努力探索克服健康科普“知易行难”这个最大的难题。

四、丛书的读者对象、内容设计和使用方法

参照《中国公民健康素养 66 条》锁定的目标人群，丛书读者对象定为接受九年义务教育及具备以上文化水平的人群，采用问答形式编写，重点选择大众日常生活中“应知道”“想知道”“不知道”和“怎么办”的问题。丛书重在解决“怎么办”，突出可操作性，架起大众对“预防为主”和“一般健康问题”从“为什么”到“怎么办”的桥梁，助力从“以治病为中心”向“以健康为中心”转变。

丛书是一套适合普通家庭阅读、查阅和收藏的健康科普书，覆盖日常生活中会遇到的常见健康问题。日常阅读，可以有效提升健康素养；遇到健康问题时查阅对应内容，可以达到答疑解惑、排忧解难的目的。此外，丛书还配有丰富的富媒体资源，扫码观看视频即可接收来自专家针对具体健康问题的进一步讲解。

《庄子・内篇・养生主》提醒我们：“吾生也有涯，而知也无涯，以有涯随无涯，殆已！”如何有效地让无穷的医学知识转化为有限的健康素养，远远不止“授人以渔”这么简单，这需要以大型健康科普精品出版物为依托，培养一支高水平的健康科普作者队伍；需要积极推进相关领域教育、科技、人才三位一体发展，大力弘扬科学精神和科学家精神；还需要社会各界积极融健康入万策，并在此基础上努力建设健康科学文化，增强文化自信的建设力量，从而更好地为中华民族现代文明建设贡献健康力量。

衷心感谢丛书建设者们和读者们的大力支持，让我们共同努力，为健康中国建设和中华民族现代文明建设作出力所能及的贡献。

丛书工作委员会

2023 年 7 月

前　言

伴随着健康中国前进的步伐，《相约健康百科丛书》“健康体检系列”，经过全国近百名医学专家的辛勤创作和不懈努力，即将正式出版发行。作为“健康体检系列”之首的《相约健康百科丛书——定期体检 为健康加分》一书的主编、副主编和编者，我们深感辛勤科普耕耘收获之欣慰和为大众提供专业健康科普知识之荣耀。

《相约健康百科丛书——定期体检 为健康加分》的核心创作理念是“定期筛查风险，主动管理健康”。其重要创作目的是通过通俗易懂的健康科普知识，为广大受检者提供“易获得、易理解、易执行、易获益”的健康知识与健康工具。

健康体检的真相和真谛究竟是什么？这是本书首先要为广大读者解答的问题。因为在体检过程中经常有受检者提出：体检到底有没有用和有多大用？去体检中心进行体检和去门诊看病有何不同？为什么年年做体检，有的受检者照样发生心肌梗死、脑卒中和癌症？还有不少受检者对体检发现“结节”“斑块”“息肉”“三高”等存在恐慌、紧张、疑惑。如何消除恐慌、缓解紧张、解除疑惑正是本书回答的问题，也是体现体检真相和真谛的亮点所在。

本书聚焦大众在体检中关心的核心问题，用“为什么”串联起从认知到实践的全链条，为读者揭开体检的神秘面纱。我们深知，体检的价值不仅在于“发现健康隐患”，更在于“防患于未然”。世界卫生

王建安院士
说健康

组织数据显示，乳腺癌通过早期筛查、早期诊断，5 年生存率可超过 90%；结直肠癌通过早期筛查可使死亡率降低 50% 以上。这些数字背后是无数家庭的希望，也是定期体检不可替代的核心价值。

全书分为五章：第一章“体检的真相与真谛”打破“体检项目越多越好”“年轻就不用体检”的误区，明确体检的本质是精准筛查而非盲目跟风，强调无症状人群早期筛查的意义，让读者明白“自我感觉良好不等于健康”的硬道理。

第二章“体检项目的内容与要求”聚焦个性化体检的核心内容，从年龄、性别差异到家族史、生活习惯，解析“为什么女性体检倡导做人乳头瘤病毒检测”“男性要重视前列腺指检”“为什么年轻人也要检查骨密度”，让体检项目的选择不再是“盲人摸象”。

第三章“体检的方法与流程”直击操作细节的重要性，解答“为什么憋尿和空腹要按需调整”“为什么直肠指检前要先留大便标本”等实际操作问题，消除因流程误解导致的检查误差，让每一次体检都精准有效。

第四章“体检的误区与误解”针对“心电图正常就等于心脏健康”“肿瘤标志物升高就是癌症”等常见焦虑，用科学证据破除谣言，让读者学会理性看待体检报告，避免过度恐慌或盲目忽视。

第五章“体检的结果与解读”聚焦检后管理的核心价值，从“三高”、结节、血管斑块等常见异常结果的应对，到慢性疾病的复查和自我主动管理，强调体检不是终点，而是健康管理的起点，让“检后管起来”成为共识。

当前，我国慢性疾病高发态势严峻，高血压、糖尿病等疾病年轻化趋势明显，而多数慢性疾病的早期干预能显著降低并发症风险。体检作为慢性疾病预防和早期干预的入口，却因认知不足、流程不规范等问题，未能充分发挥作用。本书正是基于这样的民生需求，用通俗的语言、权威的解读，将专业的医学知识转化为大众能懂、能用的健康指南。

希望通过阅读本书，能让更多人读懂体检的科学逻辑，避开认知误区，让定期体检真正成为健康的守护者；更希望每一位读者都能掌握健康的主动权，让“早发现、早干预”的理念融入生活，让科学体检为健康加分。

最后，感谢所有为本书提供专业支持的健康管理医学专家，是他们的严谨与坚守，让每一个“为什么”都有科学的答案。愿这本书能成为您健康路上的良伴，让健康的阳光照亮生活的每一天。

武留信　张　群
2025 年 4 月

目 录

第一章 体检的真相与真谛

第二章 体检项目的内容与要求

第四章 体检的误区与误解

二　报告解读

第一章

体检的真相与真谛

一

体检的目的

1. 为什么说健康体检的主要目的是筛查**疾病线索**和**健康隐患**

关键词

疾病线索 健康隐患

扁鹊见蔡桓公的故事广为人知：神医扁鹊多次警示蔡桓公身有疾患，需要及早干预。然而，蔡桓公因“自我感觉良好”而拒绝治疗，最终在病症显现时，已回天乏术。

专家说

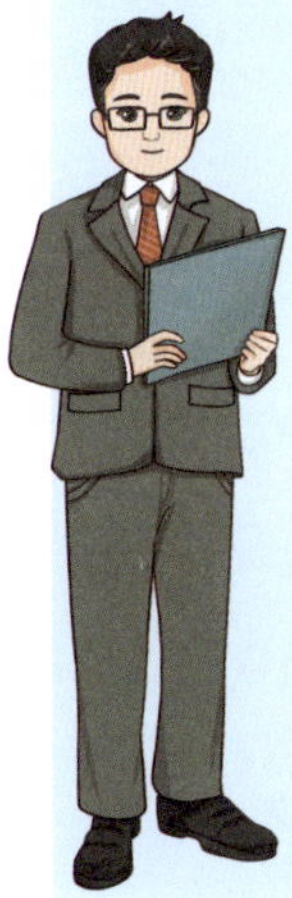

许多严重疾病在早期甚至中期，可能毫无症状，极易被忽视。如同扁鹊的望诊，现代健康体检是人们洞察健康的“火眼金睛”——通过专业医生的评估与科学仪器的检测（如化验、影像学检查），能够敏锐捕捉疾病的早期线索与健康隐患。

比如高血压（血压超过 140/90mmHg），或者高血糖、高血脂，患者往往没有明显不适；又如肝功能、肾功能出现异常，由于它们都有强大的储备与代偿能力，患者也没有什么感觉；还有早期，甚至中期癌症，患者往往没有明显症状。医学上常把这些疾病比喻为“沉默的杀手”。

有位 48 岁的男性，体检进行尿常规检查，发现尿中有很多红细胞，医生根据这一线索，给他做了进一步检查，最后确诊为膀胱癌，好在处于早期，后来经过治疗，现在已经过去 16 年了，患者仍很健康。

大多数体检人群在体检时没有症状，但并不代表完全健康。每年健康管理中心都会发现不少体检者的健康问题。通过健康体检及早发现疾病的线索或隐患为身体拉响“警报”，通过及早干预治疗把健康问题扼杀在萌芽中，效果好，事半功倍，对健康有益。

健康加油站

健康体检是通过医学手段和方法对受检者进行身体检查，了解受检者健康状况、早期发现疾病线索和健康隐患的诊疗行为。

定期体检很重要，检后管理，特别是坚持健康的生活方式、养成良好的生活习惯也很重要。

（武留信　田利源）

2. 为什么说健康体检对象主要是**无症状人群**

健康体检的价值就在于查找健康隐患，通过蛛丝马迹及时发现疾病，防患未然，早期干预，实现疾病的有效控制或逆转、治愈。比如多数癌症，目前整体的 5 年生存率并不高，但对于早期发现的癌症，其 5 年生存率会有显著提高。可见健康体检的价值关键就在于早发现的“早”字。

专家说

什么时候才算“早”呢

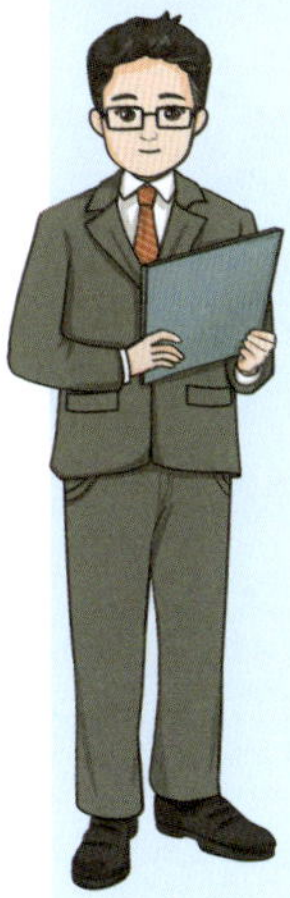

很多疾病如果出现明显的症状，往往就不早了。举个例子，有位退休老人，很爱运动，经常踢毽子，有段时间感觉腰痛得厉害，以为是踢毽子扭到腰了，去卫生室做了几次理疗，结果并没有什么好转，还是很痛。到大医院就诊后，诊断为肺癌骨转移，侵犯到了腰部的脊椎，病情已经到了晚期，预计生存期很短。

这位老人平时抽烟比较多，但很遗憾近些年他从来没有做过肺部相关体检。其实肺癌通过低剂量螺旋 CT 是可以被及早发现的，老人说上班期间单位年年安排体检，也做过 CT 检查，但之前每次检查都没有发现问题，退休后也就懒得去体检了，错过了早期发现疾病的机会，现在别提多后悔了。

肺癌的发生往往始于烟草等致癌物的长期刺激，正常细胞突变成了癌细胞，再由少量癌细胞“繁衍”出更多的癌细胞。在发病早期往往没有任何不适，随着时间的推移，癌细胞越来越多，可能都扩散转移至其他器官了，才会出现消瘦、干咳、咯血等症状，这时往往到了疾病的中晚期，治疗起来就相对困难了。

关键词

健康体检　无症状人群

有了不适症状，要及时就医；没有不适症状，也并不代表一定健康，在坚持健康生活方式的同时，要定期体检，特别是根据自身情况，有针对性地选择体检项目。像那位平时爱吸烟的退休老人，体检时进行低剂量螺旋 CT 检查就很有必要。因此，我们说健康体检的对象主要是无症状人群。

健康云课堂

什么样的人群需要做定期体检

（武留信　田利源）

3. 为什么说体检项目不是查得越多就越好

说到体检项目的选择，有的人认为检查项目越多，代表查得越全面，效果越好，是不是这样的呢?

专家说

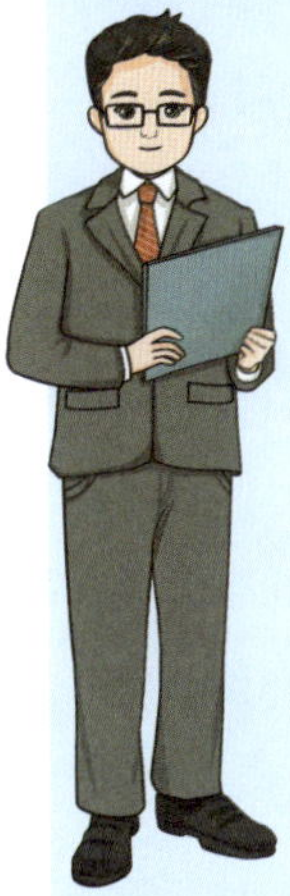

这个问题和我们日常购物有相通之处，到底是买贵的，还是买对的？

体检是有“代价”的，要考虑成本和效益。比如抽血化验，检查的项目越多，费用越高，需要抽的血也越多。还有 CT 检查，在扫描的同时身体也会受到 X 线的辐射。

因此，体检并不倡导检查项目越多越好，而是倡导检查要精准，要有针对性，体检项目应适合受检者的情况，把好钢用到刀刃上。比如对于长期吸烟或有肺癌家族史的人，定期进行低剂量螺旋 CT 检查就很有必要，但对于从不吸烟也没有肺癌家族史的人，就没必要年年进行这项检查。可见体检项目的选择最好是因人而异，根据自身的生活习惯、家族史、年龄、性别等情况，依据健康风险的大小，科学选择体检项目。

针对体检项目如何选择的问题，2023 年 9 月，中华医学会健康管理学分会、《中华健康管理学杂志》编辑委员会共同发布了《健康体检基本项目专家共识（2022）》，把体检项目分为基本体检项目与专项体检项目。

基本体检项目是推荐人人必查必选的，如体检自测问卷，测量血压、体重、腰围、身高，化验血常规、血糖、血脂、尿常规、便隐血，做心电图、腹部超声检查等。

关键词

体检项目　专项体检

专项体检项目根据每个人的不同情况，推荐选择不同的项目，如睡眠不佳或白天总感觉疲惫、犯困者，推荐进行睡眠健康评估；吸烟、体重超标或有冠心病家族史者，推荐进行冠心病筛查，如通过颈动脉超声检查有无斑块，斑块的大小及是否稳定等。

健康加油站

基本体检项目是建立个人健康管理档案的必需项目，是开展体检服务的基本检测项目，是形成健康体检报告的基础项目。

专项体检项目是主要针对不同慢性疾病风险个体进行筛查的项目。不同检查会推荐不同的筛查起始年龄，如有的检查建议从 50 岁开始。筛查起始年龄的设定基于国内临床专科指南和专家共识的推荐标准。

健康云课堂

怎样选择体检项目

（武留信　田利源）

4. 为什么说**定期体检**与**入职、入学、入伍及职业体检**不同

关键词

定期体检　职业体检

单位组织体检，一位新入职的员工说他不参加了，因为前不久入职时刚体检过。单位组织的定期体检和入职体检是一回事吗？有什么不同呢？下面就和大家谈谈这个话题。

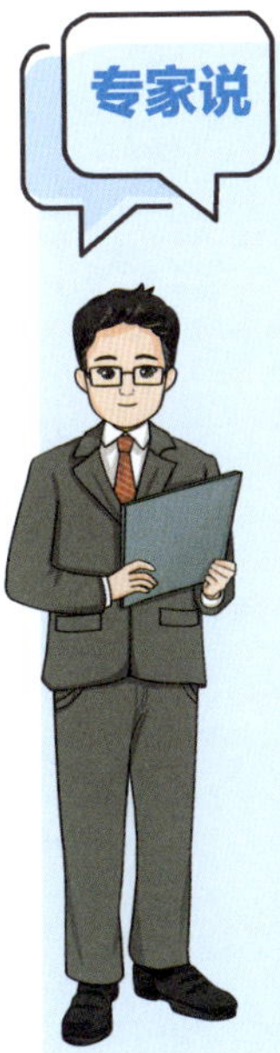

这些体检不是一回事，不能混为一谈，也不能互相替代。

入职、入学、入伍体检，主要是评估体检者是否符合入职、入学、入伍的条件。拿入职体检来说，是为了了解入职人员是否患有急慢性疾病、传染病及其他对工作有影响的疾病，如梅毒、艾滋病等传染病也在考察之列。再如，在入伍体检中身体上文身的大小及部位、是否有扁平足等也是重要的体检内容。

职业体检则是为了有效发现和预防职业病而开展的体检，主要针对职业中会接触到噪声、粉尘、化学有机溶剂、刺激性气体、射线等有害物质的职工，如对经常接触噪声的职工，检查听力有无受损；对经常接触化学试剂的职工，检查肝功能、血常规等是否正常。

定期体检是通常所说的健康体检，是为了解受检者健康状况、早期发现疾病线索和健康隐患而开展的体检，是主动健康的行为。虽然定期体检与入职、入学、入伍及职业体检之间有些体检项目是重合的，但体检目的不同，体检项目不同，体检的侧重点与结论也不同，所以不能混为一谈。

（田利源）

5. 为什么老年人体检除了关注疾病风险，还要关注衰老的表现

老年人的体检比较特殊，除了要排查疾病的风险，还要关注一些衰老的表现。

专家说

上了年纪，大脑、肌肉、眼、耳等器官的功能下降，通过定期体检，有助于鉴别身体出现的问题是疾病导致的，还是衰老导致的。对于衰老的表现，提前发现，积极干预，可以延缓衰老，改善生活质量。

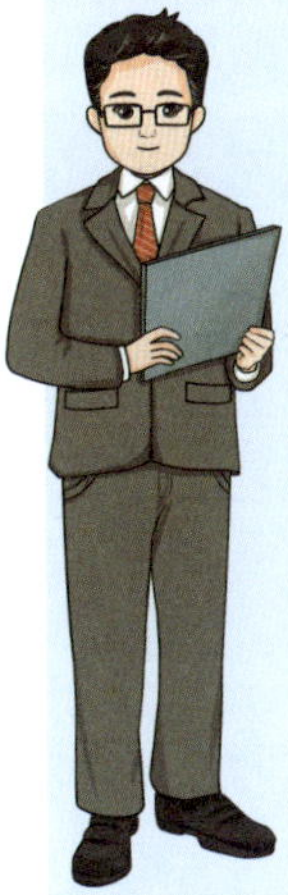

比如有的老年人觉得自己“记性变差”了，以为是正常老化的表现，但也可能是“痴呆”的征兆。通过体检，做些简单测试（如画钟表、记单词等）及相关的化验检查，就可以鉴别，既能避免延误诊治时机，又能及时通过认知训练，改善大脑功能。

另外，老年人的肌肉流失会加快，容易出现肌肉萎缩，甚至患上肌少症，比如拎不动菜、起身困难。体检时，通过测握力、走路速度等，来检查身体的“电量”，通过加强运动和补充营养，及时为身体“充电”。

许多老年人因肉类摄入不足和日晒较少，容易缺乏蛋白质和维生素 D。建议体检时增加骨密度检测和 25- 羟基维生素 D 水平评估，以便及时发现营养不足问题。通过调整饮食结构、增加日照时间等生活方式干预，可有效预防跌倒和骨折风险，增强整体健康水平。

体检时通过测听力、查视力，及时配戴助听器或老花镜，在方便生活的同时，还会减少阿尔茨海默病、跌倒等发生风险。

总之，老年人体检不是为了“找病”，而是帮身体“查漏补缺”，及早发现小问题，防住大麻烦，让老年人活得更健康、更有尊严！

健康加油站

有些体检结果的异常对于老年人来说，属于上了年纪的改变，并不是病了。对这些问题无须过度紧张。

例如，在体检中，颈动脉超声检查常发现存在动脉斑块，这种现象在老年人中较为普遍。对于大多数患者，只要积极控制血脂、血压、血糖和体重，改善生活方式，即可有效延缓斑块进展。仅当斑块情况严重时，才需要进一步医学干预。

此外，老年男性前列腺增生或钙化也很常见，平时应避免久坐不动、过量饮酒，多吃新鲜蔬菜水果等，不必过于紧张。再如老年人做脑部 CT 或磁共振检查，发现脑室扩大、脑皮质变薄，这种情况在医学上多属于“增龄性改变”。

健康云课堂

老年人健康“六注意”

（田利源）

6. 为什么说检查数据 高于或低于正常值 并不能代表身体患病了

关键词

正常值范围 疾病

体检报告出来，很多人都很在意化验指标的高低，当看到有向上或向下的箭头，检查数值超过正常范围，就开始提心吊胆、寝食难安，担心身体出了大问题。

专家说

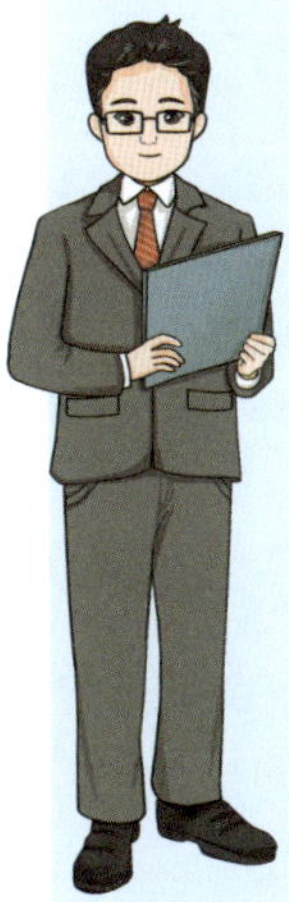

体检指标不在正常值范围内，不一定代表患病了。很多体检指标只是提示性指标，并不是诊断疾病的“金标准”。例如，体检查出高密度脂蛋白胆固醇升高，这种胆固醇属于“好胆固醇”，高于正常是好事。

还有体检者查出肿瘤标志物糖类抗原 19-9（CA19-9）值为 40（正常值范围为 0~37），十分担心，惶惶不可终日。其实一次化验结果，特别是轻微的升高，并没有太多医学意义。还有体检者抽血检查发现转氨酶轻度升高，就开始怀疑是不是肝脏出了问题，其实劳累、休息不好、抽烟、饮酒、服用药物（包括某些保健品）等，都会导致该指标升高。再如空腹血糖升高，可能是生理应激后的正常反应。因此，对于体检发现异常指标，还需要通过复查、复诊，具体情况具体分析，才能进一步判断是否患病。

当然，如果一个人的检测结果持续显著高于或低于正常范围，这可能是患病的信号，需要进一步评估。通常，轻度的偏离可能没有明确的诊断意义，但过大的偏离则具有较高的预警价值。

（田利源）

7. 为什么自我感觉身体良好也要做体检

49 岁的健身达人张先生在游泳时突发心肌梗死，命悬一线，及时送入医院实施支架植入手术后康复出院。张先生平时合理饮食、规律健身，自我感觉良好，怎么会突发心肌梗死呢？

“自我感觉身体好”只是一种主观感觉，不能客观反映身体是否存在潜在的隐患。很多人在疾病早期没有症状，等出现症状（即有“不舒服感觉”）时，可能已经处于疾病的中晚期，错过了最佳治疗时机。因此，“自我感觉身体好好的”也要定期体检，通过影像学检查（彩超、CT、MRI、胃肠镜等）对器官有无结构性病变进行筛查；通过实验室检查（抽血、病理切片、呼气试验等）对器官有无功能性病变进行筛查；通过临床查体、问卷调查等寻找影响健康的不利因素，从而纠正不良生活方式以确保身体健康。

专家说

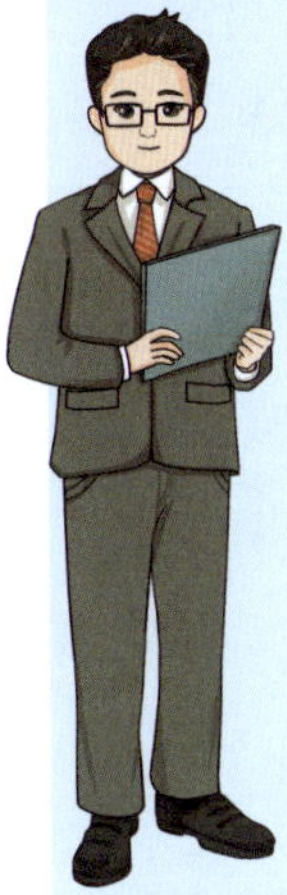

即使自我感觉身体良好，定期体检仍然至关重要，主要原因包括以下三个方面。

很多癌症患者早期无明显症状

癌症早期的原位癌或当肿瘤体积较小时，不会对周边组织产生压迫或明显影响组织器官的功能，如甲状腺癌、乳腺癌、肺癌、食管癌、胃癌、结肠癌、前列腺癌、宫颈癌等，患者与正常人无异。

一些心脑血管疾病早期无明显症状

血管壁富有弹性，血管轻度狭窄或局部硬化尚能维持心脏或大脑的血供，故患者无明显症状。如早期冠状动脉狭窄可能完全不表现胸痛或胸闷，仅在体检时通过心电图或冠状动脉 CT 血管造影被发现。

部分慢性疾病的早期无明显症状

疾病早期组织器官具有代偿能力，故患者无明显症状；未及时发现并控制可导致其结构或功能的异常改变，产生不可逆的影响，如高血压、糖尿病、高脂血症、脂肪肝、肝硬化、消化道溃疡、慢性肾脏病、糖尿病视网膜病变等。

（宋晓琴）

二

体检价值

8. 为什么体检发现**明显异常**建议要看医生

关键词：异常结果　风险评估

健康体检是现代人维护自身健康的重要手段，当体检报告出现“明显异常”时，大家会感到焦虑和困惑。为什么体检发现明显异常建议要看医生呢？有些异常并不意味着出现了严重的健康问题，但有可能是某些疾病的早期信号。医生能判断异常指标的意义，同时结合个人史、家族史、生活方式等综合因素进行全面评估，获得正确的诊断，提供个性化建议及治疗方案，减轻不必要的担忧。

专家说

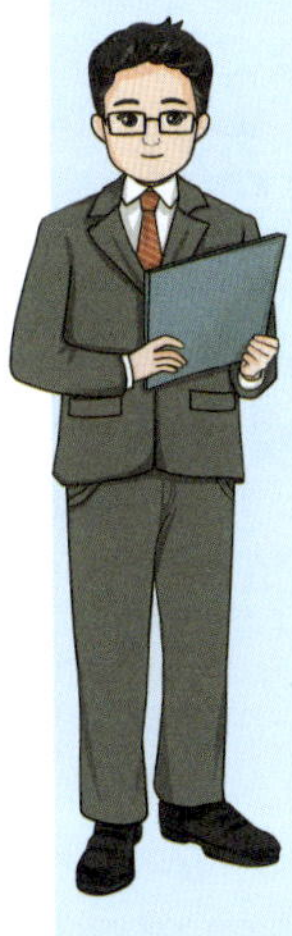

男性体检应关注的明显异常

1. 心脏与血管　血压异常、血脂代谢紊乱或心电图改变可作为心血管疾病的早期预警信号，建议及时进行临床评估与干预。

2. 前列腺　前列腺增大或相关指标异常，需要排查炎症、增生或肿瘤风险。

3. 肝脏功能　转氨酶、胆红素升高可能提示肝炎或脂肪肝，应尽早干预。

4. 肺部　发现结节或阴影需要专业评估，排除肺炎、结核或肿瘤的可能。

女性体检应关注的明显异常

1. 乳腺 结节、肿块或非哺乳期乳头溢液（尤其血性）需要排除肿瘤的可能。

2. 妇科 宫颈涂片异常、人乳头瘤病毒（HPV）高危感染或异常出血，应尽快明确诊断。

3. 甲状腺 结节或功能异常可能影响代谢和生殖，需要及时干预。

4. 骨骼 骨密度异常提示存在骨质疏松的风险，需要制订防护方案。

（宋晓琴）

9. 为什么说“大病查出来没法治，小病查出来没有用”是错误的

一般来说，“大病”是指出现影响日常生活的症状（如失眠或产生剧烈疼痛等不适）；又或无明显不适，但危及生命健康的疾病。“小病”是指身体不适感反复出现但反复自愈，或暂时危及不到生命的疾病。

大病和小病可以分清楚吗？不经过正规体检和医生判断，如何分辨是大病还是小病？从专业角度看，疾病的严重程度往往需要在疾病处于稳定期时才能较为准确地评估。在疾病早期和进展期均存在很大的不确定性，小病也有可能发展为大病。

“大病查出来没法治，小病查出来没有用”是错误的认识。小病及时医治，大病求助医生，定期体检，科学防范。

专家说

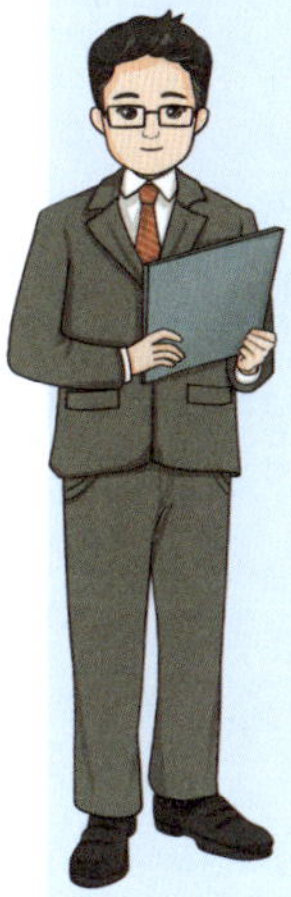

小病通常症状较轻，治疗相对简单且治愈率较高，对患者的生活、工作和学习影响相对较小。大病通常指的是病症较为严重、治疗难度较大、治愈率较低，可能对患者生命构成威胁，对其心理、经济和生活质量产生深远影响。疾病的严重程度往往受到多种因素的影响，如个体差异、病情发展阶段、治疗时机和效果等。因此，即使同一种疾病在不同患者或不同治疗阶段，其严重程度也可能有所不同。

随着科技的进步，医学领域取得了巨大进展，曾经被认为是“绝症”的大病，目前已出现有效的治疗方法。肿瘤早期患者通过手术、放射治疗（简称“放疗”）、化学治疗（简称“化疗”）等综合手段，可以实现临床治愈，获得长期生存。即使是中晚期肿瘤患者，利用靶向治疗、免疫治疗等方法，也能显著延长患者生命期，提高生活质量。“早发现、早诊断、早治疗”是提高大病治愈率和生存率的关键。

关键词

健康体检　早期症状

很多大病都是由小病发展而来的。胃溃疡不及时发现和治疗，可能会发展成胃癌；高血压、高血糖等慢性疾病，看似是小病，不加以控制会逐渐损害心、脑、肾等重要器官，引发严重并发症。通过定期体检，及早发现小病并采取相应的治疗和干预措施，可以防止病情恶化，为后续治疗争取宝贵时间。因此，无论大病还是小病，都要早发现、早处理，才能更好地保障我们的健康。

（宋晓琴）

关键词

定期体检　儿童体检　成人体检

10. 为什么说**定期体检**对维护个体一生健康很重要

从体检的角度来看，不同年龄段人群面临不同的健康风险，需要针对性地选择体检项目。

专家说

儿童体检

儿童体检是确保孩子健康成长的重要环节，包括以下必查项目：①体格检查：身高、体重、心肺听诊等。②五官检查：视力、听力、口腔检查。③血液检查：血常规、肝功能等。④疫苗查漏补种及接种证验证。此外

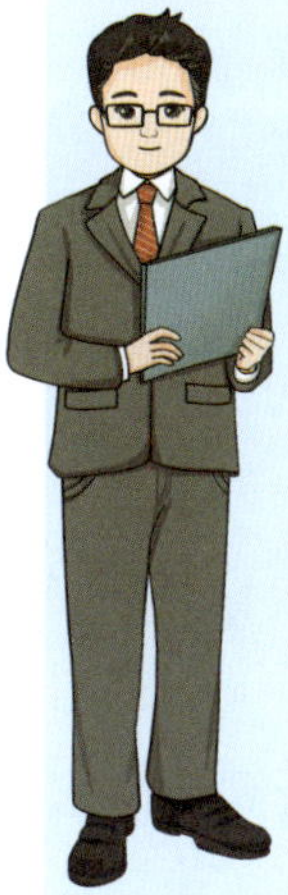

还有可选项目，如骨密度检测、微量元素和维生素 D 检测、G6PD 酶活性检测、地中海贫血筛查等。

成人体检

成人体检是了解个人健康状况的重要手段。体检项目的选择应遵循“1+X”体检模式。“1”代表基本体检项目，为必选项目，主要包括健康体检自测问卷、体格检查、实验室检查和辅助检查等，旨在通过常规项目对身体的基本健康状况进行全面了解。“X”代表个性化专项体检项目，根据体检者的年龄、性别、生活及饮食习惯、家族史等因素，有针对性地选择专项体检项目，这些项目旨在更深入地筛查潜在的健康风险，如心脑血管疾病、癌症等慢性疾病。

老年体检

随着年龄的增长，老年人的身体机能逐渐衰退，出现各种疾病的风险也随之增加。老年体检包括基本体检项目和功能评估项目。基本体检项目参照成人体检项目，功能评估项目包括日常生活活动能力评估（全面了解老年人的日常生活自理能力），平衡和步态评估（评估身体机能和行走稳定性），认知功能评估（判断认知状态是否正常），精神健康评估，感知觉与沟通能力评估（评估神志清醒程度、视力状况、听力能力、沟通交流能力）等。

（宋晓琴）

11. 为什么年轻人也要重视定期体检

关键词：青年人群 疾病筛查

随着社会的发展，年轻人的生活节奏逐渐加快，工作压力大、加班熬夜、吃饭不规律、缺乏运动等，加上食品安全、环境污染问题时有发生，导致亚健康问题凸显出来。因此，年轻人定期进行健康体检尤为重要。

专家说

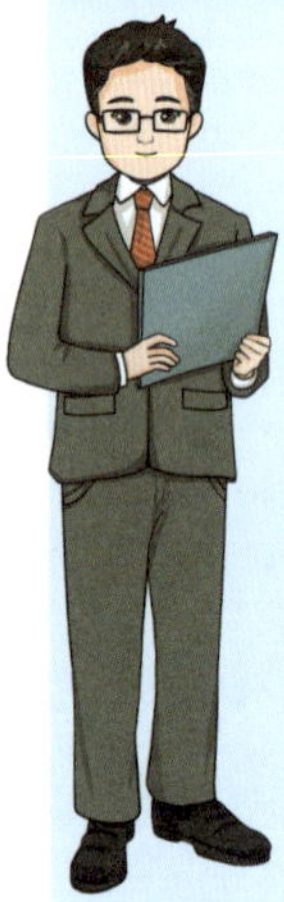

目前，我国心脑血管疾病及恶性肿瘤的发病率均呈现年轻化趋势，年轻人若不注重健康体检筛查，可能会引发更大的健康问题。年轻人要意识到定期体检的好处，而后根据近期身体情况咨询检前医生，选择合理的体检项目进行检查。

定期体检的益处

1. 建立健康档案并提供数据支持　通过每年的体检数据可以得出生理、生化指标的变化和趋势，有效帮助医生筛查疾病，并获得个体化健康指导和干预措施。

2. 早期发现亚健康状态及多种潜在疾病，尤其是恶性肿瘤　肿瘤的进展通常需要十几年甚至是几十年，若能早期筛查并及时干预，可以明显提升患者的生存时间及质量，即“三早预防”。

3. 通过体检结果，进行主动化健康管理 调整自身生活方式、饮食习惯、睡眠习惯，以降低心脑血管疾病以及胃肠道疾病的发生风险。

定期体检的项目选择

1. 每年基础必查项目 血压、身高、体重、心电图、肝功能、肾功能、血糖、血脂、血尿便三大常规等。

2. 根据性别选择的体检项目 乳腺、甲状腺疾病在女性人群疾病谱中跃居前列。年轻女性可以选择甲状腺、乳腺、人乳头瘤病毒等相关检查；年轻男性可以选择腹部超声、胸片或肺部CT、泌尿系统彩超等相关检查。

3. 对症选择合适的体检项目 经常在外就餐，出现胃部不适、反酸烧心症状的人群，可以选择13C-尿素呼气试验来筛查是否存在幽门螺杆菌感染；经常熬夜，感觉心前区不适，活动后加重的人群，可以选择心电图、心脏彩超、心肌酶等检查。

（宋晓琴）

12. 为什么说**体检问卷**获取的信息与仪器设备的检查结果同等重要

关键词

体检问卷　健康风险

体检问卷与仪器设备检查共同构成健康体检的双重保障。前者通过主观信息收集实现个体化评估，后者通过客观数据检测提供科学依据，体检问卷获取的信息资料与仪器设备检查结果相辅相成。体检问卷和常规检查结合，可以大幅提高高血压等慢性疾病的检出率，并提高中危、高危、极高危患者检出的灵敏度和特异度。

专家说

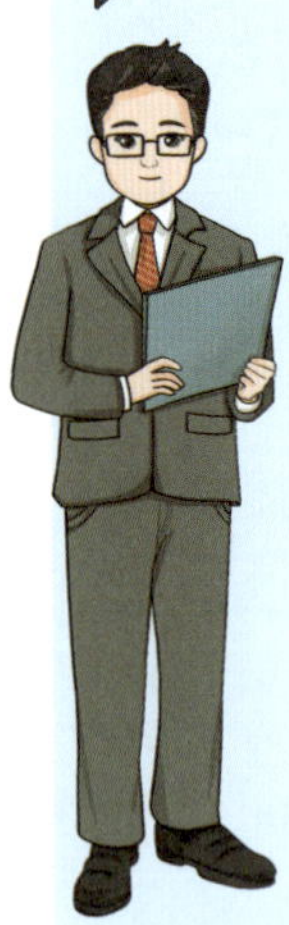

体检仪器设备能直观呈现身体的一些客观指标，像血压、血糖数值，器官的形态结构等，但它无法完全捕捉到一些潜在的健康风险因素；而体检问卷能获取个人的生活方式信息，这是慢性疾病的重要危险因素。如长期吸烟会增加患肺癌、心血管疾病等多种慢性疾病的风险；过量饮酒会损害肝脏、肠道、胃等器官。

体检问卷中关于运动情况的询问也很关键，长期缺乏运动是导致肥胖、糖尿病等慢性疾病的原因之一。问卷采集家族史是由于很多疾病有遗传倾向，如高血压、糖尿病、某些癌症等。有家族史的个体，其相关疾病的患病风险显著升高。此外，体检问卷还能了解个人的既往史，曾经患过的疾病，即使已经治愈，也可能会对身体造成一定影响，成为未来的健康隐患。

仪器设备检查是对身体当下客观状态的呈现，而体检问卷获取的信息能从生活方式、家族遗传、既往史等多维度揭示潜在的健康风险和慢性疾病危险因素。两者相互补充，缺一不可，只有将它们结合起来，医生才能更加全面地评估健康状况，制订更有针对性的健康管理方案。

健康加油站

《健康体检自测问卷》的国家标准问卷包含 6 个维度和 87 个条目。这 6 个维度分别是健康史、躯体症状、生活习惯、精神压力、睡眠质量及健康素养。该问卷旨在通过全面系统的评估，帮助受检者了解自身健康状况及潜在风险。问卷中的 87 个条目涵盖了多个方面的健康问题，受检者只需要花费几分钟时间即可完成填写。填写完毕后，医生将运用国际上已成熟的慢性疾病评估模型，对问卷信息进行分析，并形成一份详尽的健康风险自测自评报告，为受检者提供个性化的健康指导和建议。

（宋晓琴）

13. 为什么**儿童体检**与**成人体检**的关注点不同

关键词：生长发育　慢性疾病

儿童体检与成人不同，主要是因为儿童和成人在生理、心理和社会方面存在着显著差异。儿童体检更侧重于监测其生长发育、营养评估、预防疾病和心理行为发展评估，而成人体检更侧重于慢性疾病的筛查和预防、维持健康的生活方式以及管理已有的健康问题，从而改善健康质量。

专家说

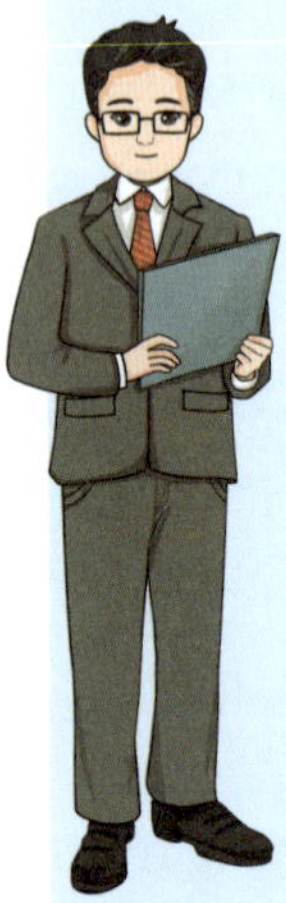

1. 儿童的生长发育与营养需求不同于成人　儿童的身体机能在不断变化，因此，体检应特别关注其身高、体重、头围，以及牙齿等指标。与成人不同，儿童需要足够的营养来支持其生长发育。因此，体检会检查孩子的营养状况，如碳水化合物、蛋白质、脂肪和必要的维生素及矿物质是否摄入充足。

2. 儿童更需要采取疾病预防措施　儿童的免疫系统尚未完全发育，更容易受感染性疾病的影响。因此，儿童体检会重点检查疫苗接种情况，以及是否有患感染性疾病的迹象。

3. 儿童的心理和行为发展评估　儿童的心理和行为发展也是体检的一部分，早期发现心理和行为问题，并及时干预，可以促进儿童心理和行为的健康发展。

4. 遗传性疾病和先天性疾病的筛查 这些疾病可能在早期就表现出来，早期发现并进行必要的干预，有助于阻断疾病的发展，减轻家庭和社会的负担。

总的来说，儿童体检的关注点是早期发现问题并进行干预，以促进儿童的健康发展。成人体检则更侧重于对慢性疾病的筛查和预防，评估和管理已有的健康问题，促进健康生活方式的维持和生活质量的提升。

（毛玲娜）

关键词

中青年人 不良生活方式

14. 为什么中青年人也要关注慢性疾病的风险和隐患

慢性疾病在中青年人群中的发病率不断上升，但其对疾病的知晓率、治疗率和控制率却普遍较低。这种现状导致慢性疾病给个人和社会带来了沉重的疾病负担。此外，不良生活方式在中青年人群中普遍存在，这不仅增加了该人群患慢性疾病的可能性，还进一步加剧了慢性疾病的发生风险和隐患。

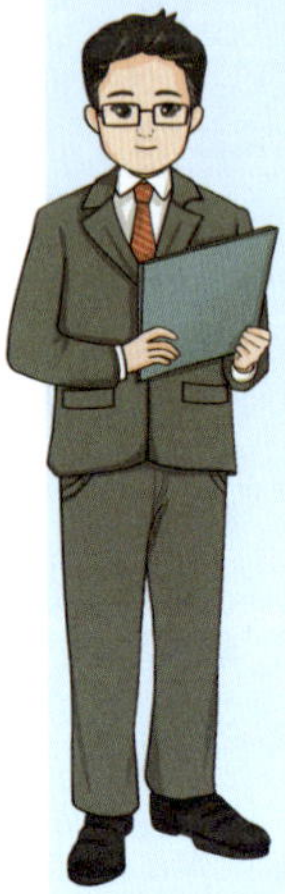

专家说

中青年人慢性疾病的发病现状和管理存在以下几个特点。

1. 中青年人对于慢性疾病的知晓率、治疗率和控制率较低 以高血压为例，根据《中国高血压防治指南（2024 年修订版）》，我国人群高血压患病率持续增高，且中青年人高血压患病率的上升趋势更明显。中青年人对高血压的知晓率、治疗率和控制率都较低，不如老年人，很多中青年人并不知道自己患有慢性疾病，或者没有得到有效的治疗和管理。

2. 受不良生活方式影响，中青年人出现慢性疾病高发趋势 结直肠癌的发病是一个慢性过程，从一个小腺瘤到癌前病变，需要经历数十年。肥胖、久坐等是结直肠癌的高危因素。这些不良生活方式在中青年人身上不断累积，导致我国结直肠癌发病越来越年轻化。

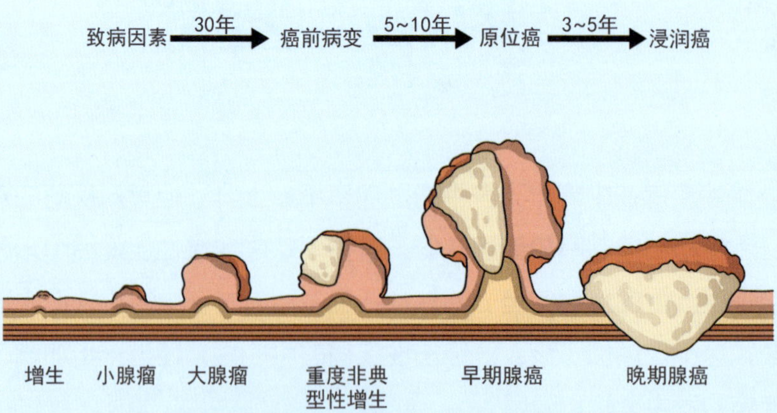

结直肠癌的发生发展历程

3. 慢性疾病的预防和管理很重要 慢性疾病导致的疾病负担超过总疾病负担的 70%，其死亡率占总死亡率的 88.5%。合理膳食、适量运动、戒烟限酒和心理平衡四大生活方式的改善，对慢性疾病的防控起到非常重要的作用。研究显示，90% 的 2 型糖尿病、1/3 的癌症可以通过控烟限酒、健康饮食、维持正常体重等措施来预防。中青年人应该重视上述慢性疾病的危险因素，早期开展预防和管理。

健康加油站

慢性疾病健康管理是一种综合、连续且个性化的服务模式，旨在帮助患有慢性疾病的个体，通过一系列有计划、有组织的干预措施，有效控制病情发展，提升生活质量，降低并发症的发生风险，从而实现对慢性疾病的科学管控。

（毛玲娜）

15. 为什么身体**感觉不适**，体检结果却正常

有时候身体感觉不适可能并没有到达疾病状态，或许只是生理性变化；可能是疾病处于早期阶段或者仅为偶发的异常情况，这些情况

可能无法在体检项目的检测结果中显现出来；也可能是一些常规体检无法检查出来的功能性问题，或是体检项目没有覆盖到的一些病变部位。因此，一次体检并不能全面反应身体的所有不适。

关键词

生理性变化　功能性问题　临界值

专家说

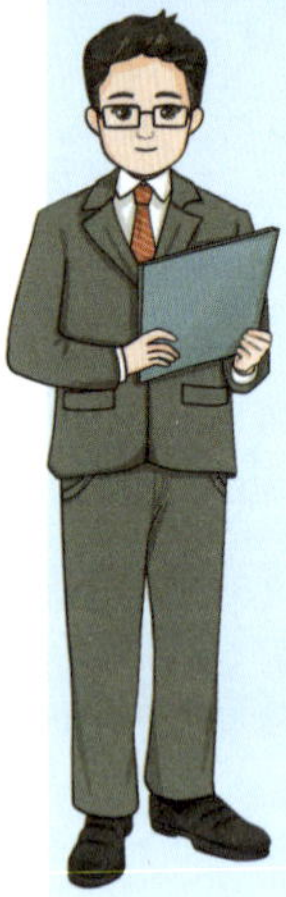

身体感觉不适但体检结果正常，可能有以下几个原因。

1. 生理性变化　生理性变化包括多种情况，如部分女性月经来潮前的乳腺胀痛，剧烈运动后的关节、肌肉酸痛等，这是人体的一种生理反应，在体检结果上不一定会有体现。

2. 偶发的异常或疾病早期病变　偶发的心脏早搏或窦性心律不齐可能是暂时的，不一定需要治疗。冠心病等某些病变处于极早期，尚未达到体检项目能够检测出来的最低值，体检结果可能显示正常。

3. 检查项目不全或某些功能性问题　体检项目没有覆盖所有病变部位。有些不适可能是功能性的，如焦虑或抑郁等心理因素引起的身体症状，这些在常规体检中可能检查不出来。

4. 临界值　有些指标只是轻微超出或低于正常范围，这种情况在医学上称为“临界值”，通常并不具有实际的临床意义。因此，体检结果可能会显示为“正常”。对于这类数据，大家无须担心，相信专业医疗机构的判断即可。

健康术语

亚健康

中华中医药学会发布的《亚健康中医临床指南》指出，亚健康是指人体处于健康和疾病之间的一种状态，表现为一定时间内的活力降低（疲乏、肌肉酸痛等躯体症状），心理功能和社交适应能力减退的症状，不能达到健康的标准，但不符合现代医学有关疾病的临床或亚临床诊断标准。

（毛玲娜）

关键词

假阴性 假阳性

16. 为什么说**一次体检结果正常**不代表身体以后都正常

人体健康状态是在不断变化的，一次体检只能反映当下的身体情况；慢性疾病的形成是多种因素长期积累的结果，并不能在一次体检中得以体现或被发现。此外，体检项目存在局限性，一次体检不能检出所有可能存在的问题；体检结果还存在假阴性和假阳性的概率，需要结合个体情况进行分析。因此，一次体检结果正常并不代表身体以后不出现问题。

专家说

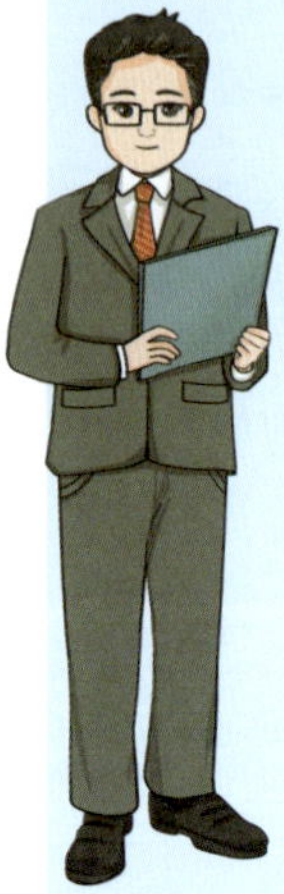

一次体检结果正常并不代表以后身体不出问题，原因包括但不限于以下几点。

1. 疾病的动态变化 人体健康状态是动态变化的，一次体检只能反映当下的健康状况。随着时间的推移，新的健康问题可能会出现，或者原有隐患可能发展成疾病。

2. 健康风险因素的积累 一些慢性疾病是长期危险因素累积的结果，如不良的生活习惯、遗传因素等，可能在一次体检中没有显现。对于某些发展缓慢的疾病，一年一次的体检可能不足以及时发现其变化，特别是当变化发生在两次体检之间时。

3. 体检项目的局限性 常规体检项目有限，无法覆盖所有健康问题。一些疾病在早期可能不会在常规体检项目中被检测出来。

4. 体检结果存在假阴性和假阳性 医学检测可能出现假阴性或假阳性结果。假阴性是指实际患病，但检查结果未能显示出来，这可能是由于检测方法的局限性、样本采集问题或存在相关干扰因素。假阳性则是检查结果显示异常，但实际身体并无问题，这可能会引起不必要的焦虑和过度检查。

不同个体和不同疾病的发展过程不同，不同个体对同一疾病的反应和表现也不尽相同。体检机构的质量控制、设备精准度和医务人员的专业水平也会影响体检结果的准确性。因此，即使体检结果显示正常，也不意味着就可以忽视健康。

健康加油站

体检报告解读门诊

这是一种专业的医疗服务模式，主要由具备资质的医务人员（如主检医师）对受检者的体检报告进行详细解读和分析，并提供个性化的健康咨询、指导及后续健康管理建议。该门诊的设立有助于为受检者提供个性化的医疗服务并进一步优化医疗资源配置。

（毛玲娜）

三

体检的要求

17. 为什么健康体检要按照**要求和流程**进行

关键词

体检要求 体检流程

老王和老李一起去医院做年度健康体检。老王动作很快，哪个体检项目排队人少就先去做哪个，不到一个小时就做完了所有检查。老李呢，乖乖地听从体检流程的安排，从一般项目测定（身高、体重、血压等），问卷调查，内、外科检查，到空腹项目和非空腹项目的检查等，逐一做完。一周后，老李就拿到了完整的体检报告，而老王还需要到医院补充遗漏的大小便化验等检查项目后才能拿到完整的报告。

专家说

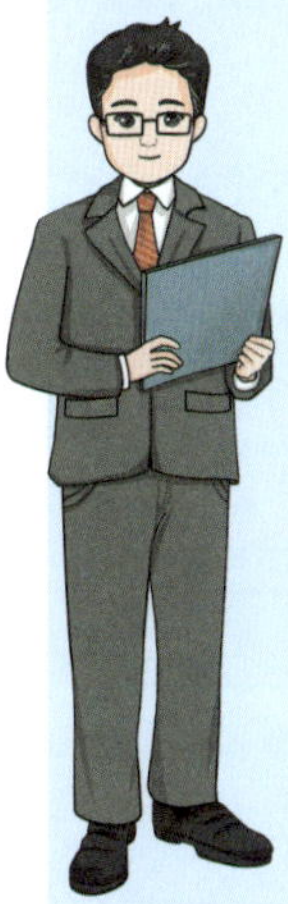

健康体检的规范和流程是为了确保检查的质量、保障受检者的安全、提高检查效率，并提供个性化的健康管理服务。从上面这个例子可以发现，按照要求和流程进行体检，能够提高检查效率。

1. 确保检查的准确性和可靠性 例如，通过标准化的空腹抽血流程，可以确保血液样本的准确性。因为食物的摄入会直接影响某些指标的水平，从而确保检查结果的准确性。

2. 避免误诊和漏诊 严格按照流程进行体检，有助于医生在检查过程中保持专注和细致，减少因疏忽而导致的误诊和漏诊。

3. 质量控制和数据管理分析 体检数据需要被准确记录和分析，按照流程可以确保数据的完整性和可靠性。从而为后续个性化的体检报告解读等健康管理服务奠定基础。

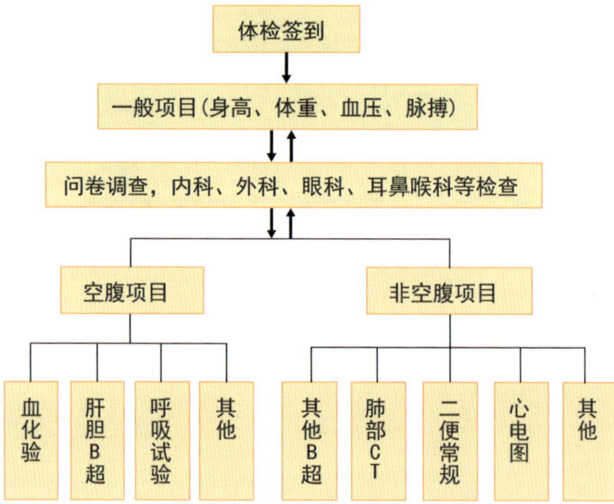

体检项目流程图

（毛玲娜）

18. 为什么健康体检也要做**病历记录**

健康体检和普通就医一样，是一种医疗行为。为了全面评估个人健康状况、分析疾病风险并提供针对性的健康建议，也需要进行相关数据记录。和一般病历记录有所不同，体检病历侧重于全面健康评估和预防保健，记录健康状况和潜在风险。一般病历则侧重于记录疾病诊断、治疗过程及预后，用于指导当前疾病的治疗和后续医疗决策。

专家说

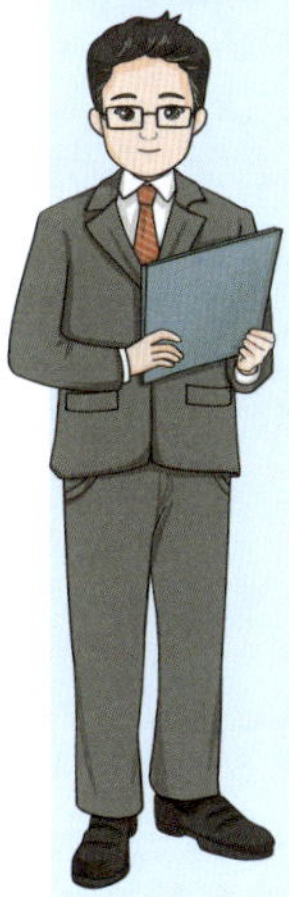

健康体检时进行病历记录具有多方面的重要意义，主要包括以下几点。

1. 帮助医生全面评估健康状况并辅助医疗决策 病历记录能够详细记录个人的既往史、家族史、过敏史等信息，这些内容是医生评估个人健康状况的重要依据。例如，受检者有家族心脏病史，在体检中发现心电图异常时，医生会结合家族史，更谨慎地评估其患心脏病的风险，并可能会建议后续增加心脏相关检查项目。

2. 便于长期健康监测，为后续医疗提供参考 病历记录为个人健康提供了连续性的监测数据。每次体检的结果都可以与之前的记录进行对比，帮助医生发现潜在的健康变化，及时采取干预措施。它不仅是体检过程的记录，也是未来就医时的重要参考资料。

3. 促进医疗质量和确保安全 病历记录要求医生按照规范的标准和流程进行体检和记录，有助于提高体检的质量，减少漏诊、误诊的发生。

4. 满足科研教学需求 大量的体检病历记录可以为医学研究提供丰富的数据资源；典型的体检病历可以作为教学案例，用于医学生的教学和培训。

关键词

病历记录 医疗决策

5. 法律保障与保险依据 病历记录是医疗活动的法律文件，具有法律效力。它不仅可以保护患者和医务人员的合法权益，还可以作为购买健康保险或人寿保险时的重要参考。

因此，健康体检时进行病历记录是十分必要的，它不仅有助于当下的健康评估，还能为未来的健康管理提供重要支持。

健康术语

电子健康记录

电子健康记录是电子化的、个人健康相关信息的集合。它包括个人的疾病历史、评估与诊断结果、医学治疗等其他健康相关信息，可由医疗机构或个人自行管理。它包含来自参与患者护理的所有临床医生的信息，可以通过授权创建数字信息并进行管理，与一个以上医疗保健组织中的其他医护人员共享。

健康云课堂

体检和看门诊有何区别

（毛玲娜）

19. 为什么在选择体检项目前要提供**既往史和家族史**

关键词

既往史　家族史

既往史和家族史就像是身体的健康说明书，其中的信息有助于医生更准确地评估个体健康状况和潜在风险。就像裁缝需要量体裁衣一样，医生知道受检者的“健康说明书”后才能打造其专属的体检方案！

专家说

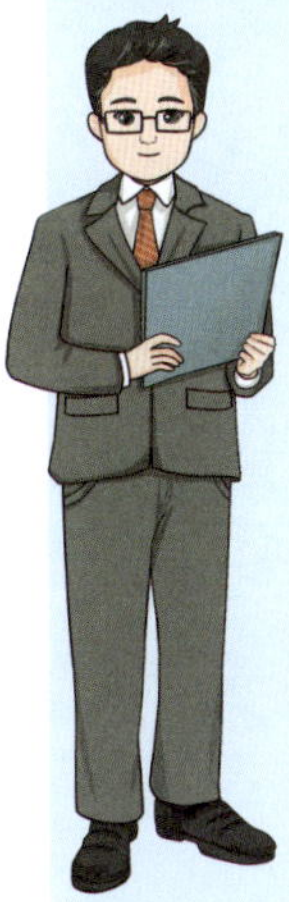

在选择体检项目前提供既往史和家族史有助于医生更全面地了解受检者的身体状况，其重要意义主要体现在以下几个方面。

有助于精准选择体检项目

就既往史而言，它涵盖了个人既往的健康状况和生活习惯，既包括曾经患过的所有疾病、手术史、过敏史等，也涵盖了个人的生活习惯、职业环境等因素，这些因素可能影响某些疾病的发生概率。通过了解既往史，可以更好地评估个体的健康风险，在体检中安排针对性的检查，以确保全面了解受检者的健康状况。例如，曾经患过的疾病，如小时候患过心肌炎，可能会对心脏产生长期影响，需要重点观察心电图、心脏超声等结果；对于长期吸烟者，患肺部疾病的风险高，医生会针对性地安排肺部检查，如肺功能、胸部X线检查或者 CT 扫描，更好地评估受检者的呼吸系统。从家族史来说，许多疾病是有遗传倾向的，家族史能提示某些疾病的潜在风险，像某些癌症（如乳腺癌及结肠癌等）、心血管疾病、糖尿病等，如果家族中有这些病史，那么患此类疾病的风险可能会增加，医生可以根据家族史重点检查相关指标。

辅助医生进行诊断

家族中存在的遗传性疾病和个人过去的健康问题都是重要参考。如果家族有遗传性心脏病史，体检时发现一些心脏方面的轻微异常，结合家族史，医生能更准确地判断这一异常是否需要进一步关注，避免漏诊或误诊。如果曾经患过肺结核，肺部可能会留下钙化灶等痕迹，医生了解到这一既往史后，在看胸部 X 线或 CT 结果时，就能正确区分这些痕迹是旧病残留，而非新的病变，从而做出准确判断。

从预防的角度看，既往史包含的信息可以帮助医生给予个性化的健康建议

如曾经有皮肤过敏史，医生就可以提醒受检者在日常生活中尽量避开已知的过敏原。既往有高血压史，医生可针对性地给予生活方式干预，从饮食、运动、心理、睡眠等多方面给予健康指导。

健康加油站

既往史和家族史包含哪些信息

一、 既往史

1. 疾病史 包括曾经患过的所有疾病，如肺炎、肺结核等感染性疾病，高血压、糖尿病等慢性疾病，以及肿瘤、癫痫、精神疾病等。

2. 手术史 曾经接受过的手术，如阑尾切除术、剖宫产术等。

3. 外伤史 如曾经发生的骨折、脱位、烧伤、烫伤、切割伤等。

4. 过敏史 对药物、食物、花粉、尘螨等物质的过敏情况。

5. 输血史及预防接种史。

二、 家族史

1. 遗传病史 家族中是否有遗传性疾病，如血友病、白化病、先天性心脏病等。

2. 慢性病史 家族中有无高血压、冠心病、糖尿病等慢性疾病。

3. 传染病史 家族中是否有肺结核、病毒性肝炎等传染病。

（韩　炜）

20. 为什么拿到**体检报告**后需要体检医生给予**解读**

关键词

体检报告　健康建议

拿到体检报告后，上面密密麻麻的数值、箭头和专业术语，普通人根本看不懂！很多人会因报告中的“↑↓”符号而陷入焦虑。医生解读体检报告能帮助受检者准确地了解自己的身体状况，对疾病做到早发现、早诊断、早治疗，避免误判风险或延误治疗。

专家说

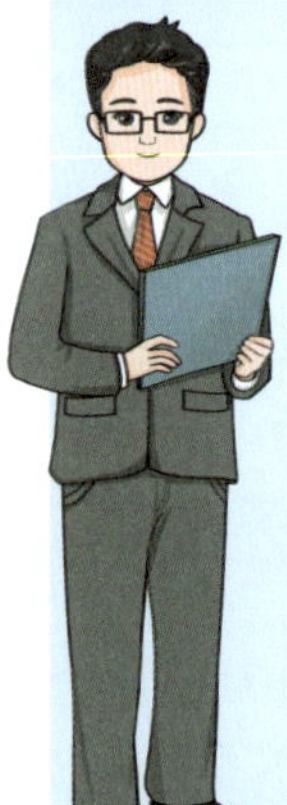

拿到体检报告后由专业医生给予解读至关重要，这不仅是理解报告的关键步骤，更是将数据转化为健康行动的核心环节。其具体原因主要体现在以下几个方面。

专业术语和数据的复杂性

首先，体检报告通常包含大量医学术语以及数值指标，非专业人士难以理解其具体含义。如白细胞升高可能是感染、炎症，也可能是血液疾病的信号，普通人无法自行判断具体原因。其次，检查指标的综合关联性也需要专业医生进行判断，单一指标的异常未必代表疾病，需要结合其他指标、病史和症状综合分析。如尿酸升高可能与饮食相关（如高嘌呤食物），也可能提示痛风或肾功能出现问题，医生会结合其他检查（如肌酐、尿常规）进行判断。最后，某些检查结果可能受临时因素（如熬夜、药物、月经期）影响，医生能识别异常值的临床意义。

提供个体化健康建议和指导

医生可以根据体检报告解读结果，为受检者提供个性化的健康建议。如果发现受检者有轻度脂肪肝，医生会建议采取控制饮食、增加运动量等具体的干预措施。如果胸部 CT 发现有肺结节，医生可根据受检者情况给予科学的随访方案，从而达到早发现、早干预的目的。

避免误解引发焦虑和恐慌

受检者可能因“箭头”或异常标识而过度恐慌。例如，甲状腺结节多数是良性，仅少数需要穿刺或手术，但受检者可能误以为“结节 = 癌症”，造成不必要的焦虑。医生会给予合理的解释，避免受检者因为小问题而产生过度恐慌。

动态追踪和长期管理

医生会对比体检历史数据，判断指标的变化趋势（如血压逐年上升、肿瘤标志物波动），制订个体化的随访计划。

（韩　炜）

21. 为什么说定期体检是筛查评估**慢性疾病发病风险**的重要手段与有效途径

关键词：风险评估　个性化管理

慢性疾病往往起病隐匿，进展缓慢，一旦发展到严重的程度，治疗难度和成本都会大幅增加。通过定期体检，可以及早发现潜在的慢性疾病发病风险，采取及时有效的预防和干预措施，对于降低慢性疾病发病风险、提高生命质量具有重要意义。

专家说

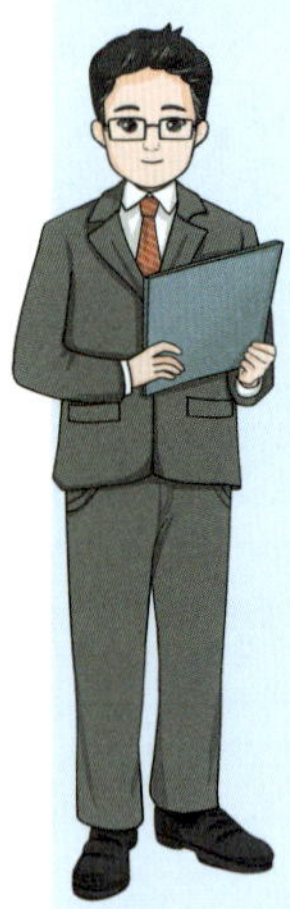

首先，慢性病疾发现得越早，脏器的损伤越轻，治疗效果就越好。定期体检能够通过对血压、血糖、血脂、肝肾功能、心电图等基本和专项指标的检测，及时发现高血压、糖尿病等慢性疾病的早期迹象。这些指标的异常往往是慢性疾病的前兆，通过及时的医疗干预，如调整饮食、增加运动、药物治疗等，有效控制病情的发展，甚至实现逆转。

其次，定期体检不仅是对身体指标的简单测量，更是对个人健康风险的全面评估。通过问卷调查、健康档案建立、历年指标趋势分析等方式，全面了解个人生活习惯、家族史、工作压力等，从而评估其慢性疾病的发病风险。基于这些评估结果，医生可以制订个性化的健康管理方案，包括饮食调整、运动建议、心理干预等，帮助个体有效降低慢性疾病的发病风险。

最后，定期体检有助于增强个人健康管理意识。当人们了解自己的身体状况时，会更加重视自己的健康，并采取积极的生活方式进行改变，如均衡饮食、规律运动、戒烟限酒等。这些健康行为的改变有助于预防慢性疾疾病的发生，提高生活质量。

健康加油站

慢性疾病高危人群

慢性疾病高危人群主要与年龄、生活方式、遗传、环境及精神心理等方面的因素有关。

1. 年龄 随着年龄增长身体机能逐渐衰退，中老年人群更容易患高血压、糖尿病、冠心病等慢性疾病。

2. 不健康的生活方式 如吸烟、酗酒、饮食不当、缺乏运动、超重肥胖者。

3. 遗传家族史 如果家族中有患高血压、糖尿病、冠心病等慢性疾病及乳腺癌、肠癌等癌症的亲属，其遗传基因可能存在易感性，相关疾病的发病风险相对升高。

4. 环境或职业暴露人群 长期暴露于空气污染中或因职业因素接触石棉、化学粉尘或重金属（肾损伤）等。

5. 精神心理因素 长期处于精神紧张、焦虑、抑郁等状态下，同样会增加慢性疾病的发病风险。

（韩 炜）

关键词

体检异常 定期跟踪 复查

22. 为什么要定期跟踪、复查体检异常结果

定期跟踪、复查体检异常结果对于早期发现病情变化、追踪潜在疾病进展、识别一过性异常指标及评估治疗效果具有重要意义。因此，建议慢性疾病高危人群和已经确诊的慢性疾病患者定期跟踪复查体检异常结果。

专家说

对于病情不严重的受检者，无须立即到医院就诊，可以定期跟踪复查。由于一些疾病在早期可能仅有轻微的异常表现，若不及时复查，会错过最佳治疗时机。某些慢性疾病，如高血压、糖尿病等，在早期可能症状不明显，但随着时间推移会对身体造成严重损害。肿瘤标志物的轻度升高，可能受到多种生理或病理因素的影响，需要定期复查观察指标变化，有助于及时发现潜在疾病，及早进行治疗。

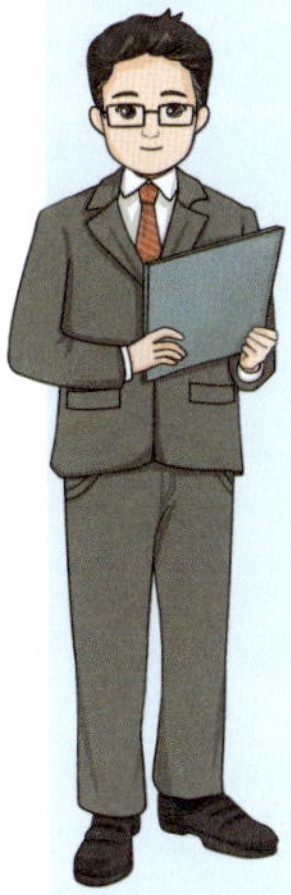

同时，有些异常结果可能是一过性的，如疲劳、饮食等因素导致的指标波动，通过复查可以确定这些异常是短期情况还是持续存在的问题。例如，血糖因为体检前食用了大量甜食暂时升高，血压可能因为体检时紧张而升高，通过跟踪复查可以确定这些异常是否为一过性的，避免多度担忧或采取不必要的治疗措施。

对于已经确诊的疾病，定期复查可以评估治疗效果。已经患有慢性疾病的受检者，复查随访可以帮助医生了解治疗效果，以便及时调整治疗方案。

健康加油站

如何确定跟踪复查异常结果的时间间隔

体检后异常结果跟踪复查的时间间隔需要综合多方面因素来确定，以下是具体情况。

1. 轻微且可能可逆的异常 如体检前因熬夜、饮酒等导致的轻度肝功能指标异常，或偶尔一次的轻度血压升高，通常可在调整生活方式后 1~3 个月进行复查，观察指标是否恢复正常。

2. 中度异常 像中度的血脂、血糖处于临界值等情况，一般建议通过 3~6 个月的饮食、运动干预等，复查并观察指标变化，判断是否需要进一步干预。

3. 严重异常 对于肿瘤标志物明显升高、重度贫血、严重心律失常等严重异常情况，应尽快前往专科门诊，进一步明确诊断。

（韩　炜）

关键词：检后管理　健康干预

23. 为什么“检”后一定要“管”起来

检后健康管理可根据体检结果，结合个体健康状况、生活方式及疾病风险，制订系统化、个性化的健康干预方案，并通过长期跟踪和调整，帮助受检者预防疾病、改善健康状态及控制慢性疾病的发展。

专家说

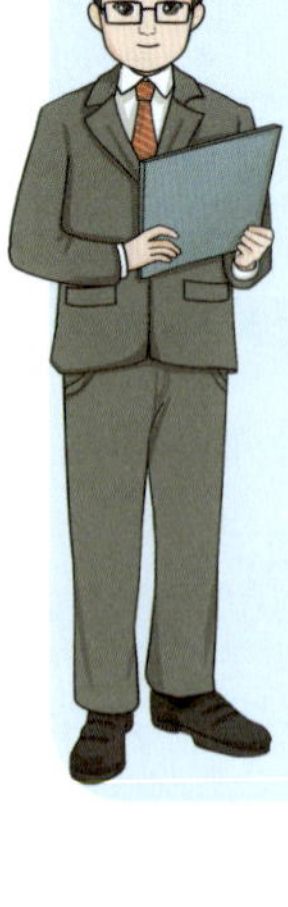

检后健康管理是连接体检结果与健康干预的重要一环，其重要性主要体现在以下几个方面。

将体检数据转化为健康干预

体检报告呈现的是静态数据，但异常指标（如血糖升高、结节检出）本身无法直接转化为健康干预。例如，发现“低密度脂蛋白胆固醇升高”后，若无后续干预，可能发展为动脉粥样硬化甚至心肌梗死。通过检后管理将数据转化为具体干预措施（如调整饮食、药物治疗等），避免“只检不管”。

个体化健康风险的精准应对

人的身体状况会随着年龄、环境、生活方式等因素不断变化，检后健康管理可进行个体化的动态风险监测。通过定期记录血压、血糖、体重等数据，绘制个人健康曲线，直观反映身体状况变化趋势。一旦发现指标异常波动，可以及时调整干预措施，从而有效控制健康风险。

预防疾病，从“临界状态”逆转

许多疾病在“亚临床状态”或“前期阶段”，可通过检后健康管理进行逆转。例如，糖耐量异常者可通过调整生活方式，使糖尿病的发病风险大大降低。同时，避免“小病拖大”，如甲状腺结节定期随访可早期发现恶性病变，从而在疾病早期及时干预。

慢性疾病管理的科学化与系统化

慢性疾病管理不仅打破了“只查不管”的恶性循环，而且可以预防并发症的发生。高血压、高脂血症等慢性疾病需要长期监测和行为调整，碎片化干预易导致病情反复。对糖尿病患者系统化的管理，可减少视网膜病变、肾衰竭等并发症的发生。

节约医疗成本与社会资源

检后健康管理可以预防疾病的发生和发展，早期干预费用远低于晚期治疗，减少医疗费用的支出。特别是对于一些慢性疾病，早期干预可以避免病情加重，降低治疗费用。检后健康管理可以帮助受检者合理利用医疗资源，避免不必要的医疗检查和治疗。同时，也可以提高医疗资源的利用效率，为更多需要的人提供服务。

心理支持与健康认知提升

检后健康管理涉及医生对体检结果的专业解读，可以缓解受检者对异常指标的过度恐慌（如肿瘤标志物轻微升高不等于癌症）。通过健康教育帮助受检者建立科学认知，如体检发现肺结节者，经医生解释并制订随访计划后，焦虑情绪显著降低。

健康加油站

检后健康管理的主要内容

1. 体检报告的深度解读与风险评估。
2. 制订个性化的健康干预方案。
3. 慢性疾病管理与并发症预防。
4. 健康教育与行为指导。
5. 动态追踪与长期随访。
6. 多学科协作与转诊。

（韩　炜）

24. 为什么完成**体检后**还需要关注**检查结果**

关键词：体检结果　早期干预

完成体检后仍需要持续关注检查结果，可以排除假阳性和假阴性的可能，及时发现潜在疾病，以便在疾病早期采取干预措施。

专家说

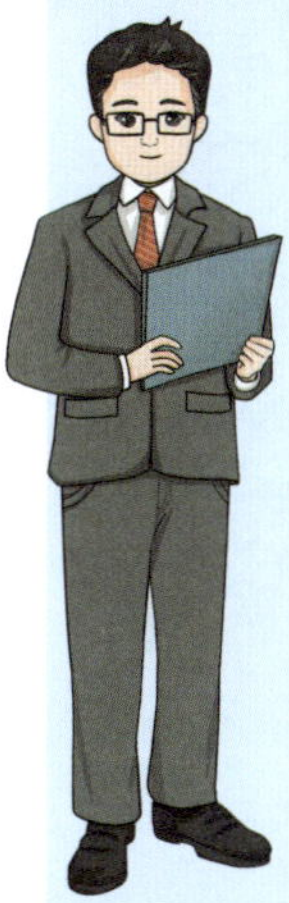

体检结果可能存在不确定性

1. 某些检查可能出现假阳性结果，即检查结果显示异常，但实际上身体并无问题。例如，肿瘤标志物检测可能受到一些因素影响而升高，但并不一定意味着患有癌症。以甲胎蛋白（AFP）为例，在肝炎、肝硬化等情况下也可能轻度升高，这并不代表患有肝癌。同样，也可能出现假阴性结果，即检查结果正常，但实际上身体存在问题。例如，早期癌症可能因为肿瘤体积小、位置隐蔽等原因，在体检中未被发现。

2. 检查结果的局限性。单一检查项目的结果不能全面反映身体状况。例如，超声检查对肝脏、胆囊、脾脏等实质性器官的病变有较好的检出率，但对于胃肠道等空腔器官的病变诊断价值有限。而胃肠镜检查则可以直接观察胃肠道黏膜的病变情况，对于早期癌症的筛查具有重要意义。

身体状况是动态变化的

不良生活方式，如吸烟、饮酒、不健康饮食、缺乏运动等，会增加患各种疾病的风险。例如，长期吸烟者患肺癌的风险明显高于不吸烟者；高盐高脂饮食、缺乏运动者容易患高血压、高脂血症、冠心病等慢性疾病。环境因素也可能对身体产生影响。例如，长期接触有害物质、工作压力大、生活节奏快等，都可能导致身体出现各种问题。如果在体检后继续暴露于不良环境中，可能会影响身体健康。

如果持续关注体检结果，及时发现异常变化，可以在疾病的早期阶段采取干预措施，提高治疗效果。以乳腺癌为例，早期乳腺癌的五年生存率可达 90% 以上，而晚期乳腺癌的生存率则明显降低。对于一些慢性疾病，如高血压、糖尿病等，通过定期监测血压、血糖等指标，可以及时调整治疗方案，控制病情发展，预防并发症的发生。

（韩　炜）

25. 为什么健康体检要用**年龄和性别**来区分检查项目

健康体检根据年龄和性别设置差异化检查项目，是基于不同人群的生理特征和疾病风险分布的差异性。这种个性化设计能够更有针对性地筛查各年龄段、不同性别的高发疾病，显著提升体检的精准度和健康评估价值。

专家说

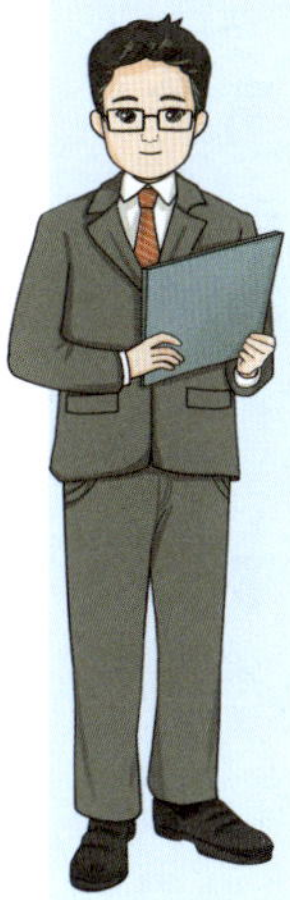

年龄因素

1. 儿童和青少年时期 身体处于生长发育阶段，重点关注生长发育指标、营养状况、视力、听力以及一些先天性疾病和传染病的筛查，如先天性心脏病、脊柱侧弯、乙型肝炎等。

2. 青壮年时期 工作压力较大，生活节奏快，可能面临一些职业病和慢性疾病的风险，如颈椎病、腰椎间盘突出、高血压前期、高血脂等。同时，女性要关注乳腺、妇科方面的检查，男性需要关注前列腺健康。

3. 中年时期 身体机能开始逐渐下降，患心脑血管疾病、糖尿病、癌症等慢性疾病的风险增加。因此，对于中年人群可重点进行慢性疾病风险筛查评估。

4. 老年时期 身体各器官功能衰退，容易患上多种慢性疾病和老年病，如冠心病、脑卒中等心脑血管疾病，阿尔茨海默病等神经系统疾病，以及骨质疏松、骨关节疾病等。体检项目应更加全面，包括心脏、脑部、骨骼等多个系统的检查。

性别因素

1. 生理结构不同 女性特殊的生理结构容易发生

一些特定的疾病，如乳腺癌、宫颈癌、卵巢癌等。因此，女性体检需要包括妇科超声、乳腺检查等项目。而男性体检通常包括前列腺超声、前列腺特异性抗原（PSA）检查等项目。

2. 激素水平不同 女性在不同的生理周期，激素水平会发生变化，这可能会影响身体的健康状况。例如，女性在更年期后，由于雌激素水平下降，发生骨质疏松的风险会增加。男性的激素水平相对稳定，但随着年龄的增长，雄激素水平可能会下降，这可能会影响男性的健康状况，如出现性功能减退等问题。

3. 生活方式和危险因素不同 一般来说，男性吸烟、饮酒的比例相对较高，因此男性更容易患上心脑血管疾病、呼吸系统疾病等。女性在生育过程中可能会面临一些特殊的健康风险，如孕期高血压、妊娠期糖尿病、产后抑郁等。

（韩　炜）

第二章

体检项目的内容与要求

一

体检准备

1. 为什么体检要制订 个性化体检套餐

关键词

个性化 体检套餐

每个人的体检需求不尽相同，如果存在某些疾病家族史或其他疾病风险、已有明确诊断的疾病，又或者已经出现相关症状等，需要经过医生和受检者共同选择适宜的体检项目。因此，体检时要制订个性化体检套餐。

专家说

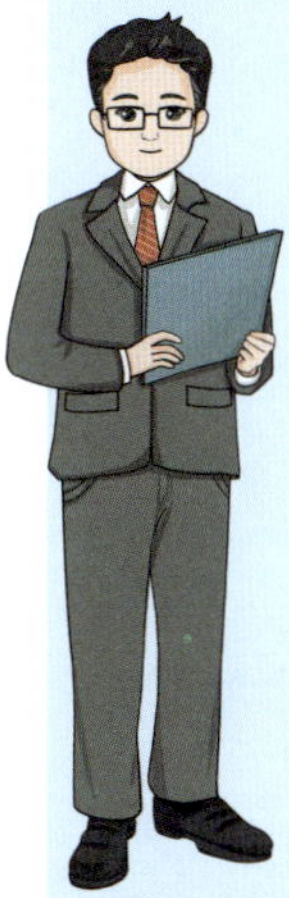

个性化体检套餐的设计

根据每个受检者的年龄、性别、职业、家族史、既往史等情况进行个性化设计，具体内容如下。

1. 年龄 不同年龄有不同的多发疾病，各年龄段受检者应据此选择相应的体检项目，以便筛查相应的多发疾病。儿童需要关注先天性疾病、营养发育不良、各种急性病等。青壮年以传染病、早期代谢性疾病为主，也需要警惕癌症发生。老年人多见各器官功能减退、心脑血管疾病、癌症、代谢性疾病等。

2. 性别 年龄≥ 40 岁的女性宜做乳腺检查，如乳腺 B 超检查、乳腺 X 线检查；年龄≥ 25 岁的女性宜做宫颈癌筛查，如液基细胞学检查联合 HPV 检查；年龄≥ 60 岁的男性可做前列腺癌筛查，如总前列腺特异性抗原（tPSA）、游离前列腺特异性抗原（fPSA）等。

3. 职业 如长期伏案工作者宜加做颈椎和腰椎的影像学检查；长期室内工作者可以考虑加做骨密度检测；长期接触粉尘等污染物者建议进行肺通气功能测试、胸部X线检查或CT扫描。

4. 家族史 如家中直系亲属中有患2型糖尿病和高血压的人群，宜进行高血压、冠心病、脑卒中和其他血管性疾病筛查，在基础项目的基础上可以增加如胰岛功能评估、眼底检查、动态心电图、心脏超声、血管超声等体检项目。

5. 既往史或既往体检发现异常 如过去患有乙型肝炎者，此次应检查乙肝五项、肝功能、肝脏B超、甲胎蛋白、乙型肝炎病毒DNA等；如过去B超发现肾囊肿者，此次应复查B超，并注意肾囊肿大小的变化。

6. 现有症状 如有胸闷者应选择心脏、肺等相关检查；胃部不适者可以选择胃镜检查。

7. 需求情况 如准备怀孕的女性选择孕前检查，除一般健康检查外，还建议进行妇科B超、宫颈涂片、HPV检测等妇科检查和生殖系统检查，以及遗传和免疫检查、感染性疾病筛查和内分泌检查等，并尽量不要进行CT等具有放射性的影像学检查。

8. 心理健康状况 在体检时，一般推荐采用症状自评量表（SCL-90）、抑郁自评量表（SDS）、焦虑自评量表（SAS）、压力知觉量表（CPSS）等，对心理状态及睡眠等进行初步评估。如有需要，还可到专科医院进行更加深入的评估。

（刘宝花）

2. 为什么体检前要完成
健康体检自测问卷

关键词

自测问卷　健康体检

健康体检前填写健康问卷的主要目的是了解个体的既往史、家族史、生活方式和习惯、以往的体检结果，它就像了解我们身体健康状况的第一个“窗口”，可以为个性化体检套餐的设计以及后续健康服务提供参考依据。

专家说

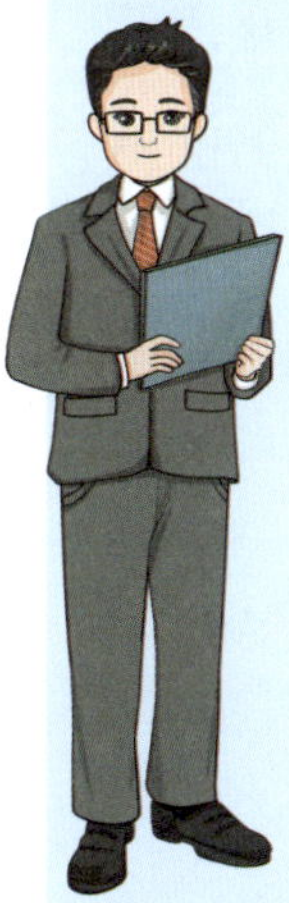

根据《健康体检基本项目专家共识（2022）》，健康体检自测问卷的主要内容包含以下几个方面。

1. 基本信息　包括受检者的性别、民族、出生日期、文化程度、婚姻状况、职业、现在家庭常住址和工作单位所在地等内容。

2. 健康状况及家族史　包括健康状况、手术史、输血史、药物过敏史、疾病史、家族史、用药史、女性月经史和生育史等。

3. 生活方式信息　包括吸烟、睡眠时长及质量，是否存在不健康饮食（摄入过多饱和脂肪酸、糖、盐，水果、蔬菜摄入不足）及过量饮酒的情况等。

4. 运动情况　包括剧烈和适度体力活动、步行的情况，以及久坐的时间。

5. 心理健康与精神压力 包括精神压力、焦虑抑郁状态等。主要用于对精神心理问题的初筛和对精神压力的简单评估。

填写问卷时，需要如实、准确地填写，不可刻意隐瞒一些病症，这样才能给医生提供正确的“线索”，从而更好地帮助受检者筛查和管理健康隐患。

健康加油站

完成健康体检自测问卷的意义

健康体检自测问卷是开展健康体检基本项目服务的重要内容之一，问卷获取的健康信息及数据与体检检查中的数据信息同等重要，是形成健康体检报告核心要素的重要内容、选择专项体检项目的重要依据以及开展检后健康评估与开展个性化健康管理服务的重要信息。该问卷主要适用于年龄≥18岁的成年人，每位受检者填写完自测问卷后才可以获得更好的健康评估及更适宜的健康指导。

（刘宝花）

3. 为什么体检一定要询问**家族史**

经常有人提出疑问，为什么明明是自己体检，医生还要问家里人的疾病情况？其实，家族史在疾病预测、诊断、治疗及健康风险防控中具有重要的意义，其作用不容小觑。

专家说

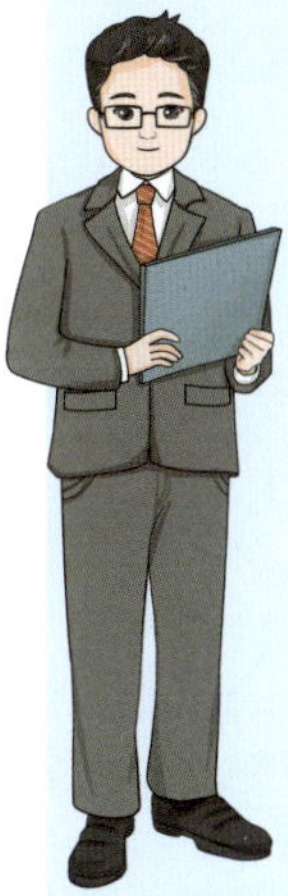

我们知道，控制健康危险因素是预防疾病发生和减缓疾病进展的关键步骤。而健康危险因素主要包括环境危险因素、心理行为危险因素、生物遗传危险因素和医疗卫生服务中的危险因素。这里重点关注生物遗传危险因素，其在决定人类传染性疾病或慢性疾病的易感性中起着重要作用。遗传易感基因决定了个体某些疾病的易感性，即携带某种易感基因的个体在特定环境的影响下，患病风险会增加。疾病的发生是多因素共同作用的结果，一般而言，遗传因素（即家族史）占 15%~20%。

询问家族史在体检过程中发挥着很大作用。首先，询问家族史可以帮助预测家族中遗传性疾病的发生概率。根据遗传病史，可以推算受检者或其家属所生育子女患该病的概率，如遗传性共济失调、舞蹈症、血友病等疾病都有明确的遗传模式。其次，肿瘤、高血

关键词

家族史　健康危险因素

压、糖尿病、高脂血症、冠心病、脑卒中等慢性疾病也有明显的遗传倾向，通过询问家族史，可以评估这些疾病的发病风险，并采取相应的预防措施，以及对于疾病的诊断和治疗均具有重要的参考价值。最后，询问家族史还有助于进行健康风险防控。了解家族成员是否有遗传病，帮助家庭成员进行早期预防和干预，降低发病风险。

健康术语

健康危险因素

健康危险因素是指能使疾病或死亡发生的可能性增加的因素，或者是能使健康不良后果发生概率增加的因素。

（刘宝花）

4. 为什么体检时要了解个体的**生活方式和习惯**

在健康体检时，医生经常会询问受检者平时的生活方式和习惯，这些问题可能看着无关紧要，其实里面大有学问。疾病的发生是多因素共同作用的结果，其中生活方式因素占 60%~70%，详细了解这些信息，可以帮助医生更准确地判断受检者的健康状况，并提供针对性的体检建议。

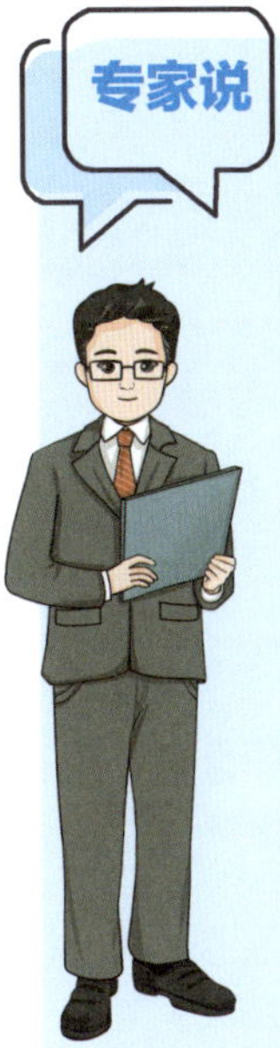

引起慢性疾病主要的不健康生活方式和习惯包括吸烟、过量饮酒、不健康的饮食习惯和缺乏身体活动等。

1. 吸烟 吸烟是导致肺癌的首要危险因素，也是导致心脑血管疾病、慢性支气管炎、肺气肿和慢性气道阻塞性疾病的主要诱因之一。

2. 过量饮酒 急性过量饮酒或长期过量饮酒会严重影响机体重要器官的功能。可导致酒精性肝炎、酒精性脂肪肝和酒精性肝硬化，以及神经系统、消化系统和心脑血管系统的不可逆损伤。

3. 不健康的饮食习惯 包括高盐高脂饮食、长期不吃早餐、蔬菜水果摄入不足等。不健康的饮食习惯可导致肥胖、糖尿病、心脑血管疾病、癌症等严重的健康损害。

4. 缺乏身体活动 身体活动包括工作期间的活动、游戏、家务、出行和休闲娱乐活动。缺乏身体活动是全球十大死亡风险之一，是心血管病、癌症和糖尿病等慢性疾病的主要危险因素之一。

因此，体检时了解受检者的生活方式和习惯，有助于医生更准确地判断受检者的健康状况，并提供针对性的健康建议，帮助改善生活习惯，预防疾病，促进健康，提高生活质量。

关键词

生活方式 健康体检

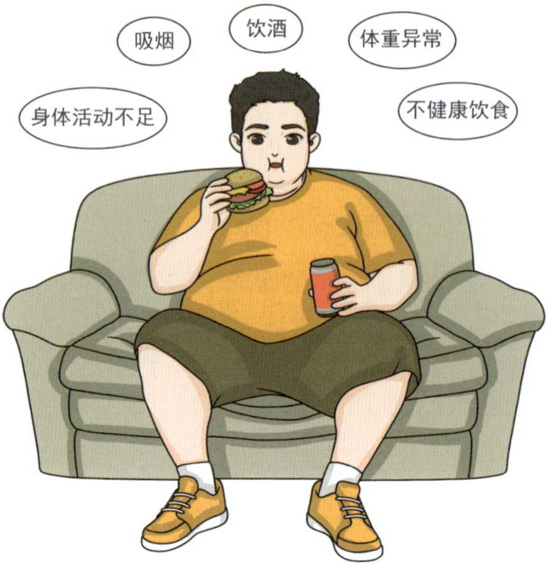

生活方式不健康，会导致中年人比老年人更容易发生糖尿病、心脏病或脑卒中。

常见的不健康生活方式

健康加油站

“三减三健”与“全民健康行动”

《全民健康生活方式行动方案（2017—2025年）》中提出了六个与生活方式密切相关的专项行动，即“三减三健”。“三减”是指减盐、减油、减糖，“三健”是指健康口腔、健康体重、健康骨骼。随后，在《健康中国行动（2019—2030年）》提出了“合理膳食、全民健身、控烟和心理健康促进行动”，倡导健康生活方式成为健康中国战略的重要内容。

（刘宝花）

5. 为什么体检项目分为基本体检项目和专项体检项目

关键词

基本体检项目　专项体检项目

体检项目分为基本体检项目和专项体检项目，基本体检项目是参加体检的个体都要完成的必选项目，也是建立个人健康管理档案、形成体检报告的基础项目；专项体检项目是主要针对不同慢性疾病风险个体进行的个体化体检项目，面向多种高发的慢性疾病，结合相应的风险评估工具进行风险分层后，更有针对性地选择适宜技术和适宜筛查频率。这样的设置更利于制订个性化体检方案，也是实施精准健康管理的基础。

专家说

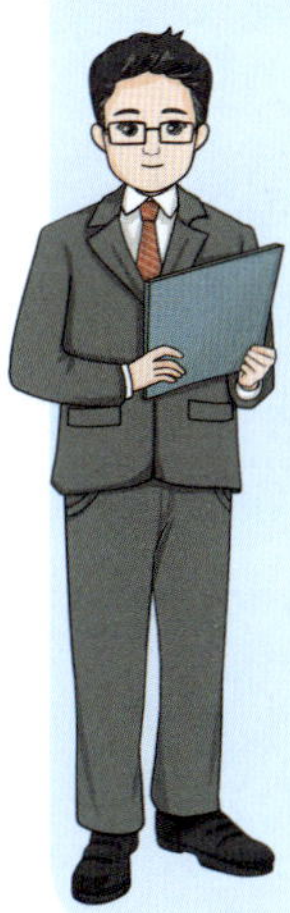

基本体检项目主要内容

基本体检项目主要包含健康体检自测问卷、体格检查、实验室检查和辅助检查。其中体格检查包括一般检查（身高、体重、腰围、血压、脉搏）和物理检查（内科、外科、眼科、耳鼻咽喉科、口腔科、妇科等）两个部分。实验室检查包括常规检查（血常规、尿常规、粪便常规），生化检查（肝功能、肾功能、血脂、血糖、尿酸、甲状腺功能）和女性宫颈脱落细胞检查三个部分。辅助检查主要包括心电图检查、放射检查和超声检查三个部分。基本项目主要针对成人健康体检，不包含妇幼保健、职业病、入职（入学）等特殊体检，亦不涉及疾病的诊断与治疗评价。

专项体检项目主要内容

专项体检项目以我国高发慢性疾病筛查为主，主要包括心脑血管疾病（高血压、冠心病、脑卒中、其他血管性疾病），癌症（肺癌、结直肠癌、胃癌、肝癌、乳腺癌、宫颈癌、前列腺癌），其他慢性疾病（慢性阻塞性肺疾病、2 型糖尿病、骨质疏松、慢性肾脏病），肝病（病毒性肝炎、脂肪性肝炎）和肥胖筛查。

专项体检项目的推荐，可结合对应风险评估工具进行人群风险分层，更有针对性地推荐适宜技术和适宜筛查频率。其中，优先推荐项目，即临床认可度高、对专项疾病项目检查性能优异、人群依从性高且便于开展的项目。还有一些可选项目，即在进行基础项目和优先推荐项目之后，根据健康管理（体检）机构开展条件和受检者综合情况可选择进行的项目。在进行专项体检项目检查时应充分关注基本体检项目内容，避免重复检查。

（刘宝花）

二

体检项目

6. 为什么体检时发现血压升高要复检

关键词

血压升高　复检

有些人明明在家里自测血压正常，但一到体检时血压就会升高，这是患了高血压吗？其实，血压受诸多因素影响，单次测量不能诊断高血压。所以，在体检中初次检查发现血压升高时需要进行复检，以确认血压的真实水平。

专家说

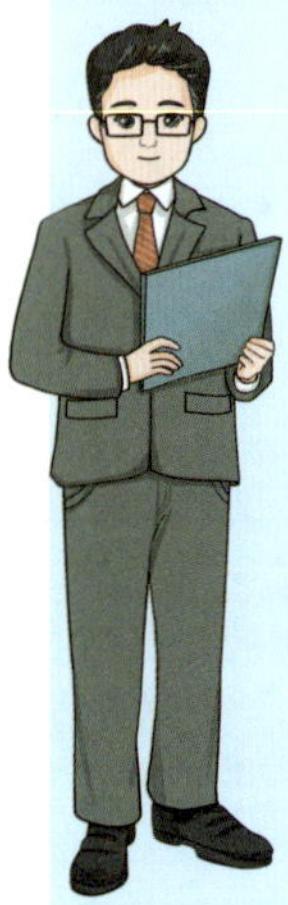

体检时发现血压升高，可能是由于情绪激动、剧烈运动引起的一过性血压升高，但也可能是原发性高血压、继发性高血压引起的血压异常升高，或是甲状腺功能亢进症等疾病的表现，这些情况需要区别对待。

1. 情绪激动　体检测量血压时，如果处于紧张、兴奋等情绪中，可引起交感神经兴奋，并出现血压升高的情况，但是一般在情绪平复后可逐渐降低至正常状态，并且不伴有其他不适，无须采取特殊治疗。

2. 剧烈运动　如果体检测量血压前有上下楼梯、跑步等运动，可引起一过性的心率加快、血压升高，但是也不伴有其他不适。为保障测量结果的准确性，建议在测量血压前安静休息 10~15 分钟。

3. 原发性高血压 可能与遗传、饮食、精神应激等因素有关，患者可有血压异常升高，并伴有头晕、头痛、疲劳等不适。

4. 继发性高血压 多是某些疾病或病因引起的血压升高，如肾小球肾炎、嗜铬细胞瘤等，患者除有血压升高外，还可有尿量异常、肾功能异常等表现。

5. 甲状腺功能亢进症 多与碘摄入过量、弥漫性毒性甲状腺肿等因素有关，常见症状为易激动、烦躁、多汗等，少部分患者可有收缩压升高等异常，并伴有头晕等不适。

因此，初检血压升高一定要复检，以确认血压的真实水平。

健康术语

高血压

高血压是指在未使用降压药物的情况下，非同日3次测量诊室血压，收缩压≥140mmHg和/或舒张压≥90mmHg。若既往有高血压史，且目前正在使用降压药物，这时候即使测量血压低于140/90mmHg，也应诊断为高血压。

（刘宝花）

7. 为什么体检时**心脏听诊**也很重要

关键词

心脏听诊 心电图 心脏彩超

随着现代医疗技术的进步，很多人认为心脏听诊显得“原始”和“不准确”。事实上，心脏听诊作为一种便捷、无创的初筛方法，有助于发现多种心脏问题，并可与其他检查互补，更加全面地评估心脏功能和状态。

专家说

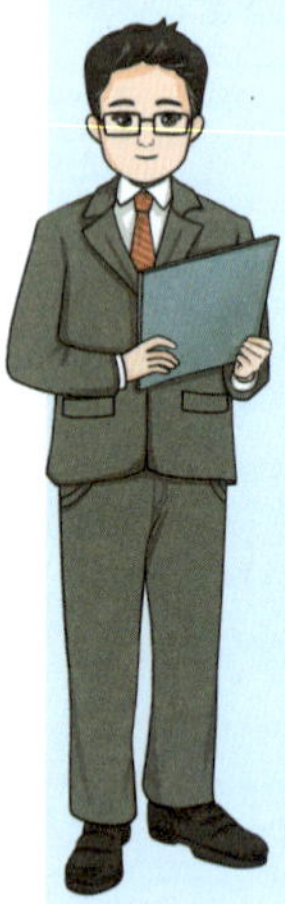

心脏听诊是通过听诊器听取心脏跳动时产生的声音，以评估心脏功能和状况的一种检查。它不需要复杂的设备，对受检者而言更加安全、舒适和易于接受。在众多体检项目里，心脏听诊看似基础，却有着不可替代的作用。

正常的心跳声听起来如“咚、哒、咚、哒”，规律又有力，一旦心脏出现问题，这种声音就会“走调”，医生可以根据心音以及心脏杂音的性质、强度和位置等信息来判断心脏是否正常，帮助早期识别多种心脏问题，如心脏瓣膜病变、心脏缺血、心肌病、心律失常等。

以心脏瓣膜病为例，当心脏瓣膜出现异常，会干扰血液正常流动，进而影响心脏功能。在疾病早期，身体可能没有明显症状，但心脏听诊可以敏锐地捕捉到一些异常声音，像是“隆隆”样的杂音，吹风样的杂音等，不同部位以及心脏收缩舒张不同时期内产生的不一样的杂音，提示可能存在不同的问题，需要进一步的检查和治疗。

虽然心脏听诊不能提供详细的解剖结构和功能信息，但可以与其他检查方法相辅相成，共同评估心脏的健康状况。例如，心电图可以记录心脏的电活动，心脏彩超可以显示心脏的结构和运动情况等。这些检查方法相互补充，可以从不同角度对心脏的功能和状态进行全面评估。

健康术语

心电图和心脏彩超

心电图是一种记录心脏电活动的检查方法，可以显示心脏的电生理活动是否正常，有助于诊断心律失常、心肌缺血等疾病。

心脏彩超是一种利用超声波技术显示心脏结构和运动的检查方法，可以清晰地显示心脏的各个腔室、瓣膜和血管的结构，以及心脏的收缩和舒张功能。

健康云课堂

守护心脏健康的十大“秘籍”

（张　群）

8. 为什么前列腺体检一定要做**直肠指检**

关键词：前列腺　直肠指检

对于前列腺检查，直肠指检是一个至关重要的方式，其通过直接触及前列腺，可以评估其大小、性质、质地、有无压痛和结节，对于早期发现和诊断多种前列腺疾病具有重要意义，也为后续治疗提供关键依据。

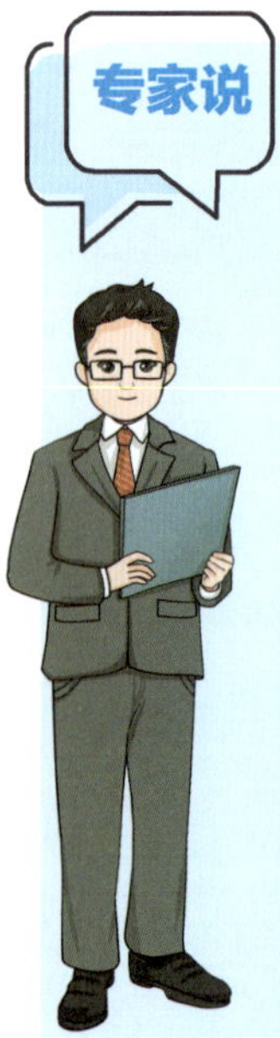

前列腺作为男性特有的生殖器官，肩负着维护排尿功能和生殖健康的重任。前列腺位于膀胱下方，尿道的起始部，由于位置较为隐蔽，无法从体表直接触及，给健康检查增加了难度。而直肠指检是进行前列腺体检时一项不可或缺的步骤，通过直接触及前列腺，可以评估其大小、形状、质地、有无压痛和结节等，从而初步判断是否存在前列腺炎、前列腺增生、前列腺肿瘤等疾病。例如，前列腺增大可能会压迫尿道，导致排尿困难；前列腺质地变硬则可能是前列腺增生或前列腺炎的征兆。这些疾病在男性中较为常见，且可能引发一系列不适症状，如尿频、尿急、尿痛等，及早发现可以为后续治疗提供关键依据，提高治疗效果和生活质量。

此外，直肠指检还可以检查肛门括约肌收缩力，这对于诊断神经源性膀胱功能障碍等疾病也有一定意义。同时，通过直肠指检还可以了解直肠的情况，这也是早期发现结直肠癌的重要方法之一。

前列腺 B 超虽然能够提供前列腺的形态、大小以及内部结构等详细信息，对于识别前列腺内的囊肿、结石、肿瘤等病变具有重要作用，但它并不能完全替代直肠指检在前列腺体检中的地位。

因此，建议男性在进行前列腺体检时，一定要重视直肠指检，不要轻易放弃这项检查。

健康加油站

直肠指检会引起疼痛吗

直肠指检一般不会引起明显疼痛。如果受检者有痔疮、肛裂等疾病，可能会因触碰到病变组织而引起轻微疼痛。对于初次接受此项检查且对于疼痛较为敏感者，在检查过程中可能会感受到不适，但并非剧烈疼痛。在进行直肠指检前应避免食用刺激性食物，保持肛周清洁，放松心情，以减少直肠指检带来的不适感。

（张　群　苗梦媛）

9. 为什么体检要重视 血、尿、粪便常规

关键词

血常规 尿常规 粪便常规

在体检时，血、尿、粪便常规这些基础检查项目往往容易被轻视。其实，这三项内容虽然简单，却犹如健康的侦察兵，为我们提供了许多关于身体内部潜在问题的重要线索。

专家说

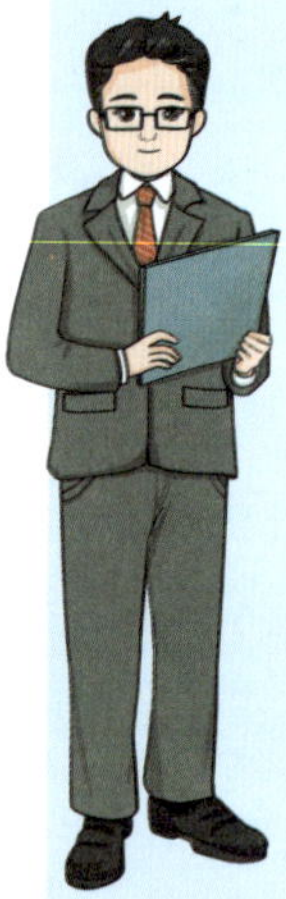

血常规检查中，红细胞、白细胞、血小板等指标意义重大。红细胞及血红蛋白水平能反映是否贫血，如缺铁性贫血时，血红蛋白含量会降低。白细胞是身体的防御卫士，其计数升高常提示身体出现了炎症，像细菌感染时，中性粒细胞会显著增多；淋巴细胞增多则可能与病毒感染有关。血小板在止血、凝血过程中起着关键作用，数量异常会影响凝血功能。

尿常规检查中，尿蛋白、红细胞、白细胞这些指标与泌尿系统健康紧密相连。尿蛋白阳性可能是肾脏疾病的信号，如肾小球肾炎等；红细胞增多可能由泌尿系统结石、炎症等引起，如结石划伤尿路黏膜可导致出血，炎症刺激也会使红细胞渗出；白细胞异常增多提示泌尿系统感染，细菌入侵泌尿系统后，白细胞会聚集对抗，进而在尿液中增多。

粪便常规这项检查往往最容易被忽略，很多人会觉得留大便麻烦而弃检。其实这不起眼的检查能发现很多问题，如粪便外观特征（包括性状和颜色）能反映多种消化系统病变；粪便潜血试验阳性可能意味着消化道出血，提示可能存在胃溃疡、结直肠息肉、结直肠癌等疾病；寄生虫卵的发现有助于诊断寄生虫感染，如蛔虫卵、绦虫卵等。

因此，血、尿、粪便常规这三项检查看似基础，在体检时也需要充分关注。

健康术语

尿蛋白

尿蛋白是指尿液中含有的蛋白质。正常情况下尿液中仅有微量蛋白质，因为肾脏会过滤血液中的小分子物质，保留大分子蛋白质。当肾脏受损或出现其他疾病时，肾脏的滤过功能可能受损，导致蛋白质漏出到尿液中，使尿蛋白含量升高。尿蛋白是肾脏疾病的重要指标之一，持续阳性可能提示肾小球肾炎、肾病综合征等疾病。

（张　群　赵　馨）

10. 为什么不胖的人也要检查**血脂**

关键词：非肥胖人群　血脂　心血管疾病

血脂异常似乎总是与肥胖紧密相连，仿佛只有肥胖人群才需要担心血脂问题。然而，非肥胖人群也可能因为饮食、生活习惯和遗传等因素存在血脂异常，同样不能掉以轻心。

专家说

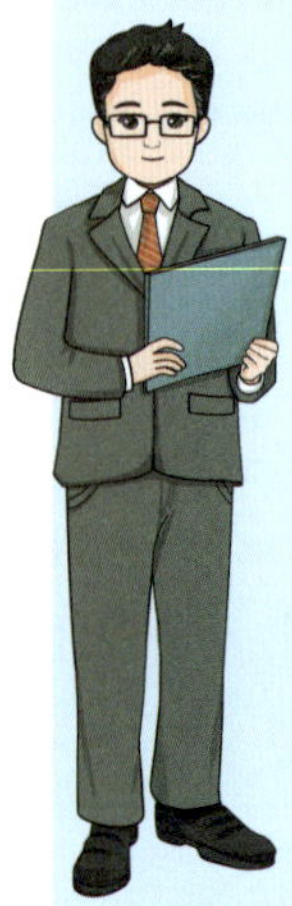

血脂异常就像一个隐藏在身体内的“无声杀手”，逐渐侵蚀血管，增加动脉粥样硬化的风险。一旦形成动脉粥样硬化，血管壁会增厚变硬，管腔变窄，影响血液正常流动，进而引发冠心病、脑卒中等严重的心脑血管疾病。

即使身材不胖，若饮食习惯不健康，长期钟情于高脂肪、高胆固醇的食物，如频繁食用动物内脏、油炸食品等，就如同给血脂升高埋下了定时炸弹。此外，缺乏运动、长期承受巨大的精神压力、有吸烟饮酒等不良生活习惯，都可能成为血脂代谢紊乱的“帮凶”，导致血脂升高。而且，家族遗传因素也可能使非肥胖人群深陷血脂异常的困境。例如，家族性高胆固醇血症患者，即使拥有正常的体重和体型，其胆固醇水平仍可能异常升高。

因此，非肥胖人群同样应将血脂检查纳入定期体检的范畴。根据《中国血脂管理指南（基层版 2024 年）》的要求，对于普通人群，建议年龄<40 岁的成年人每 2~5 年进行 1 次血脂检测，年龄≥40 岁的成年人每年至少检测 1 次。在进行血脂检查前，需要至少 2 周内保持日常饮食习惯和体重稳定，检查当日要空腹 8~12 小时，检查前坐位休息至少 5 分钟。

健康加油站

血脂成分与心血管健康

通常血脂检查主要包括总胆固醇、甘油三酯、低密度脂蛋白胆固醇、高密度脂蛋白胆固醇、脂蛋白 a 等指标。其中，低密度脂蛋白胆固醇被形象地称为“坏胆固醇”，它就像一个运输胆固醇的卡车，如果水平升高，就会将大量胆固醇运输到动脉壁并沉积下来，逐渐形成动脉粥样硬化斑块。这些斑块会使血管变得狭窄、僵硬，阻碍血液顺畅流通，最终引发心血管疾病。而高密度脂蛋白胆固醇则是名副其实的“好胆固醇”，它如同一个勤劳的清洁工，能够将动脉壁中的胆固醇转运到肝脏进行代谢分解，从而降低心血管疾病的发生风险。

（张　群　赵　馨）

11. 为什么**甲状腺体检**既要做 B 超又要抽血

关键词

甲状腺B超　桥本甲状腺炎

有些人可能疑惑，在甲状腺体检时明明已经做了甲状腺超声，为什么还要抽血化验？这是因为甲状腺超声和抽血化验在甲状腺体检中各有侧重，两者结合不仅能发现结构异常，还能评估功能状态，提供更全面的诊断依据。

专家说

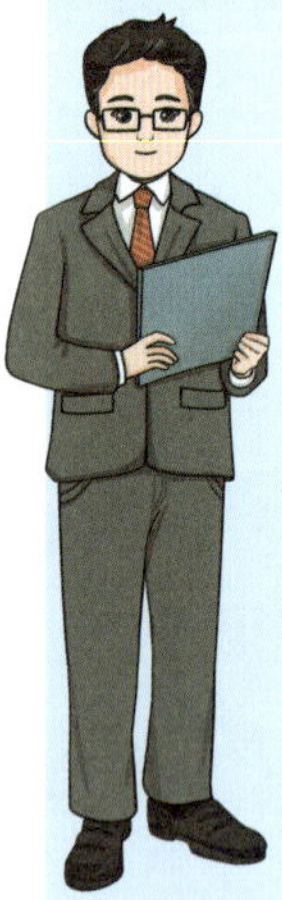

近年来甲状腺疾病的发病率在逐年增高，除了常听说的甲状腺结节、甲状腺癌以外，还有很多与甲状腺功能相关的疾病，如桥本甲状腺炎、格雷夫斯病（毒性弥漫性甲状腺肿）等，这让大家对甲状腺检查的关注逐渐增多。

对于甲状腺检查，有两位“侦察兵”——甲状腺 B 超和甲状腺功能检查。其中甲状腺 B 超是采用超声来观察甲状腺的大小、形态及其内部结构，可以用来发现如甲状腺结节、甲状腺癌和甲状腺弥漫性疾病等。甲状腺功能则是通过抽血来检测血液中各类甲状腺激素的指标是否处于正常范围，常用于诊断甲状腺功能亢进症（简称“甲亢”）、甲状腺功能减退症（简称“甲减”）、桥本甲状腺炎等疾病。

为什么在甲状腺体检时这两项检查都要做

其实，部分甲状腺疾病初期仅表现为甲状腺功能上的改变，而部分造成甲状腺功能异常的疾病，也会反映在甲状腺大小、形态及内部结构上。例如，患有甲亢、甲减、桥本甲状腺炎等人群，甲状腺可能表现为结构上的肿大、形态饱满、内部回声增粗不均、甲状腺内部血流丰富。而甲状腺功能检查中的抗甲状腺球蛋白抗体、抗甲状腺过氧化物酶抗体是诊断桥本甲状腺炎的重要指标，桥本甲状腺炎患者这两个指标常有升高。故甲状腺体检时既要做 B 超又要抽血，只有两者结合才能达到对甲状腺的全面检查。

健康术语

桥本甲状腺炎

桥本甲状腺炎是一种常见的由自身免疫系统攻击甲状腺组织引起的慢性疾病，由日本医生桥本策首先发现并报道，故而得名。该病具有一定的遗传倾向，自身免疫因素是桥本甲状腺炎的核心发病机制。高碘饮食、病毒感染、精神压力和某些药物等多种因素可诱发或加重病情。

（张　群　赵　馨）

12. 为什么**妇科 B 超**是女性健康的“**透视眼**”

关键词

妇科B超　女性健康

妇科 B 超是女性健康评估的重要工具之一，它能够较清晰地显示女性盆腔内的器官结构和功能状态，对于妇科疾病的诊断和治疗具有重要意义，因此被誉为女性健康的“透视眼”。

专家说

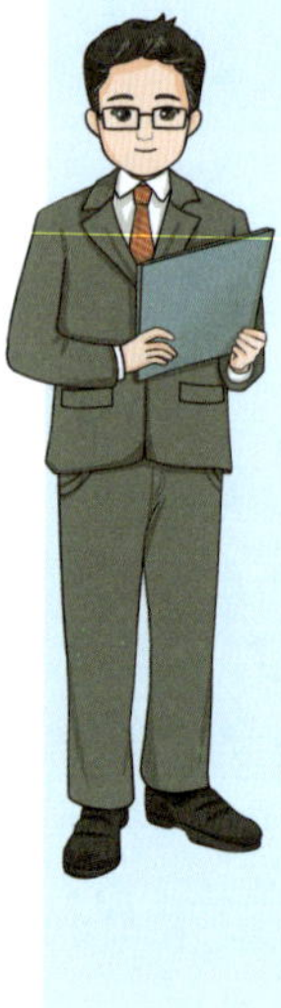

对于女性来说，生殖系统是一片神秘又脆弱的花园，需要精心呵护。妇科 B 超利用超声波在人体内遇到不同密度的组织会产生不同的反射信号的原理进行工作，这些信号被探头接收并转化为可视化的图像，从而显示子宫、卵巢、盆腔等器官的形态和结构。超声波对人体无害，具有无创性、实时动态、高分辨率、无放射性、经济便捷等优点，在女性体检时应用范围广泛，具体包括以下内容。

1. 常规检查　可评估子宫、卵巢和附属器官的形态及功能。

2. 疾病诊断　对子宫肌瘤、卵巢囊肿、子宫内膜异位症等进行评估，包括大小、数量、位置、性质等，为诊断和治疗提供依据。

3. 监测卵泡发育　在辅助生殖技术中，用于监测卵泡的成熟和排卵情况。

4. 孕期检查 监测胎儿发育，评估胎位、羊水量等，确保孕期健康。

5. 其他 术中及术后评估等。

由此可见，妇科 B 超不仅能够在疾病的早期发现和治疗中发挥重要作用，也能为女性健康提供更加全面的信息。需要注意的是，很多妇科疾病早期没有明显症状，有些女性朋友也可能因为觉得自己没有什么问题、怕麻烦而忽视妇科 B 超检查，但这样可能就会错失早期发现问题的良机。因此，在健康体检中千万不要略过。

健康加油站

妇科 B 超可以检查出所有问题吗

妇科 B 超虽然能够观察子宫、卵巢等盆腔器官的形态和结构，但也有一些局限性，不能筛查出所有妇科疾病或异常情况。比如宫颈病变，通常需要通过宫颈细胞学检查、阴道活组织检查来确诊。卵巢功能的评估通常需要结合年龄、月经史、性激素水平等综合考虑。部分生殖道感染需要结合临床症状、体格检查以及阴道分泌物检查等结果来进行诊断。

（张　群　赵　馨）

13. 为什么**乳腺彩超**要作为女性体检常规项目

关键词：乳腺结节　乳腺彩超　女性体检

乳腺彩超作为一种无创的影像学检查手段，具有安全、便捷和经济的特点，在乳腺良性及恶性病变的早期筛查中发挥着关键作用。因此，乳腺彩超是女性体检过程中不可或缺的影像学检查项目。

专家说

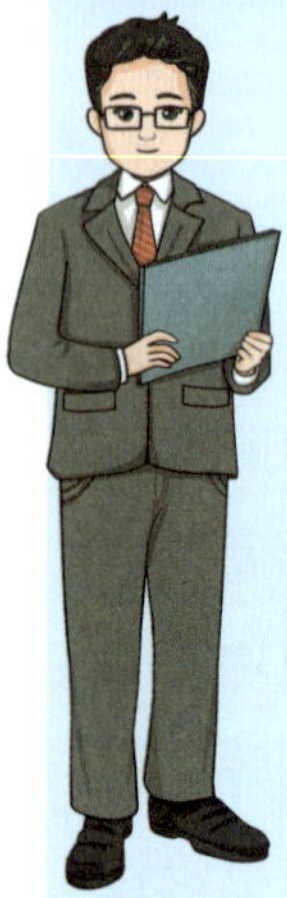

当前，受到生活节奏快、工作压力大、作息不规律、遗传等诸多因素的影响，乳腺疾病，如乳腺结节、乳腺癌等的发病率日益上升，且发病年龄越来越趋年轻化，因此乳腺疾病的筛查已成为女性体检中的一个常规项目。

乳腺彩超是最常用的乳腺体检项目，能清晰显示乳腺组织的层次结构，观察乳腺内病变的大小、形态、边缘、边界、内部回声等特征。如果在乳腺检查过程中发现可疑病变，可从不同角度对其进行观察，便于医生做出综合性判断，在乳腺良性及恶性病变的筛查和诊断中发挥着重要作用。

乳腺彩超相对于其他乳腺检查具有一定优势。首先，它是一种安全、无创的检查方法，没有辐射，检查时间短、检查期间受检者不会感到明显不适，一般不会对人体造成伤害，尤其适合年轻女性和需要反复检查的人群。同时，与乳腺钼靶检查相比，乳腺彩超检查对致密型乳腺（即腺体组织较多、脂肪组织较少）的检查准确性更高；与乳腺磁共振成像相比，乳腺彩超的价格相对较低，适合大众人群进行体检筛查。综合以上特点，乳腺彩超更适合作为女性体检的常规检查项目。

健康加油站

乳腺钼靶检查与乳腺超声的区别

与超声的原理不同，乳腺钼靶是一种利用 X 线对乳腺进行检查的方法。随着年龄的增长，女性乳腺组织逐渐退化，脂肪组织增多，在这种情况下乳腺钼靶检查能更有效地检测出微小钙化以及早期乳腺癌征象，与乳腺超声相互补充，提高乳腺癌的早期筛查率。另外，对于有乳腺癌家族史的女性（即母亲、姐妹等直系亲属中有乳腺癌患者），以及携带乳腺癌相关基因突变的女性、有胸部放射治疗史的女性，除乳腺超声外，进行乳腺钼靶检查可以更全面地筛查乳腺疾病。

（张　群）

14. 为什么女性体检倡导做**人乳头瘤病毒检测**和**宫颈液基细胞学检查**

关键词

人乳头瘤病毒检测　宫颈液基细胞学检查

宫颈癌作为常见的妇科癌症之一，发病率居高不下，对女性的生命健康构成了严重威胁。通过科学的筛查手段，可以早期发现宫颈癌的踪迹，提高治疗的成功率。其中，人乳头瘤病毒（HPV）检测和宫颈液基细胞学检查（TCT）就是两种非常重要的筛查方法。

专家说

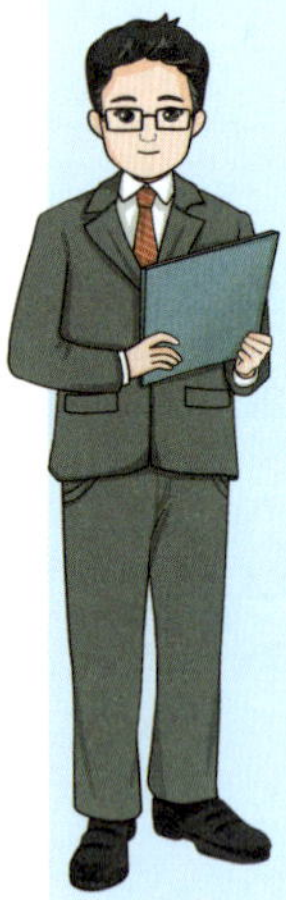

HPV 是导致宫颈癌的罪魁祸首，又分为高危型和低危型，高危型 HPV（包括 HPV16、18、31、33、35、39、45、51、52、56、58、59、68、73 型）的持续感染与宫颈癌的发生发展密切相关，尤其是 HPV16 型和 HPV18 型，而低危型 HPV 则会引起生殖器疣。HPV 检测就是识别是否存在感染并区分病毒类型的一种检查。TCT 检查则是通过采集宫颈表面的脱落细胞来发现是否存在癌前病变或癌细胞。

那么，他们可以互相替代吗?

其实，HPV 检测擅长“发现敌人”，不容易漏掉感染，但分不清是“过路的敌人”（暂时感染，身体能自己清除）还是“潜伏的敌人”（持续感染），这可能会导致过度治疗。而 TCT 更擅长“确认敌人是否在搞破坏”，但它偶尔会“看走眼”，漏掉一些早期问题。所以，两者结合可以取长补短，提高宫颈癌筛查的准确性，减少误诊和过度治疗。

一般情况下，建议 25 岁及以上且有过性生活史的女性都要开始进行相应检查，而高风险人群，如存在多性伴史、过早性生活史、感染人类免疫缺陷病毒（HIV）、吸烟等高危因素，建议把起始筛查年龄提前并缩短筛查间隔。而出现异常阴道出血、阴道排液、性交后出血等症状时，应及时就诊。

健康加油站

如何预防宫颈癌的发生

宫颈癌的预防至关重要，要想从源头预防病毒，有一种有效的方式就是进行疫苗接种。目前市面上流通的疫苗种类主要分为二价、四价及九价疫苗。二价主要针对 HPV16 型、HPV18 型，四价在二价的基础上，增加了 HPV6 型、HPV11 型，可以预防其相关的生殖器疣。九价则在四价的基础上，额外增加了五种高危型 HPV。HPV 疫苗适宜接种年龄广泛，9~45 岁均可接种，已经感染 HPV 甚至患有宫颈病变的人群依然可以接种，但孕期或有怀孕计划的人群不建议接种。接种后仍需要定期进行宫颈癌筛查。

（张　群）

15. 为什么常规体检要做**肺功能**

关键词

肺功能 慢性阻塞性肺疾病

当前，我国慢性呼吸系统疾病的发病率日益增高，给个人和家庭带来沉重负担。肺功能检查是一项评估呼吸系统功能状态的重要检查，可以帮助早期发现慢性阻塞性肺疾病、哮喘等慢性呼吸系统疾病，并评估疾病的严重程度及治疗效果。

专家说

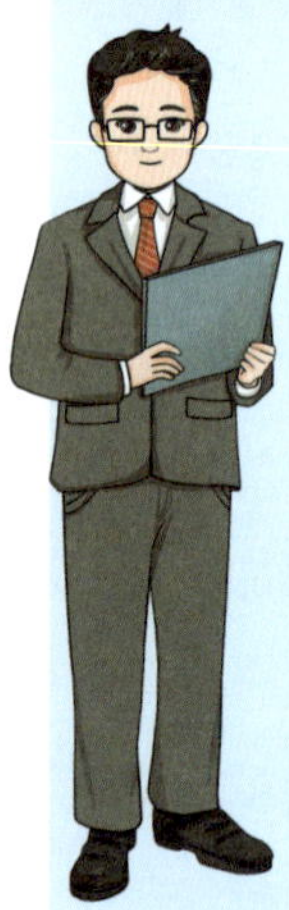

慢性呼吸性系统疾病已成为造成我国居民死亡的第三大原因，其中最具代表性的就是慢性阻塞性肺疾病，简称“慢阻肺病”，它主要表现为呼吸困难、慢性咳嗽以及咳痰等症状。随着病情的发展，气流阻塞会逐渐加重，对日常生活造成严重影响。慢阻肺病起病隐匿、症状不典型，公众对慢阻肺病的认知远低于糖尿病和高血压，因此，接近 70% 的患者因漏诊而错过最佳治疗时机，发现时肺功能就已严重受损。

如何早期发现慢阻肺病

这就不得不提到慢阻肺病诊断的“金标准”——肺功能检查。肺功能检查是一种重要的评估呼吸系统功能的方法，能够全面反映肺部的生理功能和健康状况，包括呼吸道的通畅程度、肺容量、通气功能等指标，从而早期发现肺部及气道的病变。同时，它也可以评估病情的严重程度，进而制订个性化的治疗方案，并为治疗效果评价和方案调整提供依据。伴随年龄的增长，或是具有慢阻肺病的危险因素，如长期吸烟或被动吸烟、因职业原因长期接触粉尘或化学物质、直系亲属患有慢阻肺病等，以及具有慢性咳嗽、咳痰、喘憋、活动后气短等慢阻肺病疑似症状者更需要关注肺功能检查。

此外，肺功能检查还可以帮助发现和评估哮喘、间质性肺病等其他慢性呼吸系统疾病，以及衡量个体体力活动的耐受水平。因此，在体检中进行肺功能检查是非常有必要的。

健康加油站

如何进行肺功能检查

肺功能检查是一种无创的肺部检查项目，在检查过程中需要受检者的密切配合。根据操作者的指示，端坐在座位上，目视前方，用一只手（或使用鼻夹）捏住鼻子防止漏气，跟随提示进行数轮平静呼吸、深呼吸和快速用力呼吸等动作，有时医生还会要求吸入某些支气管舒张药物后再进行复测。通过对呼吸流速、容量、压力等的测定和呼吸气体成分的分析，就可以了解肺部功能状态，评估肺部的通气功能和换气功能。

健康云课堂

慢性阻塞性肺疾病与肺功能检查

关键词

人体成分 内脏脂肪 体脂率

（张 群）

16. 为什么瘦人也要进行人体成分分析

相较于单纯的身高体重测量，人体成分分析可以揭示更多身体内部情况，看起来苗条的人也可能拥有较高的体脂率，尤其是体内的“隐形脂肪”——内脏脂肪。同时，他们的肌肉量可能低于正常水平，导致基础代谢率下降，带来虚弱、身体机能下降等问题。因此，瘦人也需要进行人体成分分析。

专家说

人体是由多种成分构成的，其中主要的包括水分、蛋白质、脂肪和无机盐等，而人体成分分析就是利用微弱的电流通过人体不同组织的电阻，检测这些成分的比例，并估计基础代谢水平。在人体成分分析中，

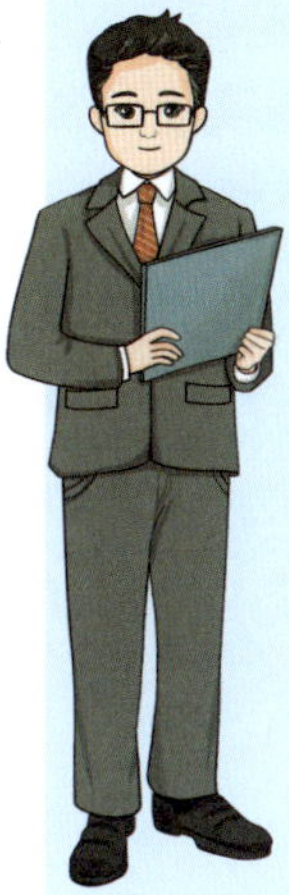

我们通常主要关注两大部分，即脂肪成分和非脂肪成分。正常情况下，成年男性的脂肪比例为 10%~20%，女性为 20%~30%。除去脂肪以外的其他成分，它们在健康人的体内应该占据较大比例。

“真正瘦”的人通常拥有较低的体脂率和较高的肌肉含量，尤其是重要部位，如大腿、腹部、背部等地方的脂肪含量较低，这样的身体成分不仅在外观上更具线条感，而且更有活力和力量。而“假瘦”的人表面看似纤细，往往体脂率较高，但肌肉含量不足，脂肪在身体的不同部位堆积，特别是腹部和大腿内侧。缺乏肌肉的支撑会使“假瘦”的人更加虚弱，皮肤也可能看起来松弛而缺少弹性，并可能面临着更高的患心血管和代谢疾病的风险，达到一定诊断标准就可以称为肌少症。通过人体成分分析，可以揭示大体相同体型的人在身体成分上的差异，帮助我们更清晰地认识到“瘦”并不意味着健康。

健康术语

肌少症

肌少症，顾名思义就是指肌肉含量减少。随着年龄的增长，人体各器官功能减退以及体内激素水平改变，导致人体运动能力下降、肌肉质量和肌肉力量丢失，这也是跌倒、骨折、失能的重要诱因。肌少症多见于老年人，也可发生于年轻人中。很多年轻人以瘦为美，没有充足的营养摄入（尤其是蛋白质）和适度的运动，就没有合成肌肉的“原料”。所以，瘦的人也要关注肌肉含量，警惕肌少症的发生。

（张　群　钦　佩）

17. 为什么年轻人也要检查骨密度

如今许多年轻人由于缺乏运动锻炼、高糖高脂饮食、缺乏晒太阳等不良生活方式，导致骨代谢紊乱，增加骨质疏松的发生风险。骨密度检查能及时发现潜在的骨骼健康隐患，以便采取相应的措施，维护骨骼健康。

专家说

很多人认为骨质疏松是老年人的专属，没有发生骨折就不要紧。然而现代年轻人的生活方式发生了显著变化，久坐、缺乏运动、饮食不均衡等因素加速了骨质流失，增加了骨质疏松的发生风险。特别是许多年轻人长期待在室内，缺乏足够的阳光照射，导致维生素 D 合成不足，即使摄入足够的钙，也难以被有效吸收。维生素 D 需要在紫外线（UVB）的作用下由

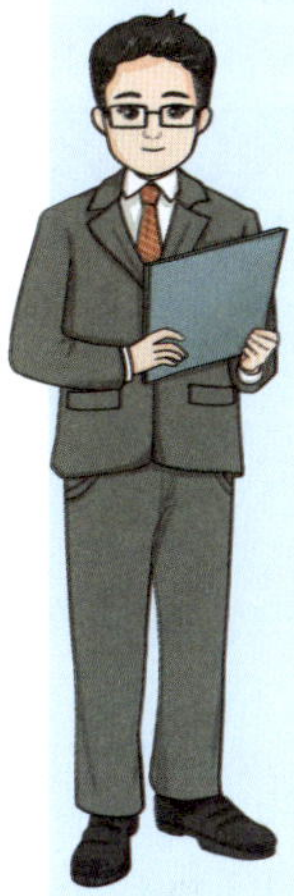

皮肤合成，而维生素 D 充足与否是促进钙吸收的关键因素。

骨质疏松初期并没有明显的症状或表现，也被称为“静悄悄的流行病”。研究表明，30 岁左右是人体骨量的高峰期，之后就开始逐渐衰减，在年轻时尽可能达到“高峰”有助于预防由年龄增长带来的衰退。因此，年轻人进行骨密度检查不仅是查看目前是否具有骨质疏松，也可以评估当前的骨量是否达到这个年龄应具有的水平，从而更好地预防疾病的发生。

健康加油站

如何测量骨密度

常见的骨密度测量方法有双能 X 线吸收法和超声骨密度测量。双能 X 线吸收法是通过 X 射线穿透身体，测量腰椎、髋部等部位骨骼的矿物质密度，就像给骨骼拍了一张高精度的照片。它的优点是准确性高、辐射剂量低，但对于备孕或怀孕的女性，应该和医生充分沟通，权衡检查必要性和潜在风险。超声骨密度测量则是利用超声波来评估骨密度，这种方法操作简便且无辐射，常用于体检初步筛查。

（张　群　苗梦媛）

18. 为什么中老年人没有胸痛不适等症状也要做心脏彩超

关键词：心脏彩超　心脏疾病　中老年人

随着年龄的增长，即使没有感到心脏或胸部不适，心脏的收缩和舒张功能参数也会有一定的变化。尤其是当存在与心脏疾病相关的风险因素时，心脏彩超检查有助于及早发现潜在的心脏问题，可有效预防心脏疾病的发生。

专家说

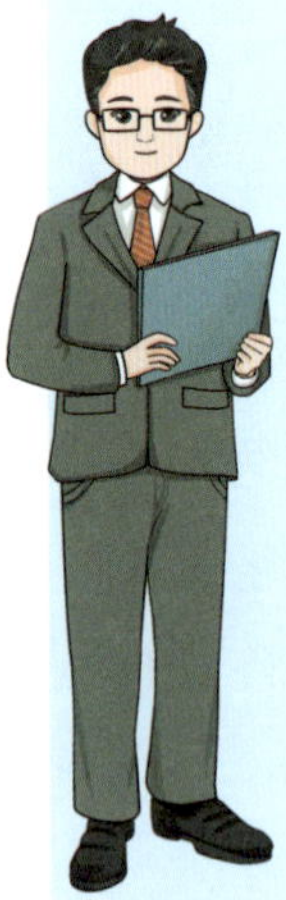

心脏彩超是利用超声波的原理来观察心脏各部分结构、检测血流速度和方向、评估心脏的收缩和舒张功能的一种检查，也能够帮助诊断多种心脏疾病，如先天性心脏病、心肌病、心脏瓣膜病、心功能不全等。心脏彩超具有无创、安全、快速、准确等优点，适用于各个年龄段和各种健康状况的人群。

那么，为什么建议中老年人要定期进行心脏彩超检查呢？

这是因为很多心脏疾病的早期虽然没有明显的症状，但仍然可能悄悄发生和进展。相当一部分中老年人存在与心脏疾病相关的风险因素，比如患有高血压、高脂血症、甲状腺疾病等，还有一些人患有需要长期用药治疗的疾病，如类风湿关节炎、系统性红斑狼疮等，都会不同程度地影响心脏功能。此外，伴随年龄的增长，即使对于相对健康的人群，心血管系统的功能也会自然而然地衰退，了解自身心脏功能状态可以对心脏健康程度有系统性的认知，有助于在日常生活中进行针对性的改善。

因此，对于中老年人来说，无论有无症状，都应该定期进行心脏彩超检查，以便及时发现问题，采取有效的干预措施，保障心脏健康。

健康加油站

什么是左心室射血分数

心脏功能是一个不可分割的整体，我们将其分为收缩功能和舒张功能。左心室射血分数是评价心脏收缩功能的一个最常用的指标，是指左心室每一次搏动射出去血液的容量占它在左心室射血之前的总容量比值，正常范围一般为 50%~70%。左心室射血分数降低时，提示左心室收缩功能异常。

（张　群　苗梦媛）

19. 为什么“三高”人群要做颈部血管超声

关键词

血管超声　颈动脉斑块

近年来，患高血压、高血糖、高脂血症的人群不断增多，并有年轻化的趋势。“三高”不仅作为独立的慢性疾病影响人体健康，同时也会诱发心肌梗死、脑梗死等心脑血管疾病，严重时危及生命。造成这一隐患的罪魁祸首之一就是颈动脉斑块。因此，对于“三高”人群，除了监测血压、血糖、血脂等，定期进行颈部血管超声检查也十分必要。

专家说

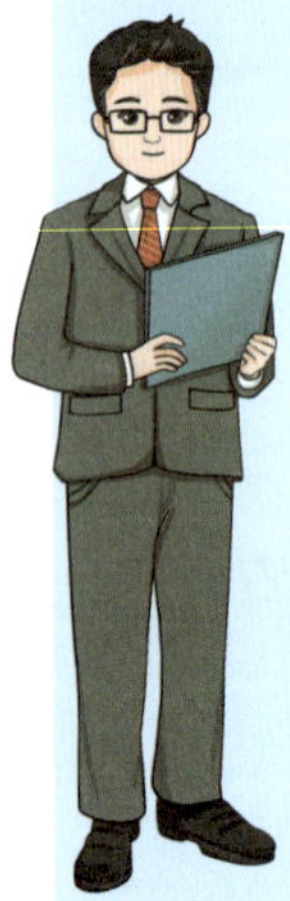

高血压、高血糖、高血脂，俗称“三高”，是斑块形成的危险因素。其中，胆固醇是形成斑块的“原料”，血液中胆固醇含量越高，发生斑块的风险就越大。同时，高血压、糖尿病等会刺激动脉内膜和中膜的损伤，在反复的损伤、修复中引起脂质沉积、纤维斑块形成、斑块破裂甚至血栓。血管内的斑块如同定时炸弹，一旦“引爆”，便可能引发一系列危及生命的健康问题。

斑块可能存在于各种血管内，其中最常被提到且容易被探查到的就是颈动脉斑块。这是因为颈动脉血流量大且存在分叉，血流经常冲刷，在分叉处比较容易形成斑块。而且颈动脉的位置比较表浅，易于超声探查，因此可以视作反映全身动脉血管情况的“窗口”。

通过颈部血管超声，医生可以早期发现动脉硬化和斑块形成，识别心脑血管疾病的高风险人群，以便及时采取个体化的干预措施，延缓动脉硬化的进展，降低疾病发生发展的风险。

因此，对于“三高”人群，除了日常监测血压、血糖和血脂情况外，很有必要通过颈部血管超声这样一个便捷、无创的方法了解自己是否存在心脑血管疾病隐患。

健康加油站

颈部血管超声检查

颈部血管超声检查具有方便、无创、重复性好等优势，不仅能检测颈动脉内中膜厚度，探查斑块的部位、大小及稳定性，还能通过血流动力学检测评估血管狭窄程度。作为全身大中动脉的一个窗口，颈动脉的病变情况可以反映全身大中动脉的病变情况，有利于发现早期动脉粥样硬化等病变，对预防心脑血管疾病有重要的意义。

（张　群　苗梦媛）

关键词

颈动脉斑块　心脑血管疾病

20. 为什么中老年人没有头晕等不适也建议做**颈部血管超声**

很多时候心脑血管疾病只有发展到一定阶段才会引起不适症状，如斑块对血管造成堵塞，可能会引起头晕、眼前发黑，甚至脑卒中。

颈部血管超声检查可以帮助发现血管的早期病变，预测疾病风险，以便及时采取干预措施，减少心脑血管疾病的发生。

专家说

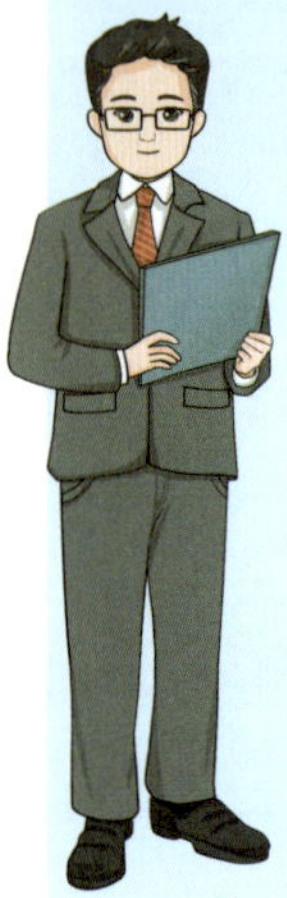

心脑血管疾病是中老年人最常见、最致命的健康问题。当出现心肌梗死、脑卒中等心脑血管疾病时，可能出现胸痛、头晕、头痛、黑矇以及晕倒等情况。然而，出现这些症状时往往提示已经有了较为严重的问题，甚至威胁生命。其实，很多疾病只有发展到中后期才会出现不适症状，无症状不代表无疾病或无风险，很多潜在因素也会不断加剧疾病发展的进程。尤其对于中老年人，年龄增长会使血管壁增厚、失去弹性，发生心脑血管疾病的风险较年轻人高，如果再具有吸烟、过量饮酒、缺乏运动等不健康生活方式，以及肥胖、“三高”等危险因素，更容易发生动脉粥样硬化，导致血管狭窄或堵塞，诱发心脑血管疾病。

颈部血管超声是一种便捷、无创的评估颈部血管状况的检查方式，也是目前被广泛认可的评估动脉粥样硬化和心脑血管疾病风险的指标之一。对于心脑血管疾病，防患于未然至关重要，即使没有相应症状，也不能大意，建议中老年人或有“三高”、肥胖及不健康生活方式的人群，早期筛查并进行风险评估和及时干预，从而有效预防疾病，减少并发症的发生风险。

健康术语

动脉粥样硬化

动脉粥样硬化是动脉硬化的一种特定类型，指动脉壁内脂质、胶原蛋白等物质的异常沉积，导致血管壁变厚、变硬，形成斑块。这些斑块会导致血管管腔狭窄，甚至可能破裂形成血栓，进而引起供血障碍。在导致器官和组织供血不足之前，动脉粥样硬化往往没有明显症状，但随着病情的发展，可能就会出现心绞痛、心肌梗死、脑卒中等疾病，并危及生命。

（张　群　苗梦媛）

关键词　幽门螺杆菌　尿素呼气试验

21. 为什么体检建议做幽门螺杆菌检查

在健康体检时，医生常常会建议进行幽门螺杆菌检测。那么，什么是幽门螺杆菌？为什么要做幽门螺杆菌检查呢？幽门螺杆菌是一种革兰氏阴性螺杆菌，感染幽门螺杆菌可导致慢性胃炎、胃溃疡、胃癌等胃部疾病。

专家说

幽门螺杆菌是一种寄生在胃内的细菌，会特异地定植于胃黏膜上皮层，机体很难自行清除，会造成持续性或终身感染。幽门螺杆菌感染是一种传染性疾病，人类是幽门螺杆菌感染的唯一自然宿主，传染源主要

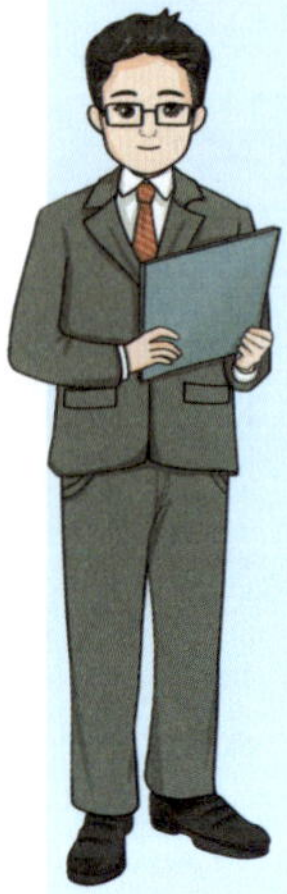

是幽门螺杆菌感染者，主要是通过口口传播、粪口传播以及医源性传播等途径传播。例如，当我们进食了被污染的水或食物，或外出聚餐、使用不洁餐具、接吻时，都有可能被传染。如果经常有以上情况，建议进行幽门螺杆菌检查。

幽门螺杆菌感染往往是悄无声息的，很多人可能毫无症状，或者经过很多年才会表现出明显症状，如口臭、反酸、嗳气、腹胀等。另外，幽门螺杆菌感染会引起许多胃部疾病，从感染幽门螺杆菌到引起胃炎、胃溃疡再到胃癌，是一个漫长的过程，但是如果我们能及时发现并有效根除，就可以显著降低胃癌的发生风险。

值得注意的是，幽门螺杆菌感染不仅只影响胃，还与很多胃部以外的疾病息息相关，如冠心病、高血压、糖尿病、肥胖、脑血管疾病、贫血、骨质疏松等。如果能及时发现并根除幽门螺杆菌，对以上疾病可能在一定程度上起到预防作用。可见，定期进行幽门螺杆菌检查尤为重要。

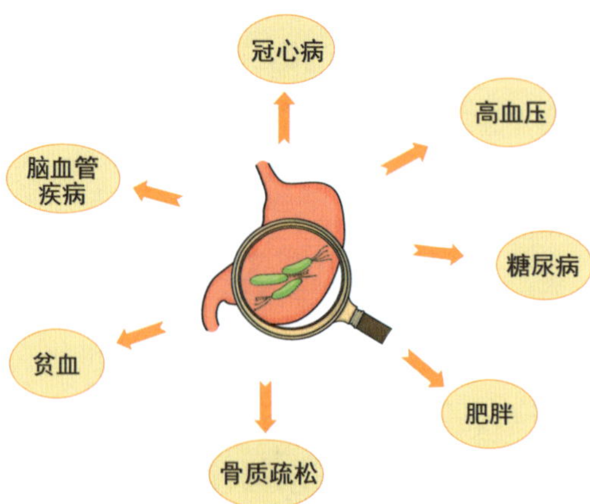

幽门螺杆菌可能相关的疾病

健康加油站

如何知道自己是否感染幽门螺杆菌

幽门螺杆菌检查的方法有很多，包括胃镜活检、尿素呼气试验、血清学抗体检测等。其中，碳 13 和碳 14 尿素呼气试验是目前公认的幽门螺杆菌检查的“金标准”，检查方式为非入侵性，操作简单便捷，非常适合在健康体检中面向广泛人群进行检查。

（张 群 苗梦媛）

22. 为什么 40~74 岁人群没有症状也建议进行**结肠镜检查**

关键词

结肠镜检查 结直肠癌 早期筛查

肠道是人体重要的消化器官以及最大的免疫器官，又被称为“人体的第二大脑”，可以说肠道健康对人体十分重要。结肠镜检查是一种重要的筛查手段，可以直观地观察肠道内部情况，如炎症、溃疡、息肉、肿瘤等，是早期发现及治疗肠道病变的最好选择。

专家说

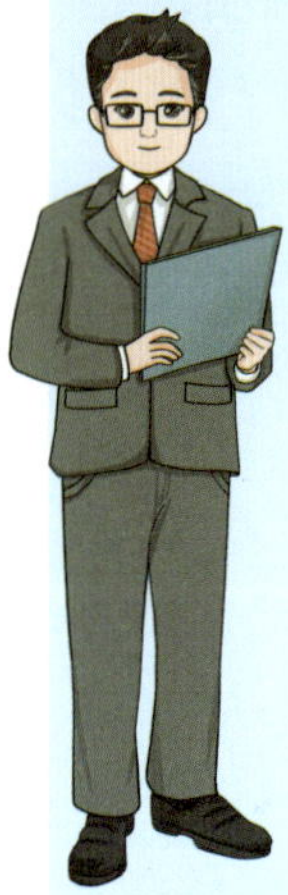

很多人一听到医生让做结肠镜检查，马上摇头拒绝，“听说做结肠镜很痛苦，做个 B 超或者 CT 不行吗？”“我没有症状，可以不做结肠镜吗？”带着这些问题，让我们一探究竟。

结肠镜的主要目的是通过直观地探查肠道内部情况来发现肠道病变，包括炎症、溃疡、息肉和肿瘤等。肠道病变早期通常没有明显症状，发展过程比较漫长。以结直肠癌为例，大部分是从结直肠息肉发展来的，从增生发展到进展期结直肠癌，可能需要 5~10 年，早期如排便习惯改变等潜在症状很容易被忽视，等到意识到可能为时已晚。绝大部分早期发现的结直肠息肉都可以在结肠镜下进行切除治疗，将结直肠癌扼杀在摇篮中。

此外，由于肠道是一种空腔器官，而结直肠癌早期病变多局限于最内部的黏膜层和黏膜下层，B 超和 CT 不能发挥足够作用，只有通过结肠镜才能直观地看到肠道里面的情况。

那么，应该何时开始进行结肠镜检查呢？

如果有癌症史、肠道息肉史、慢性便秘、慢性腹泻、黏液血便等情况，或者家里一级亲属有结直肠癌病史者则属高危人群，建议找专科医生评估何时进行检查。如果不具有以上危险因素，也推荐在 40~74 岁，每 5~10 年进行 1 次结肠镜检查，如果初次检查时发现息肉，应该根据病理结果咨询专科医生拟定下次复查时间。

健康加油站

结肠镜检查痛苦吗

结肠镜检查是相对安全的，检查过程中可能会因向肠道里充气而感到不适，但只要做完后排出气体，这种不适很快就能缓解，大部分人可以耐受。如果对做结肠镜有恐惧感或难以耐受疼痛，可以选择无痛结肠镜，通过静脉麻醉，就可以在无痛状态下完成检查。需要注意的是，由于麻醉药品使用有一些禁忌证，因此还要在专业医生评估后做出合适的选择。

（张　群　赵　馨）

关键词

心理评估　心理健康

23. 为什么体检也要做心理评估

人的健康不仅与自身生理因素有关，也与心理因素密切相关。长期的心理压力、不良情绪等可导致免疫系统功能下降，增加患心血管、消化系统等疾病的风险。心理评估可以明确受检者的心理状态，解释其存在某种行为或现象可能的原因，识别其可能存在的心理危机，为制订心理干预措施提供依据。

专家说

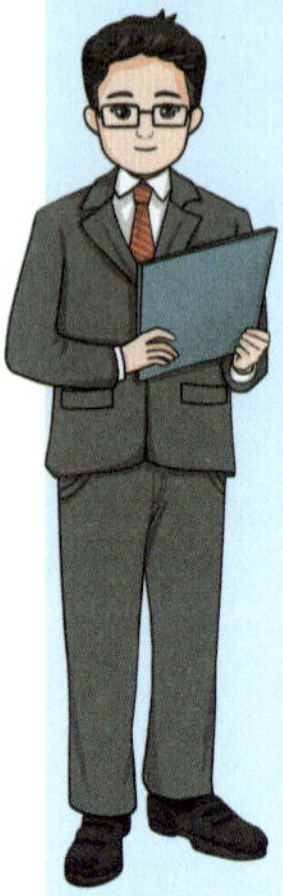

健康是身体、心理和社会幸福的完好状态，而不仅是没有疾病和虚弱。然而，生活中很多人都会忽视心理评估。那么，心理评估应该怎么做呢？心理评估内容和简易筛查方法如下。

心理评估内容

心理评估如同心灵的体检，旨在通过一系列的方法和工具，去揭示个体内心的复杂世界。一般包括以下内容。

1. 认知能力　如注意力、记忆力、思维速度、逻辑推理等。

2. 情感状态　如情绪稳定性、情绪表达、情绪调节等。

3. 人格特质　如性格类型、性格特点、行为习惯等。

4. 动机与兴趣　如目标导向、内在驱动力、兴趣爱好等。

5. 社会适应能力　如社交技能、应对压力的能力、解决社会问题的能力等。

简易筛查方法

焦虑和抑郁情绪是常见的心理健康问题，常用的简易筛查方法如下表。

焦虑情绪的简易筛查

问题	阳性
1. 你认为自己是一个容易焦虑或紧张的人吗	是
2. 最近一段时间，你是否比平时更容易感到焦虑或忐忑不安	是
3. 是否有一些特殊场合或情景更容易使你紧张、焦虑	是
4. 你曾经有过惊恐发作吗，即突然发生的强烈不适感或心慌、眩晕，感到憋气或呼吸困难等症状	有

上述 4 个问题，若存在 2 项或以上的阳性回答，需要进一步进行精神检查或到专科医师处诊治。

抑郁情绪的简易筛查

问题	阳性
1. 过去几周（或几个月）是否感到无精打采、伤感或生活中的乐趣减少	是
2. 除了不开心之外，是否比平时更加悲观或想哭	是
3. 经常早醒吗（事实上不需要那么早醒来）	是
4. 近来是否经常想到活着没有意思	经常或是

上述 4 个问题回答均为阳性，需要进一步精神检查或到专科医师处诊治。

通过体检中的心理健康评估，可以早期发现潜在的心理问题，为疾病的预防和治疗提供依据。

（刘宝花）

24. 为什么**四诊合参**是中医体检的基本项目

关键词

中医体检　四诊合参　望闻问切

在中医体检中，四诊合参是基础。“四诊”即望、闻、问、切，“合参”就是说要把获得的信息进行全面综合地分析，为准确辨病辨证提供依据。通过“四诊合参”可以了解一个人的体质与综合健康状态，从而给予更好的、更具个体化的养生保健指导。

专家说

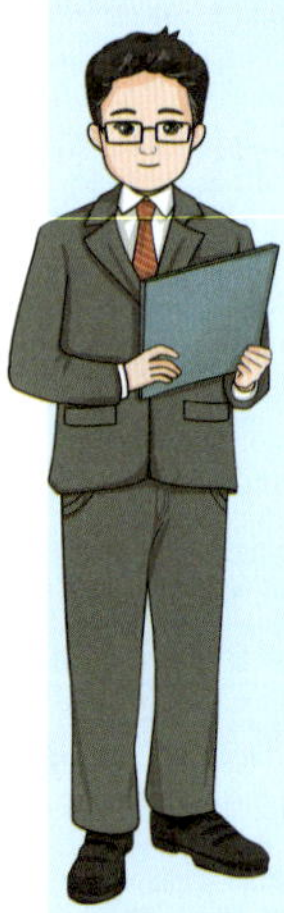

“四诊”是中医诊断的核心与基础。相传，“望闻问切”的方法是由春秋战国时期的名医扁鹊摸索总结形成的。在古代医学著作《难经》中提到“望而知之谓之神，闻而知之谓之圣，问而知之谓之工，切而知之谓之巧。”这被认为是“四诊合参”概念的最早出处。

望诊，就是用眼睛看，包括观察一个人的神色形态、面色、舌苔、舌色等，又以望神、望舌最为重要。闻诊，就是用鼻子闻气味和用耳朵听声音，如一个人说话和喘息的声音就能说明很多问题。问诊，就是用嘴问，如症状、病史等。切诊，就是指切脉，也就是常说的把脉，在中医理论中，脉象的形成与脏腑气血有着密切关系，病变的发生会影响血脉的运行，导致脉象的变化，而每种脉象都有其对应的病证。四诊合参，就是将通过望闻问切得到的信息综合起来进行分析，由表及里，去伪存真，从而进行判断。

中医讲求“整体”与“动态平衡”，人体健康的关键在于阴阳、气血、脏腑、经络等多维度的协调，而不是只关注病症。四诊合参可以帮助收集机体“失衡”的证据，判断“失衡”的类型，观察平衡状态的变化，对了解个人的整体健康状态，实施辨证论治，从而进行个体化、针对性的中医调理和养生保健具有重要意义。所以，进行中医体检时，千万不能忽视四诊合参。

健康术语

辨证论治

辨证论治又称“辨证施治”，是中医认识和治疗疾病的基本原则。不同于“症”，“证”是对机体在疾病过程中某一阶段的病理概括，包括病变的部位、原因、性质以及邪正关系；“辨证”即认识和辨别“证”的过程；“论治”则指根据辨证的结果确定相应的治疗方法。

（张　群　钦　佩）

25. 为什么**体质辨识**是中医体检的必检项目

中医学十分重视人的体质状态，讲究“因人制宜”，因此体质辨别也成为中医体检的基本项目。中医体质辨识是通过回答若干的问题并结合中医四诊，来判断一个人的体质，根据不同体质和状态，选择有效的治疗、预防和养生保健方法。

专家说

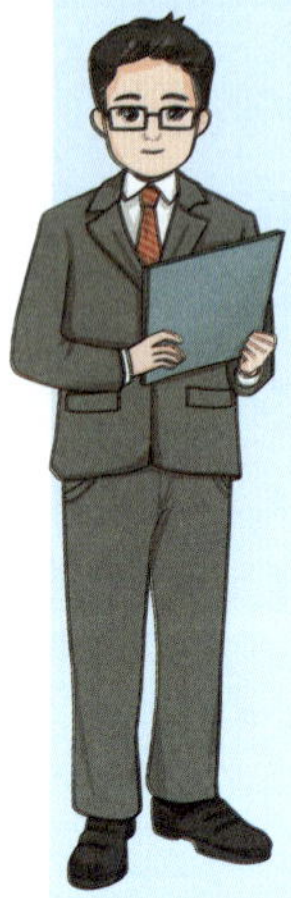

相信你一定听过这样的说法：生姜辛辣，可以驱散风寒；苦瓜性凉，体寒者不宜多吃；薏苡仁可以健脾化湿等。中医素有“食药同源”之说，认为经过恰当烹饪加工的食物也具有药物功效，但药膳也有讲究，在进行食补的同时也需要了解食物的性质与个体的体质，用错食物反而适得其反。

那么，什么是体质呢？中医的体质辨识又是怎么做的呢？

现代中医学家认为，体质是指生命过程中，在先天禀赋和后天获得基础上形成的形态结构、生理功能和心理状态方面综合的、相对稳定的固有特质，可分为平和质、气虚质、阳虚质、阴虚质、痰湿质、湿热质、血瘀质、气郁质、特禀质九种基本体质，每个人体质可能不止一种，而是兼有两三种，只是侧重比例不同，但总体相对稳定。在这个理论下，不同个体可能表现出对相同致病因素的不同反应，如平和质、阴虚质与高血压、糖尿病相关；气虚质的人患心脏病的风险更高；痰湿质与肥胖明显相关；湿热质与高血脂相关……

通过体质辨识，在一定程度上可以从中医的角度提示慢性疾病发生发展所存在的危险因素，预测疾病的发生风险。同时，中医学认为，体质不仅来源于先天，也与后天所得有着密切的关系，具有动态可变性。通过体质辨识，可以指导中医体质调理，从而进行更加个性化的防治，避免千人一方。所以，中医体质辨识已成为中医健康体检的必查项目。

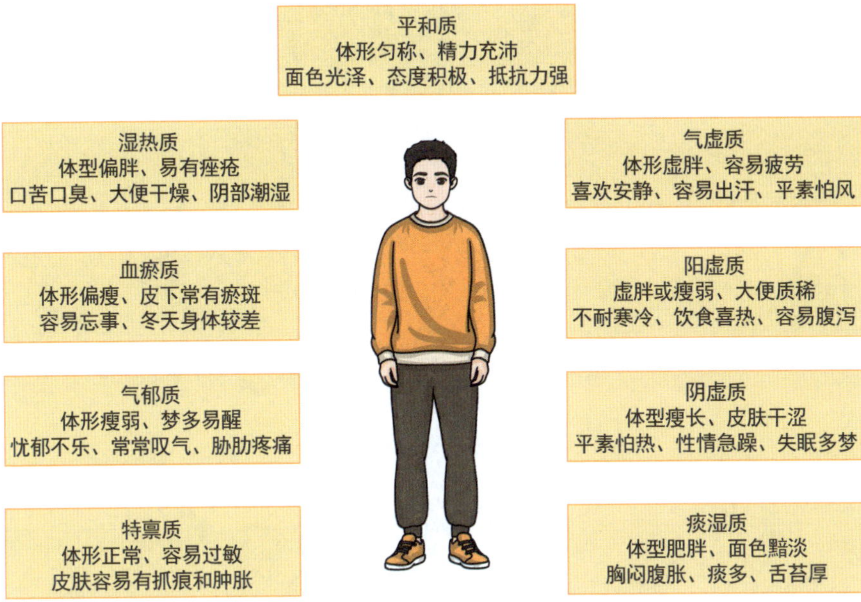

九种基本中医体质常见表现

健康加油站

中医体质辨识怎么做

经过专家学者的科学研究，中医体质辨识已经形成了一系列标准化的工具。以使用最为广泛的《中医体质分类与判定自测表》为例，每一种体质设置 7~8 个具体问题，进行 1~5 分的评分，通过分数转化，就可以得到九种体质对应的得分，再根据判定标准就可以判断自己的体质了。

（张　群　钦　佩）

三

体检要求

26. 为什么体检前要告知用药和治疗情况

关键词

疾病史 用药史

在进行体检前，有一个步骤往往被忽视，那就是向医生告知用药和治疗情况。这一步骤关乎体检过程能否顺利进行，体检结果的准确性以及后续健康管理的有效性。因此，不要盲目开始体检，在检前做好相关问题的沟通十分重要。

专家说

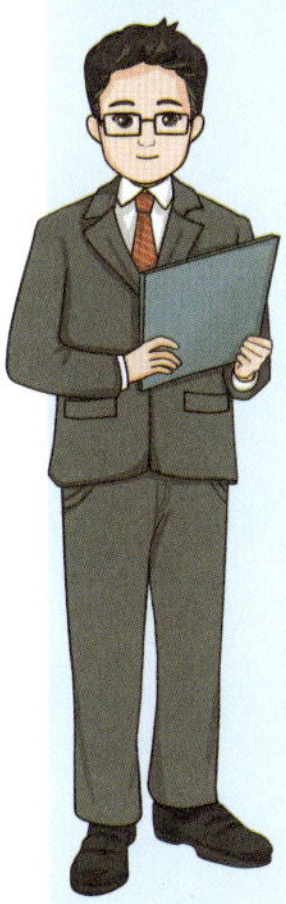

药物在人体内的代谢过程复杂，可能对体检结果产生不同的影响。例如，降压药物可能导致血压波动，降糖药物可能使体内血糖水平降低。这些变化都可能掩盖真实的健康状况，导致医生对体检结果的解读出现偏差。而对于长期服用慢性疾病药物的患者来说，擅自停药不仅可能让医生无法正确评估病情，还可能危及健康。因此，在体检前咨询医生，了解是否可以停药或调整用药方案，是确保体检结果准确性的关键。

除了用药情况，治疗情况也是体检前需要如实告知的重要内容。治疗情况包括过去的病史、手术史、当前的治疗方案等。这些信息有助于医生更全面地了解受检者的健康状况，从而制订更精准的体检方案。例如，如果患者曾接受过心脏手术，那么在体检时就需要特别关注心脏功能的相关指标，以及是否需要调整治疗方案等。

因此，受检者应在体检前主动告知医生自己的用药和治疗情况，包括药物的名称、剂量、服用时间等。医生会根据受检者的具体情况，给出是否停药或调整用药方案的建议。对于必须服用的药物，如一些慢性疾病药物，受检者应与医生沟通，了解如何在不影响体检结果的前提下继续服药。

健康加油站

体检当天绝对不能服用药物吗

很多人认为体检当天要空腹，连药物也不能吃。其实这是错误的，对于一般人群，通常建议在体检前三天停用所有非必要的药物，以确保体检结果的准确性。但对于一些患慢性疾病的受检者（如高血压、糖尿病、高脂血症、冠心病等），平时长期服用的药物（如降压药、降糖药、抗血小板药物等），在体检当天早晨可用少量水服用，无须停药。另外，在体检前应咨询体检医生，并告知用药情况，以确保体检的安全性以及体检结果的准确性。

（张　群　赵　馨）

27. 为什么有些体检项目要求**空腹**

进行健康体检时，通常会被提醒某些项目需要空腹检查，这主要是为了保持体液成分的稳定，避免食物影响脏器形态变化，从而提高检验检查的准确性以及减少误诊。

专家说

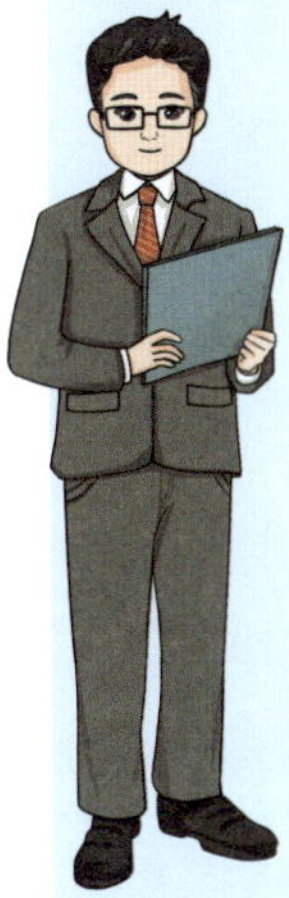

体检需要空腹的项目主要包括血液检查中的血糖、血脂、肝肾功能、甲状腺功能等。这是因为进食后测定结果可能会不准确，比如血糖、血脂这些指标往往会因为进食而升高，因此检查时必须空腹。同时，肝脏、胆囊、胆道及胰腺等部位的超声检查也需要空腹，这是因为进食可能导致器官形态变化，如进食后会导致胆囊收缩、胆汁排出，胆囊会出现萎缩，可能会造成胆囊结石、胆囊息肉样病变等疾病的漏诊。并且进食会导致腹部胀气，在腹部超声检查时，超声波遇气体后会被气体吸收无法穿透，不能清楚显示后面腹腔内的器官，从而导致漏诊。

胃镜、结肠镜检查也需要空腹进行，因为进食后胃部会分泌大量胃液，大量胃液加上食物残渣会干扰观察结果，结肠镜检查还需要进行肠道清洁准备。此外，诸如尿素呼气试验、口服葡萄糖耐量试验、冠状动脉造影和磁共振检查等也需要在空腹状态下进行。

关键词

空腹　体检结果　准确性

健康加油站

体检前注意事项

体检前要求至少 8~12 小时没有摄入食物，保持空腹状态，以避免影响体检结果的准确性。若空腹超过 12 小时，身体处于过度饥饿状态，反而会影响体内各项指标，所以早晨检查开始时间也不宜太迟。避免饮水过多，一般建议不超过 200mL，并且只能喝白开水，不能喝饮料、茶水、咖啡等刺激性饮品。体检前几天应清淡饮食、避免饮酒、避免熬夜、避免剧烈运动。暂停部分药物（除慢性疾病需要长期服用的药物），携带必需药物。

（张　群　钦　佩）

关键词：老年人体检　陪检

28. 为什么老年人体检要有**陪检者**

老年人在体检时，对信息理解有一定难度，往往容易紧张焦虑，加上体力较差，体检过程中发生意外的风险会增加。因此，陪检者的存在尤为重要，这不仅仅是对老年人健康安全的关注，更是对体检效果的保障。

专家说

随着年龄的增长，老年人的听力、记忆力和认知能力逐渐减退，这在体检过程中会带来一个明显问题：他们无法及时准确地理解医生对于体检流程或体检结果的讲解。例如，医生可能会解释某些健康指标的变化，提出日常生活中的注意事项或药物使用建议，但老年人可能因为听不清或记不住而错过重要信息。这

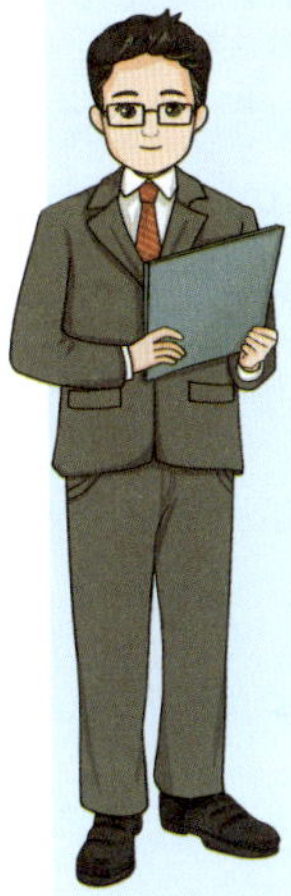

时候，陪检者的存在就尤为关键，他们可以协助老年人准确听取和记录医生的建议，帮助老年人在体检后进行后续健康管理。

体检往往涉及多个检查项目，可能需要等待较长时间或进行体力消耗较大的检查，如抽血或 CT 扫描。对于身体虚弱或行动不便的老年人来说，独自完成这些体检步骤可能会带来意外风险，尤其是处于空腹状态，老年人可能感到疲惫、头晕，甚至出现低血糖、摔倒等危险。而陪检者不仅可以在这些环节中给予体力上的协助，还能帮助老年人舒缓压力、减轻不适，避免突发情况的发生。

老年人在体检时除了身体上的挑战，还有很多心理上的压力，如由于担心体检结果，害怕被诊断出重大疾病而产生紧张和焦虑情绪，这不仅会影响老年人配合检查的意愿，甚至可能对体检结果产生影响。如果有陪检者的陪伴和安抚，能够在很大程度上减轻老年人的心理负担，让他们在体检过程中感到更有安全感。

健康加油站

如何选择合适的陪检者

陪检者在老年人体检中不仅是陪伴者，还承担着信息传递、健康管理等重要责任。作为陪检者，应该具备一些基础的健康常识，能够在体检过程中记录医生的建议，帮助老年人理解复杂的检查结果。同时，陪检者还需要留意老年人体检后的身体状况，及时发现并应对可能出现的健康风险。

（张　群　钦　佩）

关键词

尿常规　粪便常规　标本留取

29. 为什么留取**尿、粪便标本**有讲究

尿常规、粪便常规是体检中的常规项目，可以反映泌尿系统和消化系统的健康状况。能否按照要求正确留取尿、粪便标本将直接影响检查结果的准确性。因此，留取尿、粪便标本也有讲究。

专家说

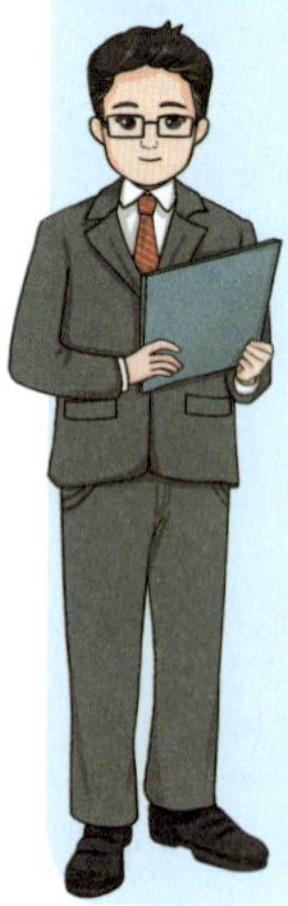

尿液标本留取

尿液标本最好采用新鲜晨尿，即清晨起床、未进早餐和做运动之前排出的第一次尿液。同时要注意留取中段尿，即排尿中段的尿液，一般来说，排尿开始后约 1 秒钟的尿液基本上可以被认为是中段尿。排尿初始和终末的尿液可能会受到尿道口周围或者生殖器周围细菌的污染，导致尿液检查结果不准确。

在尿液留取后需要及时送检，放置过久易污染，导致结果异常。女性在留取尿液标本时应注意避开月

经期，在月经干净后的 2~3 天再进行留取，否则月经中的血液或其他成分会混入尿液也会影响检查结果。

粪便标本留取

在留取方法上，应在清洁的便盆或马桶上排便，随后使用清洁、干燥的容器留取新鲜标本。挑取标本时用专用采样器均匀地刮取粪便表面，一般约黄豆粒大小的量，不宜过多或太少，不得混有尿液或其他物质。当粪便中有脓血、黏液等异常部分时，应优先挑取这些部分。对于外观无异常的粪便，应多点取样以确保全面性。

综上，正确留取方式及注意事项对于医疗诊断具有重要意义。通过遵循上述方法和注意事项，可以使尿、粪便标本的采集、保存和送检均符合规范，从而提高诊断的准确性和效率。

健康加油站

粪便常规检查前饮食注意事项

在留取大便标本的前三天，应避免食用过于油腻的动物内脏、碳酸饮料、咖啡等，同时避免使用抗生素。化验前一天尽量不吃影响粪便颜色的食物，如一些绿叶蔬菜、红苋菜、红心火龙果等，以免干扰检验结果。特别是对于粪便潜血试验，应在检查前三天禁食肉类及含有动物血的食物，并禁服铁剂及维生素 C。

（张　群）

30. 为什么完成体检后有可能接到医院的电话

体检完成后接到医院电话，通常是重要异常结果通知，需要复查或标本不合格，以及报告解读等情况。因此，在体检后接到医院的电话应该及时接听，以防错过重要的信息。

健康术语

随访

随访是指医疗机构或医务人员对已经接受过治疗或诊断的患者，在一定时间内进行定期或不定期的跟踪、观察和评估，以便了解患者的健康状况变化、治疗效果、疾病复发情况等。随访的方式可以多种多样，如门诊随访、电话随访、家庭访视、网络随访等。

专家说

体检后接到医院电话通常有以下原因。

1. 重要异常结果通知 当体检结果出来后，某些指标异常或检查结果有问题，当情况较为紧急或结果较为严重时，医院会电话通知受检者，并告知其需要及时进行进一步的检查或治疗。

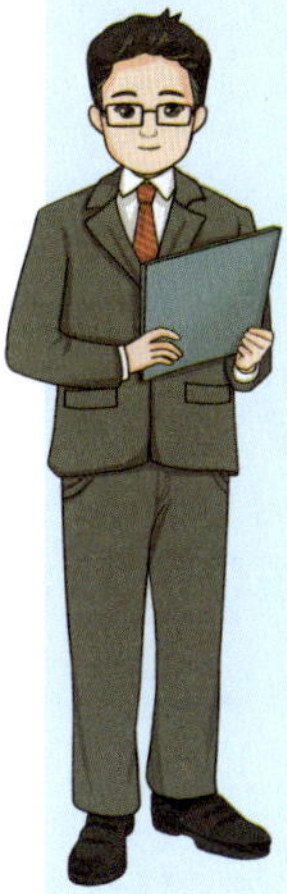

2. 需要复查或标本不合格 如果体检中有项目需要复查，医院会电话通知，在规定的时间内去复查。当检查结果异常、结果无意义或已确定标本不合格时，可能意味着本次检查是无效的。

3. 报告解读 对于体检报告中某些专业术语或检查结果，在必要时医院可能会通过电话进行解释和解读。

4. 后续随访 医院会对某些慢性疾病患者或特定状况的受检者进行电话随访，以追踪、监测其健康状况。

5. 健康管理建议 医院可能根据体检结果提供个性化的健康管理建议，如饮食调整、运动计划等。

6. 信息核对 在体检报告准备过程中，可能需要核对受检者的个人信息或检查过程中的某些细节，确保信息的准确性。

7. 预约提醒 如果受检者在体检时预约了非同日的检查，在临近检查日期时，医院可能会通过电话进行提醒。

8. 满意度调查 医院为了提高服务质量，可能会通过电话进行体检服务满意度调查。

所以，在接到医院的电话时，受检者不需要过分紧张担心，仔细聆听医生的说明，并根据医生的建议采取相应行动。当然，也不要无视医院电话，否则可能会贻误治疗时机，造成更严重的损失。

（张 群）

第三章

体检的方法与流程

体检方法

1. 为什么体检除了测体重外还要测**腰围**和**臀围**

关键词：腰围　臀围　体重指数

单纯测量体重和身高、计算体重指数（BMI）不能充分反映人体的脂肪分布，而腰围、臀围是测量人体脂肪分布的重要指标，能够协助判断是否存在中心性肥胖，并进行体型分类和更全面的健康风险评估。

专家说

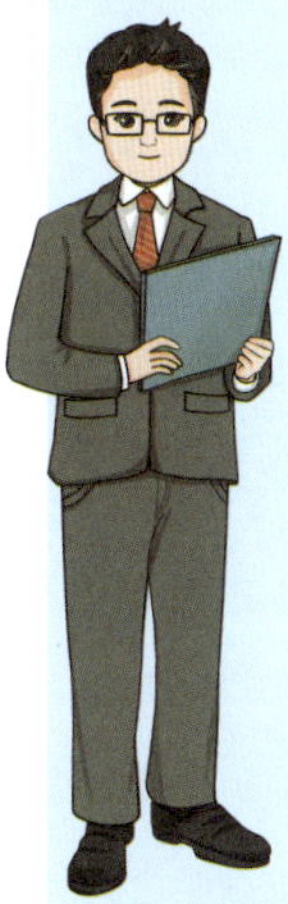

单纯计算 BMI 不能完全反映人体脂肪分布

用体重（kg）除以身高（m）的平方就可以得到 BMI，$24kg/m^2 \leqslant BMI < 28kg/m^2$ 为超重，而 $BMI \geqslant 28kg/m^2$ 就意味着已经踏入了肥胖的行列。但 BMI 并不能充分反映人体脂肪的比例和分布，即使有些人的 BMI 完全正常，体脂率也可能早已超标，甚至可能存在内脏脂肪过多的中心性肥胖问题。

腰围、臀围是反映人体脂肪分布的重要指标

腰围反映的是腹部内脏脂肪的分布情况，臀围除了能判断臀部脂肪堆积情况，还能反映下肢肌肉质量。男性腰围≥90cm、女性腰围≥85cm 或者男性腰臀比（腰围臀围比值）≥0.90、女性腰臀比≥0.85 就可以诊断为中心性肥胖。测量腰围和臀围比分析体成分更

加快捷、简便，仅需要一把软尺，让被测量者站立、平静呼气，测量大约肚脐上方 1cm 处的周长，即腰围。测量臀部最突出处水平的周长，即臀围。与 BMI 相比，腰围是与心血管代谢疾病、死亡风险关系更紧密的指标。

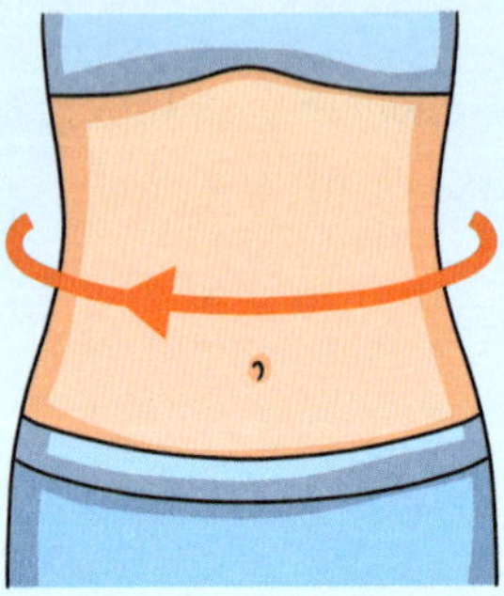

腰围：肚脐上方1cm水平测量一圈

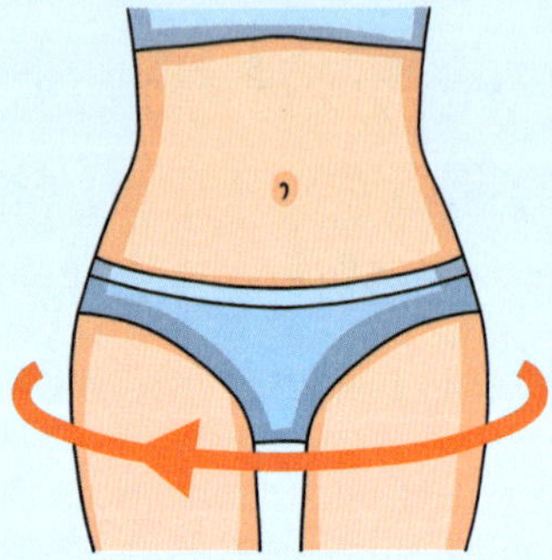

臀围：臀部最突出处水平测量一圈

应该保持“梨形身材”，远离“苹果型身材”

哪怕是瘦人，脂肪没长对地方也会出现血压、血糖、血脂等代谢异常，通过腰围、臀围的测量，可以判断脂肪是否“长对了”。最健康的身材是细腰肥臀的“梨形身材”，即上半身脂肪少，臀部及大腿脂肪多，典型表现为肩窄、腰细、髋宽、大腿丰满，拥有梨形身材的人患心血管疾病、呼吸系统疾病、癌症的风险和全因死亡风险都会小很多。而与之相对的不健康的是“苹果型身材”，表现为脂肪过多地分布在腹部及内脏，臀腿部却没有多少脂肪，这种身材与更高的健康风险相关。因此，在体检的时候不要怕麻烦，花费一分钟测一下腰围和臀围，就可以便捷且准确地判断自己是什么样的身材，督促我们通过健康饮食和运动锻炼来保持好身材。

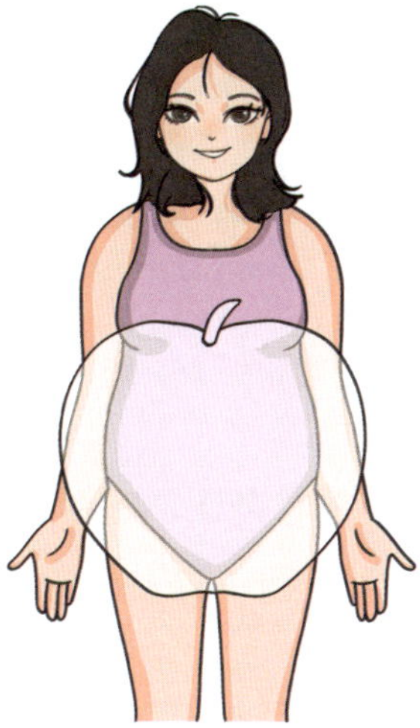

苹果型身材

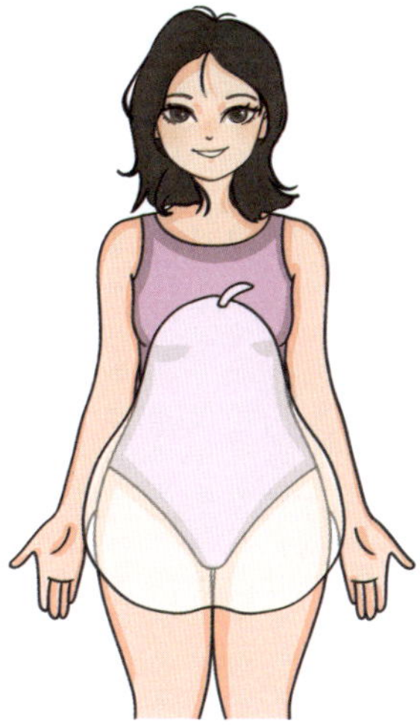

梨型身材

健康加油站

2024 年 6 月，国家卫生健康委员会联合 16 部门印发了《“体重管理年”活动实施方案》，以实现全民体重管理意识和技能的显著提升，让健康的生活方式更加普及。其中，建议推广“一秤一尺一日历”，在家里也要经常测量体重、腰围、臀围，由家庭成员相互提示和监督。争取做到：正确认知，重在预防；终生管理，持之以恒；主动监测，合理评估；平衡膳食，总量控制；动则有益，贵在坚持；良好睡眠，积极心态；目标合理，科学减重；共同行动，全家健康。

（马　骁　赵天奕）

2. 为什么体检发现血压升高，建议**家庭自测血压**

关键词：高血压　家庭自测血压　白大衣高血压

最新数据显示，我国高血压患病人数已达 2.45 亿，但很多人平时没有监测血压的习惯，往往在年度体检中才发现血压升高。体检时测出一次血压偏高，就能确诊高血压吗？其实不然。体检发现血压升高，不能说就是新发高血压或高血压尚未控制，也可能是体检时受多种因素影响导致的血压一过性升高，必须通过家庭自测血压进一步判断。

专家说

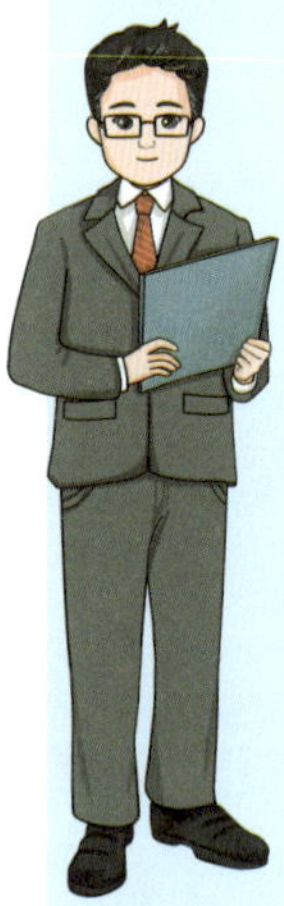

体检发现血压升高并不一定就是患上高血压或高血压尚未控制

高血压的定义是在未使用降压药物的情况下，非同日 3 次测量诊室血压，诊室收缩压≥140mmHg 和 / 或舒张压≥90mmHg。单次体检血压高并不等于高血压，也不意味着已治疗的高血压患者就一定存在血压控制不达标。

多种因素可对体检时血压测定造成影响

疲劳、熬夜、情绪激动、过量饮咖啡及浓茶、工作压力大等，均可能导致血压升高。此外，体检过程中憋尿、往返于各个诊室，都可以出现一过性血压增高。如果受检者存在紧张、“白大衣高血压”等心理因素，也会引起血压升高。

体检发现血压升高，推荐首先进行家庭自测血压

通过家庭自测血压，可以鉴别体检发现的血压升高是否真的是“高血压”。具体测量方法：在家中安静、舒适的环境中，每天早上起床后和睡前测量血压并记录下来，连续测量 5~7 天。测量前排空大小便，1 小时内不饮用咖啡浓茶、不进食、不抽烟、不做剧烈运动、不洗澡，在有靠背的椅子上坐位休息至少 5 分钟，保持心情平静。建议选择上臂式血压计进行家庭血压监测，测量时注意捆绑袖带上臂与心脏在同一水平位置，两腿放松、落地。家庭自测血压的平均值≥135/85mmHg 时，可以确诊为高血压或血压尚未控制，需要到心内科就诊，确定治疗方案。

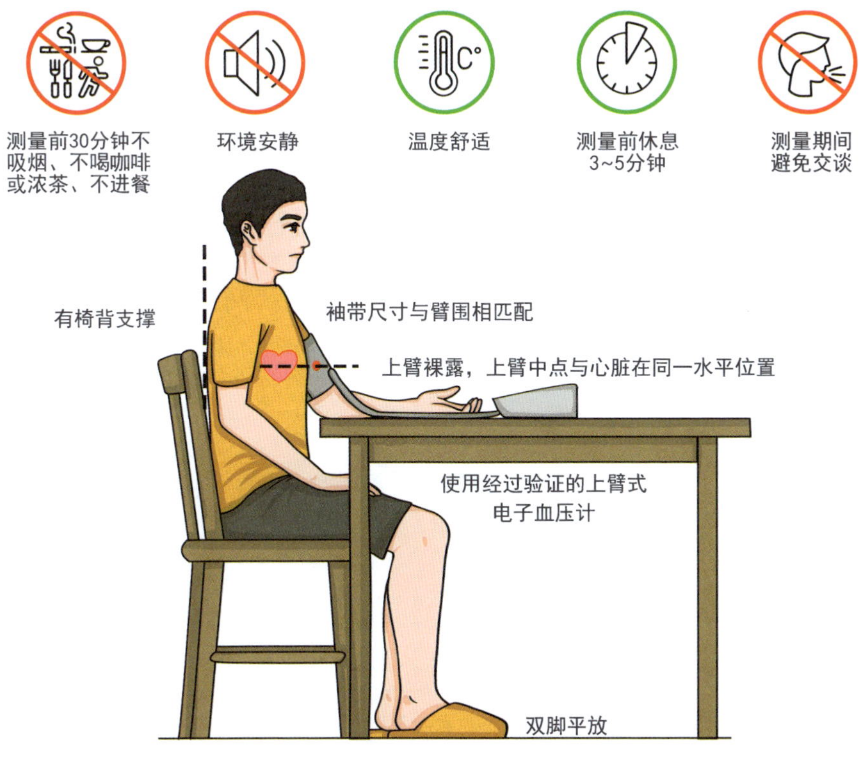

家庭血压监测方法

健康加油站

测量血压的注意事项

体检测量血压应注意：①应在留完尿标本、排空膀胱之后，测量前避免剧烈活动、避免情绪激动、不喝咖啡或浓茶、不抽烟，尽量平静休息 5 分钟后再测量。②应避免测量采血的手臂。③测量时应坐正、双脚平放；如穿着厚外套，应将上衣一侧袖子脱下，不要卷起过紧的衣袖；手臂平放、手心向上，保持血压仪和心脏在同一水平位置，由医护人员进行测量。

家庭自测血压应注意：①如果上臂围≥ 32cm，应使用大号袖带，上臂过细者则应选择小袖带。②通常右侧血压比左侧高出 5~10mmHg，初次测量血压者，最好双臂同时测，选用血压高的手臂作为长期测血压的手臂。③血压计应每年至少校准一次，可前往购买处或医疗机构进行专业校准。④手腕式及手指式血压计由于测量可能不够准确，不推荐用于家庭血压监测。

（赵天奕）

3. 为什么直肠指检很重要

体检中不少人非常抗拒直肠指检这项检查，有些人怕痛，有些人怕尴尬，或者认为这个检查用处不大，但直肠指检在直肠癌筛查中发挥着重要作用，也能评估多种肛周疾病和前列腺疾病。

专家说

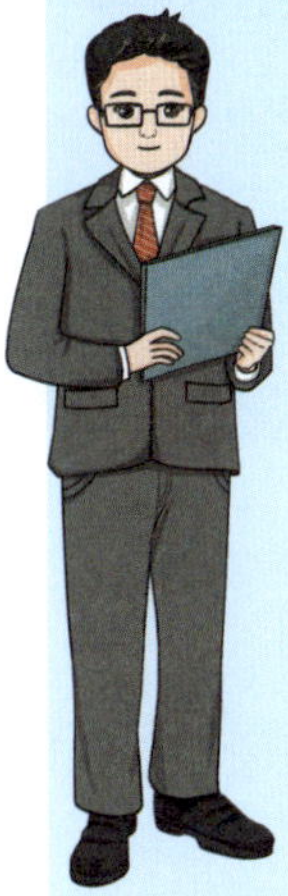

直肠指检能“摸”清大部分肛肠问题

直肠指检是检查肛肠疾病最基本、最有效的手段，整个过程不借助其他设备，就可以大致评估距肛缘7~10cm以内的肛管、直肠有无病变和病变的性质，为了尽可能评估完整，直肠指检时一般采用膝胸位、左侧卧位，也可选择弯腰前俯位等。

直肠指检可筛查出 80% 的直肠癌

我国结直肠癌的发病率位居恶性肿瘤第二位，其中直肠癌占一半，由于 80% 的直肠癌发生在直肠指检可触及的区域，因此体检时不能忽视直肠指检，以免错过疾病早诊早治的时机。如果在直肠指检时，在直肠壁上摸到高低不平的硬块、溃疡、肠腔狭窄，或者指套上染有血液，可能为直肠癌的表现；如果触摸到有柔软可推动的肿块，则可能为直肠息肉、腺瘤的表现，也存在癌变风险，均需要及时到消化内科进一步行内镜及病理检查。

直肠指检可准确评估肛周及前列腺疾病

通过直肠指检还可以准确诊断痔疮、肛周脓肿、肛瘘、肛裂等肛周疾病。对于男性，可以判断是否存在前列腺增大或前列腺炎症。

直肠指检没想象中那么“可怕”

直肠指检一般不会带来疼痛，可以想象，大便都可以轻松通过的肛门，更何况一根手指呢？

关键词

直肠指检　直肠癌

除了肛裂等少数疾病会有较强的痛感外，直肠指检的不适感均在可承受的范围内。所以，在做直肠指检时大家要放松心情、不要过度紧张，医生的手指进入肛门前也会戴上手套，并在上面涂上润滑油，以减轻不适感。直肠指检的过程很快，一两分钟即可完成。

健康加油站

对于有结直肠癌家族史、恶性肿瘤病史、慢性便秘、慢性腹泻、大便性状改变、粪便潜血阳性、不明原因贫血或体重下降以及 50 岁以上的朋友，建议除了做直肠指检外，还要根据消化内科的意见及时进行结肠镜筛查。

（赵天奕）

4. 为什体检要重视**口腔检查**

口腔检查是体检中不可忽视的一部分，定期进行口腔检查不仅能发现和治疗口腔问题，还与全身健康息息相关。

专家说

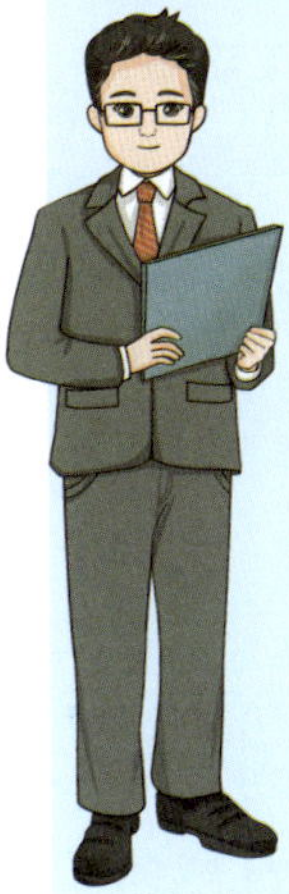

口腔检查可以早期发现口腔疾病

口腔检查能及时发现牙菌斑、龋齿、牙龈炎、牙周炎等常见口腔问题，及时处理可以防止其进一步发展为牙槽骨吸收、牙齿松动、牙齿脱落，并改善口腔异味，维持正常咀嚼、言语及美观，提高生活质量，保证营养摄入和吸收。为维持牙周健康，建议每半年至 1 年到口腔科洗牙。口腔检查还能尽早发现口腔癌、舌癌的早期征象，如溃疡或肿块，从而早诊断、早治疗。

口腔检查可以预防全身性疾病

多项研究表明，牙周病与多种全身性疾病存在关联。长期的牙周炎症可以导致牙龈下细菌进入血液，引起血管内皮功能受损和慢性炎症，从而诱发动脉硬化，增加患冠心病、脑梗死等心脑血管疾病的风险。牙周病引起的慢性炎症还可能激活免疫系统，导致自身免疫性疾病的发生，如类风湿性关节炎、系统性红斑狼疮。牙周病引发的全身低度炎症也包括神经系统炎症，从而导致患阿尔茨海默病、帕金森病、焦虑、抑郁、睡眠障碍等神经精神疾病的风险增加。

此外，口腔炎症不利于糖尿病患者的血糖控制，通过口腔检查早期处理口腔问题，对糖尿病患者的血糖控制也有好处。口腔卫生差、牙周病还会增加吸入性肺炎的发生风险，因此老年人维持口腔健康就显得尤为重要。

关键词

口腔检查　牙周病　全身性疾病

口腔检查可以筛查出系统性疾病的早期信号

舌炎、口腔黏膜苍白等可能提示贫血或维生素缺乏。系统性红斑狼疮、贝赫切特综合征等自身免疫病常有口腔溃疡等表现。牙齿松动还可以是骨质疏松的信号。因此，我们需要口腔检查这面镜子为其他系统疾病提供线索。

口腔菌群紊乱可影响肠道菌群

口腔中的细菌不仅局限于口腔内部，也可以通过唾液、吞咽等途径进入肠道，并影响肠道菌群的组成、功能和微生物代谢产物。研究发现，肠道菌群在机体免疫系统、代谢系统、神经系统等方面发挥着重要作用，因此，如果不注意口腔健康，可能导致口腔菌群紊乱，进而通过肠道菌群影响全身健康。

健康加油站

为保持牙周健康，建议采用国际公认的巴氏刷牙法：①将牙刷对准牙齿与牙龈交接的地方，刷毛与牙齿大致呈 45°，同时将刷毛向牙齿轻压。②短距离水平运动，2~3 颗牙前后来回约刷 10 次。③上颚后牙的舌侧部分是较不易被刷到的地方，刷毛仍对准牙齿与牙龈的交接处，刷柄要贴近大门牙。④咬合面也是两颗牙来回刷，咬合面上的天然窝沟不容易被刷干净，需要用力一些。⑤刷门牙时把牙刷竖起来，一颗一颗地上下来回刷，内外都要刷到。⑥刷完所有牙齿后，轻轻刷舌头表面，用清水漱口。

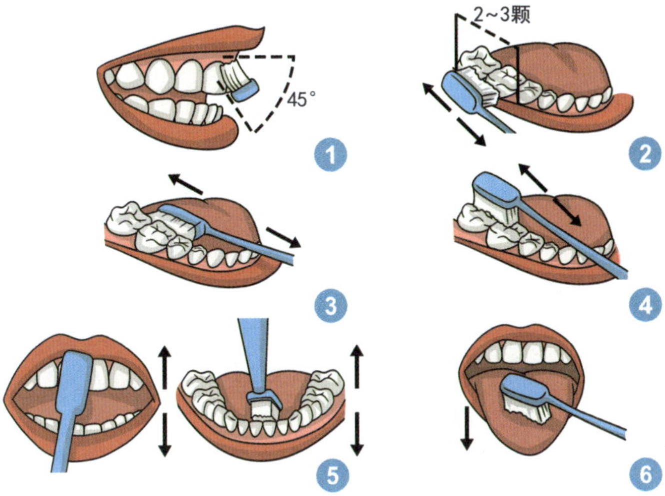

巴氏刷牙法

（马　骁　赵天奕）

5. 为什么**中医治未病**理念在健康体检中如此重要

在中华传统医学宝库中，“治未病”理念犹如一颗璀璨的明珠，历经千年而光芒不减，它强调在疾病尚未显露端倪时，通过细致的体检与调养来预防疾病的发生，体现了中医对生命过程的深刻理解和全面关怀。在现代社会里，随着生活节奏的加快和健康意识的提高，中医治未病理念在健康体检中的重要性愈发凸显。

关键词

中医治未病　养生保健

专家说

中医治未病可与现代健康体检相结合

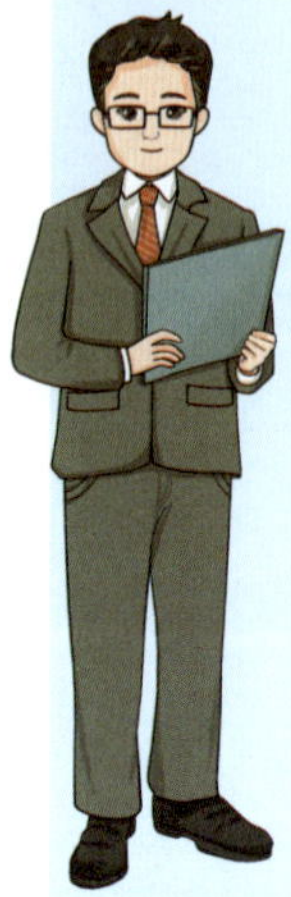

中医治未病理念中的“未病先防”，与现代健康管理中预防疾病的理念不谋而合。健康管理不仅关注疾病的治疗，更注重疾病的预防，倡导通过科学的体检、合理的生活方式、定期的健康监测来及早发现健康风险和潜在的健康问题，减少疾病的发生。中医的“未病先防”则通过辨识个体的体质、生活习惯和环境因素，制订个性化的养生方案，起到预防疾病的作用。通过结合中医治未病理念和现代健康体检，我们可以更加全面地实施健康管理，做到早发现、早预防、早调理，从而发挥如下重要作用。

1. 早期预警，防微杜渐 中医通过望、闻、问、切四诊合参，结合现代医学检查手段，能够发现那些尚未引起患者注意的身体隐患，为疾病的早期干预提供可能。

2. 体质辨识，因人制宜 每个人的体质不同，对疾病的易感性也不同。通过中医的望、闻、问、切四诊合参，可以判断一个人的体质类型，从而为其制订个性化的调养方案。无论是饮食调理、运动养生还是情志管理，都能精准施策，达到防病强身的效果。

3. 调养身心，增强体质 中医治未病不仅关注身体的调养，还强调心理的调适。在健康体检中，中医会根据个人的体质和健康状况，给出饮食、运动、情志等方面的调养建议。帮助人们调整生活习惯，增强体质，提高身体的抗病能力。

4. 综合疗法 中医治疗多采用中药及针灸、拔罐等非药物疗法，深受广大患者喜爱。

健康加油站

举个例子，在如今快节奏的生活和工作中，不少人会经常觉得乏力、疲劳，或多或少伴随着心慌、失眠等症状，在体检时并未出现明显的临床医学检查异常，血压、血糖等指标也在正常范围，但中医可通过望其面色、闻其气息、询问日常饮食及作息，结合脉诊，发现其舌质偏淡、脉象微弱，提示体内可能存在气血不足的隐患。经过进一步的中医辨证，确认其体内气血虚弱，虽然目前无明显病症，但存在发展为贫血、心律失常等疾病的风险。通过中医的调理，如调整饮食、疏通气血、加强运动等，能有效预防潜在的健康问题，起到防微杜渐的作用。

中医治未病理念在健康体检中发挥着重要作用，不仅能够帮助我们发现潜在的健康问题，还能通过个性化的调养方案，达到防病强身的目的。让我们从现在开始，将中医治未病的智慧融入日常生活中，享受健康带来的美好与幸福。

（李　婧）

6. 为什么红外经络检测是中医体检的“新宠儿”

关键词

红外经络检测 数字化中医 健康评估

随着现代生活节奏的加快和工作压力的增大，越来越多的人处于亚健康状态，表现为一定时间内的活力降低、功能和适应能力减退，但不符合现代医学有关疾病的临床或亚临床诊断标准。中医红外经络检测作为健康体检的“新宠儿”，正逐渐走进大众视野，成为健康体检的多元选择。

专家说

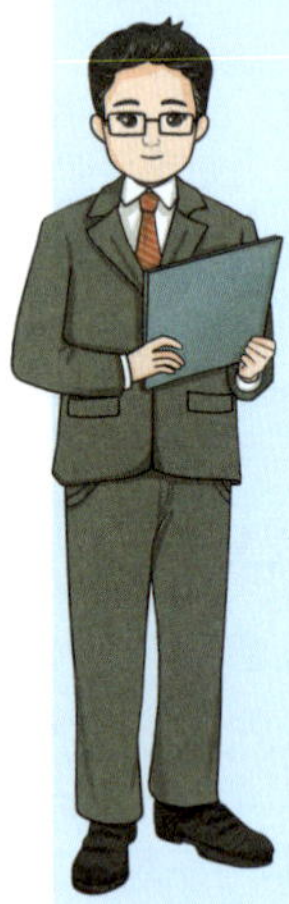

中医经络检测方法源于中医经络学说，是中医理论的重要组成部分。《黄帝内经》有云：“经络者，所以决生死，处百病，调虚实，不可不通。”经络如同人体内的气血运行的高速公路，内联四肢百骸、五脏六腑，外接五官、指甲、发肤，将全身各部分连接为一个有机的整体，维持身体的正常运行。

中医经络检测仪基于中医治未病“未病先防、既病防变”的思想指导，结合了现代自然科学和人工智能技术，通过采集人体十二条经穴生物电流等生物电信号，利用图表形式呈现十二经络及相关脏腑功能状态，从而对人体整体健康状况及各器官疾病风险进行量化评估。其不仅实现了中医诊断的数字化和可视化，还大大提高了诊断的准确性和科学性，为早期发现潜在健康风险、及时干预、阻断疾病的发生及转变提供了科学依据。

红外经络检测快速、准确，且安全无创、无辐射，除了完成人体十二经络的探查，分析经络传感状况，还能进行各脏腑功能评估，分析气血状态、情志状态、辨识体质，从而提供经络和体质调理建议，包括膳食指导、运动建议、起居建议、体质茶疗方推荐、五音调理建议、穴位推拿保健指导等。例如，针对体质虚弱者，可以提供补气养血的食疗、起居等方面建议；对于压力大、易疲劳者，可以推荐调节情志、改善睡眠质量的中医综合调理方案。通过这些针对性的调整，帮助其提升身体健康水平，优化生活质量。

健康加油站

每个人的身体状况和生活需求不同，健康管理应当因人而异。中医红外经络检测不仅延续了中医经典的“治未病”理念，更体现了人工智能赋能健康，通过数字化技术提升了健康体检、评估分析的科学性和精确度。这种智能化的健康体检使传统中医诊断更加现代化，并能迅速准确地发现潜在的健康隐患。

（李　婧）

二

体检流程

7. 为什么要在直肠指检前留取**粪便标本**

先留取粪便标本再进行直肠指检，可以保证粪便常规检测的准确性和直肠指检的完整性。

专家说

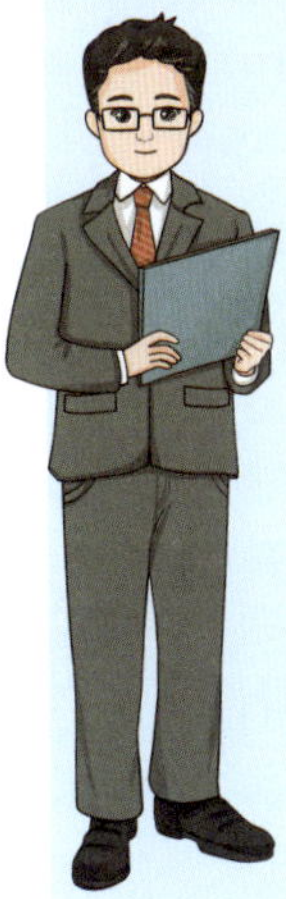

避免标本污染，保证粪便常规检测的准确性

直肠指检后可能会导致肠壁出血或肛周皮肤黏膜损伤，进而污染粪便样本，导致潜血试验或病原学检测呈现假阳性。因此，应当在留取粪便标本后再去做直肠指检，以保证粪便常规检测的准确性。

充分暴露，保证直肠指检完整性

直肠指检前尽量排空大便，可以使肛管和直肠充分暴露，便于医生在直肠指检时能够更完整和准确地评估肛门和直肠情况。

粪便标本可在体检前提前取样

早上有排便习惯或不适应在外排便者，可以提前领取便标本盒在家中排便，或者在体检结束后回到家中留取便标本，并尽量在 1 小时内带到体检中心。留取便标本时，要避免被尿液、经血等污染，更不要取

关键词

直肠指检　粪便常规

贴近便池或地面的粪便，应当用便盒中的小勺在粪便的 3 个不同部位，采集黄豆大小的大便放入便盒，若大便有黏液、脓血等异常，需要挑取异常部分送检。

健康加油站

有一些情况会导致粪便潜血呈假阳性，如便检前 3 天进食了动物血制品、肝脏、补铁制剂、含叶绿素较多的绿叶菜，以及牙龈出血或鼻出血后吞咽了较大量血液时。不过，近年来粪便潜血检测利用胶体金法，可以特异性地针对人血红蛋白和转铁蛋白的抗原表位，已经基本排除了饮食及药物因素的干扰。

（赵天奕）

8. 为什么要在妇科检查前留取**尿标本**

先留取尿液标本再进行妇科检查，可以保证尿常规检测的准确性，减轻妇科检查的不适感。

专家说

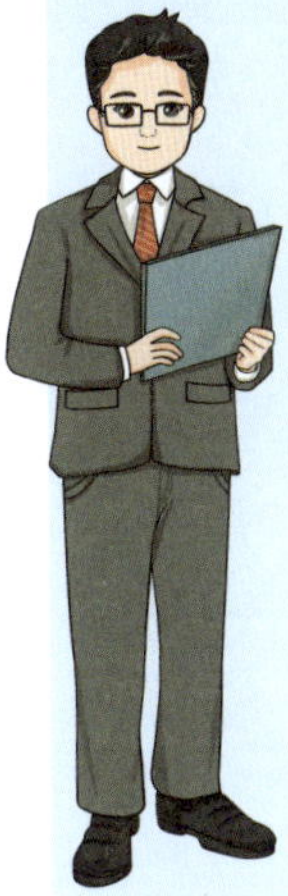

避免污染，保证尿液检测的准确性

妇科检查过程中可能接触阴道分泌物、润滑剂或消毒剂，妇科检查后阴道可能出现少量出血，这些物质混入尿液后，会影响尿液中白细胞、红细胞和蛋白检测的准确性，导致结果呈假阳性。因此，应当先留取尿液标本，再去做妇科检查，以保证尿常规检测的准确性。

排空膀胱，减少妇科检查的不适感

在妇科检查过程中，阴道插入窥器或进行双合诊时，膀胱充盈可能使患者产生尿意或不适。先留取尿液标本、排空膀胱，可以让受检者更加放松，避免因尿意影响检查时的配合度。

留取尿标本时要注意留取清洁的中段尿

留取尿标本时需要先排掉一部分尿液，再收集中间段的清洁尿液。女性尿检要避开月经期，且在留尿前先用湿巾清洁外阴部，取蹲位或坐位，从前方接取，接取尿液时距离尿道口远一点，并避开阴道口，以免阴道分泌物影响化验结果。

关键词

妇科检查　尿常规

健康加油站

尿常规最好用晨尿或者二次晨尿

晨尿是指清晨起床、未进早餐和做运动之前排出的第一次尿液标本，在膀胱中存留的时间达6~8小时，各种成分浓缩，已达检测或培养所需浓度。不过有些受检者晨起时间太早，留取第一次晨尿的时间距离送检时间过长，会导致一些化学成分的分解和有形成分的破坏，因此也可以采集上午8点前后的二次晨尿。当然也可以留取随机尿，但可能出现某些物质浓度偏低，或饮食后出现尿糖阳性，或剧烈运动后出现生理性蛋白尿。

（赵天奕）

9. 为什么妇科检查完成后才能进行经阴道妇科超声检查

在女性健康体检中，医生通常安排先做妇科检查，再进行经阴道妇科超声检查，这样可以保证经阴道妇科超声检查和妇科检查的准确性。

专家说

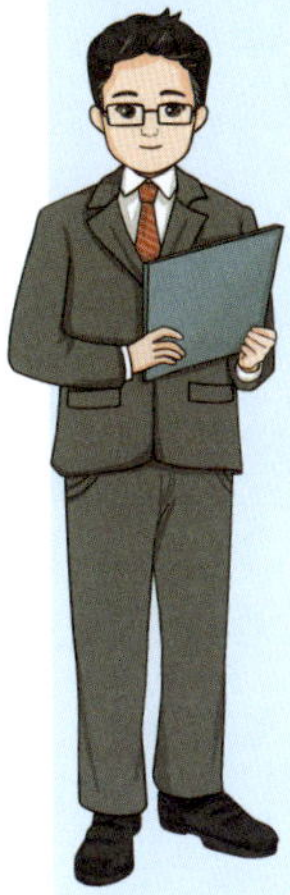

妇科检查合理评估经阴道妇科超声检查的适用条件

妇科检查主要包括对外阴、阴道、宫颈以及子宫的大小、形态、位置的观察和评估以及对输卵管和卵巢的检查。妇科检查通常通过肉眼观察和触诊来完成，目的是对妇科疾病进行早期诊断和预防。妇科检查能够评估女性生殖器官的整体健康状况，发现潜在的炎症、感染或其他异常。对于存在阴道炎的女性，医生会建议先进行治疗，待炎症消退后再进行经阴道妇科超声检查，以确保检查的舒适性和准确性。因此，先进行妇科检查，医生能全面了解基本情况，为经阴道妇科超声检查提供更有针对性的检查方向，提高诊断效率。

保证妇科检查的准确性

经阴道妇科超声检查是诊断子宫肌瘤、子宫内膜息肉、卵巢肿瘤等疾病的重要工具。经阴道妇科超声检查的探头更接近检查部位，可以提供更高的图像分辨率，因此通常比经腹妇科超声检查更为准确。但是如果先进行经阴道妇科超声检查，探头进入阴道，超声检查前涂抹的耦合剂可能会干扰医生对阴道、宫颈等部位的观察和判断，影响妇科检查的准确性。

关键词

妇科检查　经阴道妇科超声检查

健康加油站

妇科检查与经阴道妇科超声检查各有优势，相互补充。妇科检查能够评估生殖器官的整体健康状况，发现并处理潜在的炎症或感染，为经阴道妇科超声检查的顺利进行创造条件。经阴道妇科超声检查则能够提供高分辨率的图像，帮助医生诊断各种妇科疾病。因此，通常需要在完成妇科检查后，根据具体情况决定是否进行经阴道妇科超声检查。

（王　娜）

10. 为什么需要合理安排尿常规、妇科超声、妇科检查的顺序

先进行妇科超声检查，再留取尿常规标本，最后进行妇科检查，可以保证妇科超声的准确性、尿常规标本的合格性以及妇科检查的合理性。

专家说

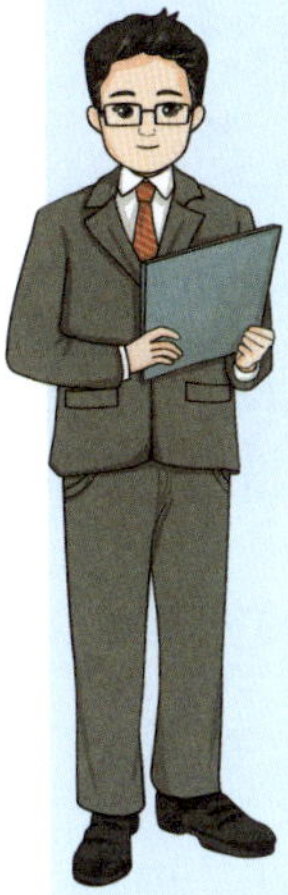

检查前憋尿，保证妇科超声检查的准确性

妇科超声检查广泛应用于子宫肌瘤、卵巢囊肿、宫颈癌等疾病的筛查和诊断。进行妇科超声检查时，需要在检查前憋尿，使膀胱充盈，以便更好地观察子宫和卵巢的形态（如果进行经阴道超声检查，则不需要憋尿）。

充分排空膀胱，确保妇科检查的顺利进行

妇科检查是对外阴、阴道、子宫颈、子宫、输卵管、卵巢及宫旁组织的全面检查，可以对一些妇科疾病做出早期诊断。盆腔检查是妇科特有的检查项目，妇科检查要按压盆腔，需要先排尿再进行妇科检查。另外，女性阴道离尿道较近，容易受到尿液的污染，建议排空尿液后再进行妇科检查。

避免标本污染，保证尿常规检测的准确性

尿常规是临床检查的基础项目，通过尿液的颜色、透明度、酸碱度、细胞等指标，可以初步判断泌尿系统疾病，并反映身体内血液、代谢等系统的功能状态。尿常规检查能够协助诊断尿路感染、肾盂肾炎、糖尿病、肾病等疾病。尿常规标本需要在妇科检查前留取，否则可能会导致尿液被阴道分泌物污染，影响尿常规的准确性。

关键词

尿常规　妇科超声　妇科检查

健康加油站

进行尿常规检查时需要注意：①采集尿液通常要求留取清洁中段尿液，以避免尿道口的污染。②最好选择早晨的第一次排尿，这时的尿液最为浓缩，结果更具参考价值。③检查前一天避免剧烈运动、熬夜、饮酒等，以免影响尿液成分。

妇科检查前需要注意：①妇科检查要在非经期进行，避免月经对检查结果的干扰。②检查前 24 小时内避免同房、盆浴、阴道灌洗等，以免影响阴道分泌物的检查结果。

（王　娜）

11. 为什么**动脉硬化检测**前需要完成身高和血压测量

动脉硬化检测有多种手段，目前常用的无创测量方法包括脉搏波传导速度（PWV）和踝肱指数（ABI）检测。在进行动脉硬化检测前，医生通常会要求受检者完成身高和血压的测量。

专家说

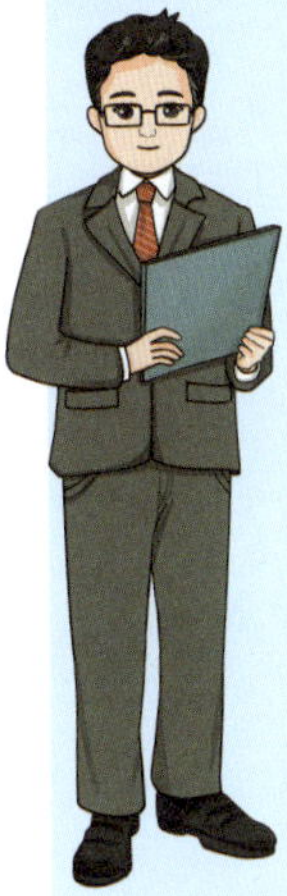

身高指标可有效计算 PWV

PWV 主要用于评估动脉血管壁的硬化程度，是通过测量两个动脉节段之间的脉搏波传导距离和时间计算获得，即当心脏收缩、血液被挤压时，计算脉搏从心脏传递到终端动脉时的速度。baPWV= La–Lb（血管长度）/ΔT（上臂到脚踝脉搏传导时间），而血管长度的计算需要提供身高数据。因此，在 PWV 测定前，必须完成身高的测量，才能准确得出 PWV 的数值。

血压测定是 ABI 的必需指标

ABI 是一种简单、方便、无创评估动脉硬化的检查方法，是踝部胫后动脉收缩压与上臂肱动脉收缩压的比值。检查时需要分别测定左右两侧踝部收缩压与上臂收缩压，选择最高一侧的上臂收缩压，用左右两侧踝部收缩压分别除以该最高的上臂收缩压，所得结果即分别为左右两侧的 ABI。

关键词：动脉硬化检测　身高　血压

健康加油站

PWV 是动脉僵硬度的常用评估指标，动脉硬化不仅是血管老化的表现，还是心血管疾病风险的预测因子，较高的动脉僵硬度与冠状动脉、下肢动脉和脑血管的亚临床疾病负担增加显著相关。检查前 1 天及检查当天禁止饮酒，检查当天禁止饮用咖啡及浓茶，禁止吸烟。

ABI 是判断由动脉粥样硬化引起的下肢动脉狭窄、阻塞的指标。ABI 测定能准确评估糖尿病足及下肢动脉硬化患者的下肢血供情况及血管状况，对下肢动脉疾病的早期预防和治疗有着积极的指导意义。ABI 测量当天禁止饮酒，测量前 30 分钟内禁止吸烟和饮用咖啡，避免身着紧身衣裤。

（王　娜）

关键词

身高　体重　骨密度检查

12. 为什么需要完成身高、体重测量后才能进行**骨密度**检查

骨密度检查是评估骨骼健康、预防骨质疏松的重要手段。骨密度检查常见的方法有双能 X 线吸收测定法（DXA）、定量 CT（QCT）等，其中 DXA 是临床最常用的骨密度测量方法，可用于骨质疏松症的诊断、骨折风险性预测和药物疗效评估。但在进行骨密度检查前，医生会要求受检者先完成身高和体重的测量。

专家说

身高与骨密度存在一定的正相关

身高较高者通常具有更多的骨骼组织，而骨骼是骨密度的主要组成部分。因此，身高数据有助于医

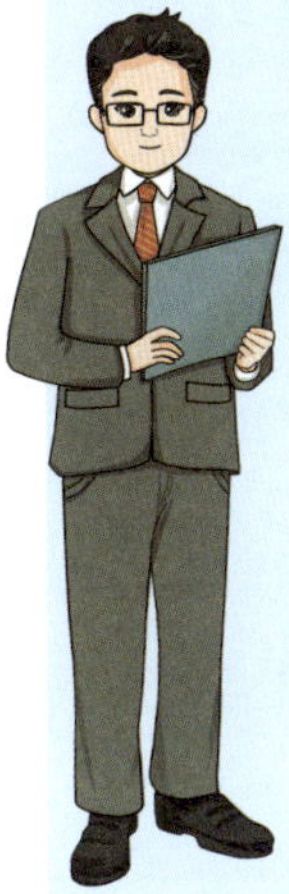

生更准确地判断患者的骨骼健康状况。体重则可能间接影响骨密度，过度肥胖或缺乏肌肉质量的人群可能会因身体负荷增加而导致骨质疏松，也可能影响结果测定。

在进行骨密度检查时，DXA 测量结果包括骨矿含量、面积骨密度等参数

DXA 首先测量出骨面积（BA，单位为 cm^2）和骨矿物质含量（BMC，单位为 g），将 BMC 除以 BA，即可得到面积骨密度，单位为 g/cm^2。由于 DXA 的平面投影成像技术原理，DXA 测量的面积骨密度受体重、脊柱侧弯、骨质增生、椎体骨折和血管钙化等因素影响，因此会根据患者的身高和体重数据，结合年龄、性别等因素，对检查结果进行综合分析。

健康加油站

DXA 主要测量部位是中轴骨，包括腰椎和股骨近端。如果腰椎或股骨近端无法行骨密度检测，或对于患有甲状旁腺功能亢进症或接受雄激素剥夺治疗的前列腺癌患者，可以取非优势侧（如果习惯用右手写字、拿东西，那么右手就是优势侧，左侧就是非优势侧）桡骨远端 1/3 处作为测量部位。对于肥胖、脊柱退变或腹主动脉钙化的患者，QCT 检测骨密度更为准确。

（王　娜）

13. 为什么腹部超声完成后才能进行**肠镜检查**

关键词

腹部超声 肠镜检查

去医院进行腹部相关检查时，医生常常会安排先做腹部超声，再进行肠镜检查。这看似简单的检查顺序，其实有着重要的医学依据，关乎检查结果的准确性和检查过程的安全性。

专家说

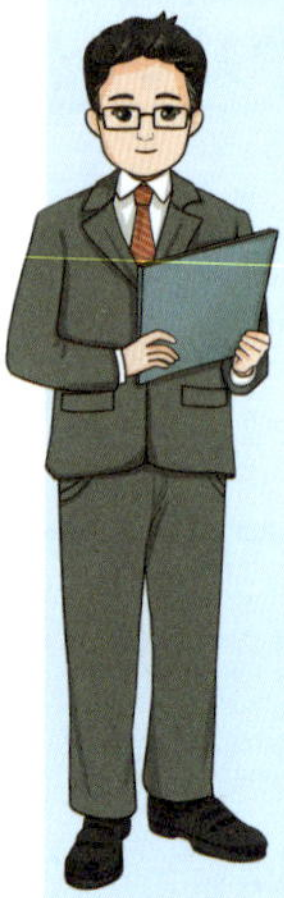

初步判断疾病情况，评估肠镜筛查策略

在进行腹部超声和肠镜检查时，检查顺序的合理性至关重要。首先，腹部超声作为一种初步筛查手段，通过超声波技术观察腹部脏器的形态和结构，如肝脏、胆囊、胰腺、脾脏和肾脏等，可以初步筛查腹部是否存在异常肿块、积液或其他病变，帮助医生了解腹部脏器的整体状况，排除可能影响肠镜检查结果的干扰因素。例如，如果腹部超声发现存在大量腹腔积液或肠道外病变，医生可能会优先处理这些问题，或调整肠镜检查的策略。

保证腹部超声结果的准确性

肠镜检查能够发现肠道内的炎症、溃疡、息肉和肿瘤等病变，是诊断肠道疾病的重要手段。然而，肠镜检查需要患者进行肠道准备，如服用泻药、禁食等，以确保肠道清洁，便于观察。肠镜检查过程中通常需要给肠道内注入一定量的气体使肠道充盈，检查结束前，医生会尽量抽吸干净肠道内的气体，但仍会有一定量的气体残留。当超声波遇到气体时，因为气体与软组织的声阻抗差异极大，会在气体与周围组织的交界面发生反射，导致超声波能量被反射回探头，仅有微量穿透气体继续传播，就像光线遇到了一面镜子，被反射回去，进而无法清晰显示腹腔内器官的结构。因此，如果肠镜后进行腹部超声检查，肠腔内残留气体过多会产生屏蔽效应，影响腹部超声的观察结果。

健康加油站

肠镜检查前的肠道准备很关键。简单来说，肠道准备就是在检查前把肠道打扫干净。检查前应按要求禁食，还要服用清肠药物，如复方聚乙二醇电解质散，喝大量水，帮助排出肠道内的粪便和残渣。只有肠道内干干净净，医生操作肠镜时才能清晰地看到肠道内的情况，不会错过任何病变，像息肉、炎症、早期肿瘤等。因此，做好肠道准备是肠镜检查成功的关键一步。

（王　娜）

14. 为什么体检前有时需要**排空膀胱**，有时又需要保持**膀胱充盈**

关键词

排空膀胱　膀胱充盈

在体检过程中，关于膀胱状态的要求常常让人感到困惑，为什么有时需要排空膀胱，有时却又要保持膀胱充盈呢？这两种不同的准备方式取决于具体的检查项目和目的。

专家说

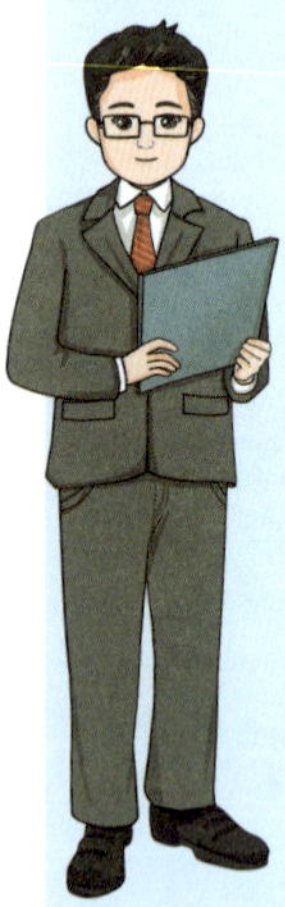

排空膀胱，保证腹部和盆腔检查的清晰视野

在进行某些腹部检查，如妇科检查、经阴道妇科超声、残余尿测定超声时，医生可能会要求患者排空膀胱。这是因为充盈的膀胱会遮挡或干扰脏器的显示，特别是当需要检查子宫、卵巢、输卵管等盆腔器官时。排空膀胱后，这些器官能够更方便地接受检查，有助于医生准确判断其是否存在异常。

保持膀胱充盈，更好地观察膀胱内的情况

膀胱无尿时处于收缩状态，无法看清膀胱内是否有占位性病变，如结石、息肉、肿瘤等。因此，在进行膀胱超声时需要保持膀胱内有尿液充盈，从而更好地观察膀胱里的情况。

保持膀胱充盈，保证周围器官检查的准确性

在进行一些特定的盆腔检查时，如前列腺超声、经腹妇科超声等，医生会要求患者保持膀胱充盈。这是因为充盈的膀胱可以作为一个“透声窗”，使周围的器官如前列腺、子宫、卵巢等能够更清晰地显示在超声图像上。这有助于医生准确判断这些器官的形态、结构和功能状态，及时发现潜在的病变。

不同检查项目对膀胱状态的要求

检查要求	检查项目
排空膀胱	妇科检查、腹部超声、经阴道妇科超声、残余尿测定超声
保持膀胱充盈	膀胱超声、前列腺超声、经腹妇科超声

健康加油站

体检憋尿有妙招

不要等到临近检查才匆忙开始大量饮水憋尿，建议提前 1~2 小时开始适量饮水，让膀胱有足够时间逐渐充盈，避免短时间内大量饮水导致不适。在饮水过程中，不要一饮而尽，可分多次小口饮用。

（马　骁　王　娜）

15. 为什么中医体检后要看 中医治未病门诊

关键词

中医诊疗　中医治未病

中医体检通过望、闻、问、切四诊合参，能够洞察身体的微妙变化。这些微妙变化在现代医学的常规体检中可能难以被察觉，但中医体检却能提前预警，为人们提供调整身体状态的恰当时机。中医治未病门诊是中医体检后的重要延伸。它基于中医的整体观念和个体化治疗原则，结合个人的体质、生活习惯、工作环境等因素，制订个性化的调养方案，旨在通过调养身体、增强体质，达到预防疾病的目的。

专家说

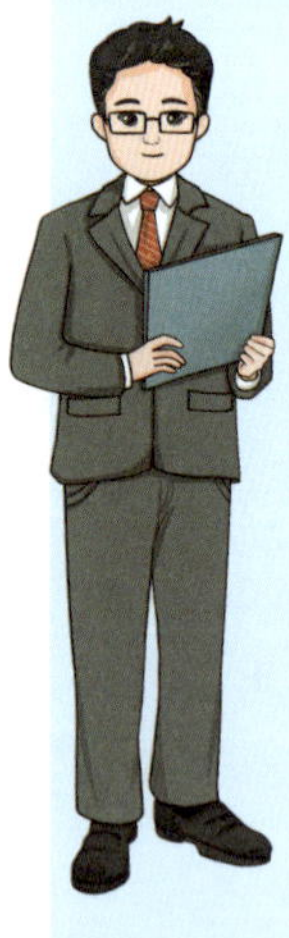

通过中医治未病门诊的个体化健康管理，可以起到调理亚健康状态、预防慢性疾病的作用。

1. 调理亚健康状态　现代人工作压力大、生活节奏快，很多人处于亚健康状态，容易疲劳、失眠、消化不良等。中医通过辨证施治，从面色、舌苔、脉象等细节中捕捉到身体失衡的信号，如气血不和、脏腑功能失调等，从而可以针对个人的具体情况，采用中药、按摩、针灸等方法，进行系统的调理，改善亚健康状态。

2. 预防慢性疾病　高血压、糖尿病等慢性疾病是现代社会的常见病，多数是由于长期的不健康生活习惯或者从亚健康状态发展而来。中医治未病门诊可以通过调理饮食、调节情志、合理运动等方式，帮助预防、延缓慢性病的发生发展。

3. 个体化健康管理 每个人的体质不同，所需的健康管理方式也不同。中医治未病门诊会根据个体的体质特点，制订个性化的健康管理方案，帮助人们在日常生活中保持健康。

健康加油站

通过中医体检，可以早期发现身体的亚健康状态和潜在的疾病风险，而中医治未病门诊则提供了系统的调理和预防方案。这种以预防为主、调理为辅的健康管理方式，可以帮助人们提高生活质量，减少疾病的发生，是现代人保持健康的重要选择。在完成中医体检后，不妨前往中医治未病门诊，为自己的健康加油。

（李 婧）

三

注意事项

16. 为什么体检前
不宜剧烈运动

关键词

剧烈运动　血压　心率

体检前剧烈运动可能引起心率、血压、血液生化指标等发生暂时性变化，这些变化可能会影响体检结果的解读。例如，剧烈运动后肌酸激酶可能升高，影响肌肉和心脏疾病的诊断。同时，心电图可能出现非特异性ST-T改变。因此，为了确保体检数据的准确性和可靠性，建议体检前避免剧烈运动。

专家说

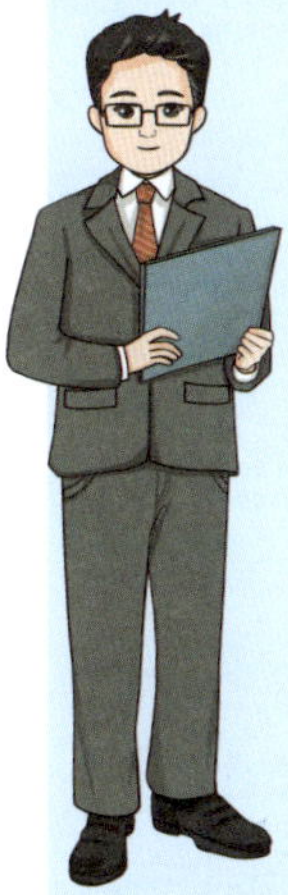

体检前剧烈运动对身体的影响是多方面的。

1. 影响心血管系统检查　剧烈运动会导致心率加快、血压升高，使体检时的心电图可能出现窦性心动过速，血压测量结果也会受到影响。

（1）心率和血压：剧烈运动后，交感神经系统激活导致心率增快和血压升高，而停止运动后部分人因为血管扩张还可以出现血压偏低，这种变化可能持续数小时，影响健康体检对心血管的准确评估。因此，根据血压测量规范，在测量前需要休息3~5分钟。

（2）心电图变化：剧烈运动可能导致心电图出现心动过速、非特异性ST-T改变，这些改变可能与心肌缺血相混淆，增加对心电图异常现象判读的难度。

2. 影响血液生化指标 运动后，血液中的血糖、血脂、肌酸激酶、转氨酶等指标会出现一过性升高。

（1）**肌酸激酶**：运动后可导致肌酸激酶明显增高，且运动越剧烈、时间越长，肌酸激酶升高越明显，这可能误导或混淆对心肌损伤的判断。

（2）**肝功能**：如丙氨酸氨基转移酶和天门冬氨酸氨基转移酶可能因肌肉损伤而升高，影响肝脏状况的评估。

（3）**激素水平**：剧烈运动后机体的内分泌激素，如肾上腺素和皮质醇水平升高，可能影响血糖和其他代谢指标的测量。

3. 影响尿液检查 运动后，尿液中可能出现红细胞和尿蛋白升高，影响尿常规检查结果。

4. 造成身体疲劳 剧烈运动后身体处于疲劳状态，可能影响对身体状况的全面评估，还可能对一些体力指标（如肌力、耐力）产生不利影响，导致结果不准确。

健康加油站

体检前的准备工作对于获得准确的体检结果至关重要。除了避免剧烈运动外，还应保证充足的睡眠，避免饮酒和咖啡因的摄入，遵循医生关于饮食和药物的具体指导。通过这些措施，我们可以最大限度地减少外界因素对体检结果的影响，确保体检数据的准确性和可靠性。

（王 军）

17. 为什么长期服药的慢性疾病患者体检前不应随意停药

关键词

随意停药　疾病风险　疗效评估

慢性疾病患者长期服药是为了维持病情稳定，停药可能导致病情反弹或加重。例如，高血压患者停药后血压可能急剧升高，增加心脑血管事件的发生风险；有些心脏病药物，停药还可能带来严重的安全风险，甚至危及生命。另外，体检可以评估患者在服药情况下的健康状况和药物疗效，如果停药，体检结果将无法反映真实的病情和药物效果，影响医生对病情的判断和治疗方案的调整。但需要注意的是，糖尿病患者应该避免在空腹状态下服用降糖药。总之，慢性疾病患者在体检前应继续按医嘱服药，并在体检时告知医生自己的服药情况，以便医生综合判断体检结果。

专家说

控制病情及避免停药导致的严重并发症

对于慢性疾病患者而言，长期规律服药是控制病情、减少并发症和提高生活质量的重要手段。如降压药物、抗心律失常或抗心绞痛药物，突然停药可能导致血压波动，病情反复，增加心脑血管事件的发生风险。一些使用抗凝药物（如华法林）的患者，停药可能导致血栓形成的风险增加，尤其是心房颤动或人工

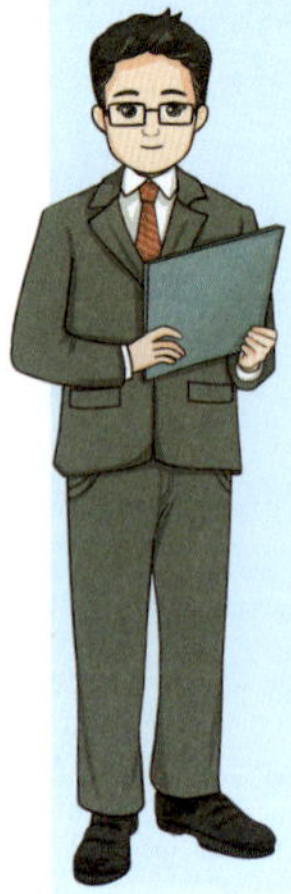

瓣膜等心脏手术后的患者。而对于长期服用精神类药物（抗抑郁或抗焦虑药物）的患者，停药可能导致精神状态恶化，出现抑郁症状或焦虑症的复发。

对目前药物治疗效果综合评估，以进行个体化调整

健康体检除了可以了解身体的健康状况，对于慢性疾病患者，还可以评估药物的治疗效果，在体检时告知医生用药情况，医生可以根据患者的体检结果来指导治疗方案。

健康加油站

慢性疾病患者应严格遵循医嘱服药，并在体检前与医生沟通用药情况，对于孕妇、哺乳期妇女、儿童和老年人等特殊人群，更应该谨慎对待。因此，在体检前应该主动告知医生自己的用药情况，以便医生为慢性疾病患者提供更加个性化和全面的健康管理建议，并可以根据体检结果评估药物疗效和调整治疗方案。

糖尿病患者应该避免在空腹状态下服用降糖药。建议糖尿病患者随身携带降糖药，在完成空腹项目的检查后，再进餐并服用降糖药。

（王　军）

18. 为什么体检前

不能吃降糖药

关键词

降糖药　低血糖反应

体检前的饮食和药物服用对检查结果有一定的影响，特别是糖尿病患者，体检前服用降糖药可能会导致无法准确评估患者的空腹血糖水平，而且体检当日还需要完成其他空腹项目，不能及时进餐，有引起低血糖反应的风险。因此，糖尿病患者应该避免在空腹状态下服用降糖药。

专家说

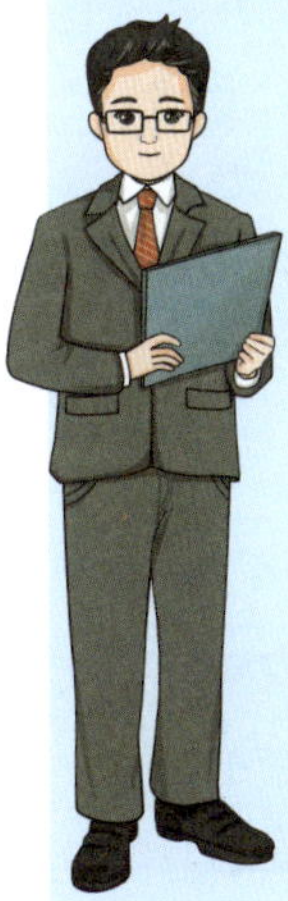

糖尿病患者在体检前服用降糖药可能会带来以下问题。

1. 影响空腹血糖的水平　体检前服用降糖药可能导致血糖水平被人为降低，不能反映患者真实的空腹血糖情况，或者掩盖其他可引起低血糖的疾病。

2. 增加低血糖的发生风险　体检空腹状态本就可能导致血糖偏低，此时再服用降糖药可能会增加低血糖的发生风险，尤其是在体检过程中需要进行长时间空腹检查、服药后不能及时进餐的情况下。

糖尿病患者在体检时应与医生充分沟通，体检前避免服用降糖药，以确保血糖检测结果的真实性。建议在完成空腹项目的检查后，再按照正常的饮食和服药计划进餐和服药，这样既可以保证药效，又可以真实反映空腹血糖水平。此外，患者应随身携带糖果等，以防在体检过程中出现低血糖症状。

健康加油站

低血糖反应指人体血糖低于正常范围时出现的一系列症状和体征。当血糖低于 2.8mmol/L 时，通常会引发低血糖反应，但部分糖尿病患者血糖值在 3.9mmol/L 左右时也可能出现症状。低血糖反应的症状表现多样，常见的有头晕、心慌、手抖、出汗、饥饿感、面色苍白等。严重时可导致意识障碍甚至昏迷。

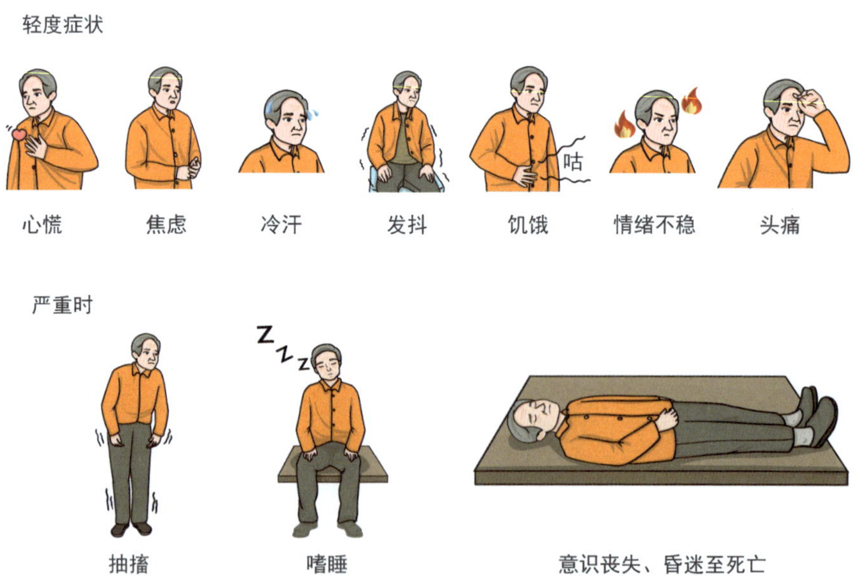

低血糖反应的症状

当糖尿病患者服用降糖药物剂量过大、用药后未及时进食或运动量突然增加时都容易引发低血糖。另外，某些疾病，如胰岛细胞瘤会自主分泌过多胰岛素，也可引发低血糖反应。

一旦出现低血糖反应，应立即采取措施。如果患者意识清醒，可以立即口服含糖食物，如糖果、糖水等，快速提升血糖水平。若患者已经出现意识障碍，应采取立即静脉注射葡萄糖溶液等方式进行急救，以避免低血糖对大脑等重要器官造成的不可逆损害，确保患者的生命安全和身体健康。

（王　军）

关键词

血压测量　休息

19. 为什么测量血压前需要休息 5~10 分钟

在健康体检时，规范化血压测量是确保结果准确的关键，也是进一步进行心血管风险评估的基础。为了保证结果的准确性，测量前需要休息 5~10 分钟。这是因为身体活动、情绪波动或环境因素都可能影响血压，导致读数偏高或偏低。短暂的休息可以让身体和情绪平静下来，使心跳、血管状态恢复稳定，从而获得更准确的血压读数。

专家说

运动或情绪对血压的影响

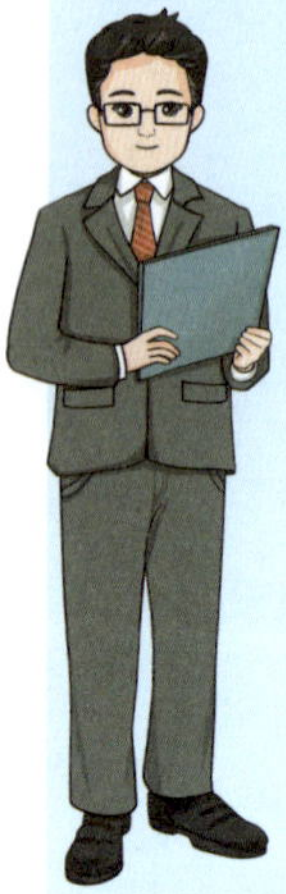

人体在运动或情绪激动后，由于交感神经兴奋，心率会显著加快，血压也会随之上升。这种生理反应是身体为了应对外界压力而做出的正常调节。若在此时立即进行血压测量，所得数据往往会高于实际值，导致测量结果不准确。而休息 5~10 分钟可以让血管和心脏有足够的时间恢复到正常的生理状态。在此期间，血管会逐渐舒张，心脏也会恢复到稳定的跳动频率，从而使血压值趋于稳定。

另外，一部分人见到医生时可能会感到紧张，导致血压升高，这种现象被称为“白大衣高血压”。休息也有助于缓解紧张情绪，减少“白大衣高血压”的发生。

健康加油站

血压变化可能对健康及疾病的风险评估产生影响，通过休息可以确保测量结果更接近于个体的真实血压水平。在测量血压时，除了休息 5~10 分钟，还应选择经过认证的上臂式血压计（而非腕式血压计），避免饮用含咖啡因的饮料、浓茶，不吸烟，排空膀胱不要憋尿。测量时应穿着宽松的衣物，保持安静，放松情绪，不要谈话，最好在有靠背的椅子上坐下，背部和脚平放，手臂支撑在与心脏水平的位置。这些措施都有助于获得准确的血压读数。

（王　军）

20. 为什么女性体检应该避开月经期

关键词：女性体检　月经期

女性体检是维护健康、早期发现疾病的重要手段。然而，女性在进行体检时避开月经期是非常重要的，因为月经期间体内的激素水平发生变化、妇科检查受限、尿检样本可能受到污染等会影响检查结果的准确性。此外，经期的女性抵抗力变弱，检查过程也容易增加妇科感染的概率。因此，建议女性朋友在月经结束后的适当时间内进行体检。

专家说

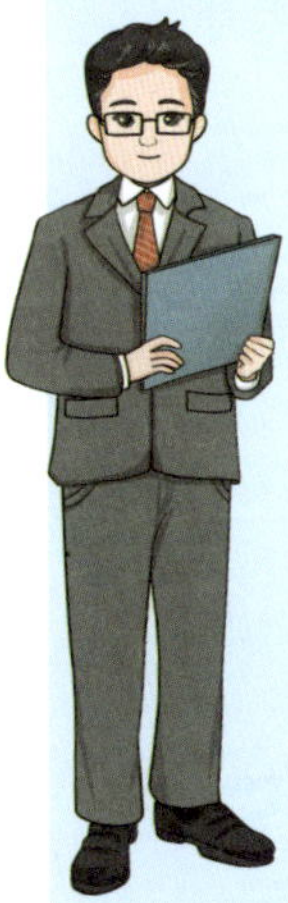

影响检查结果

1. 月经期间女性的体内激素水平会发生显著变化，特别是雌激素和孕激素。这些激素的波动可能会影响血常规、凝血功能等指标的检测结果，导致数据不准确。

2. 女性月经期尿检样本可能受到污染，混有红细胞或其他杂质，使医生难以准确判断是否存在尿路感染、肾脏疾病等问题。

3. 月经期前后，女性的乳房会受到激素水平变化的影响，出现胀痛、肿块等症状，可能会干扰乳腺检查的结果，使医生难以准确判断是否存在乳腺增生、乳腺癌等问题。

增加检查不适

1. 经期进行妇科检查，如宫颈涂片、阴道镜检查等，可能会增加不适感，且月经期间的宫颈口较为松弛，检查过程中可能导致出血或损伤，同时也增加了感染的风险。

2. 受激素水平的影响，一些女性可能会经历情绪波动或痛经，这会影响在体检中的心理状态和舒适度。

健康加油站

女性在月经结束后的一周内进行体检是比较理想的，因为此时激素水平较为稳定，且不受经血的直接影响。此外，对于需要定期监测的指标，如乳腺检查和妇科超声，也应考虑在月经周期的相同阶段进行，便于比较结果。

（王　军）

21. 为什么备孕、怀孕时体检不能做 X 线检查

在备孕和怀孕的特殊时期，女性的身体健康和胎儿的安全是首要考虑的因素。因此，备孕和怀孕期间的女性在接受体检时，需要特别

注意避免某些可能影响受孕或对胎儿发育有潜在危害的检查项目，比如 X 线检查。

专家说

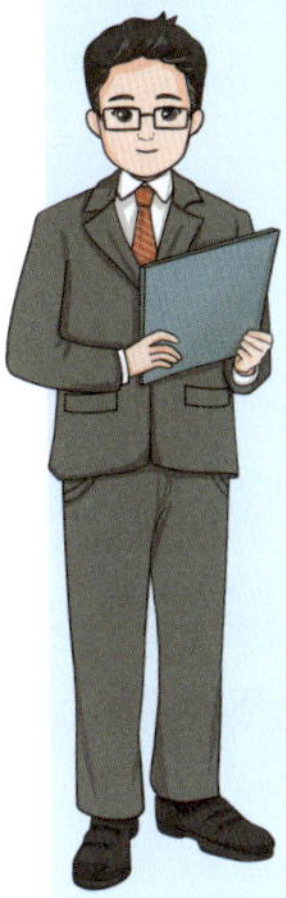

X 线检查对孕妇和胎儿的影响

X 线（包括 CT）属于电离辐射，其产生的高能射线在穿透人体组织时，会产生一系列生物效应。在备孕期间，女性的卵子对辐射较为敏感，辐射可能直接损伤生殖细胞的 DNA，导致染色体畸变、基因突变的概率大幅增加。在孕早期（前 3 个月），胎儿的各个器官正处于快速发育阶段，此时细胞分裂活跃，对辐射的敏感性极高，X 线辐射可能干扰胎儿细胞的正常分裂和分化过程，影响器官的形成和发育。例如，可能导致神经管畸形，使胎儿出现脊柱裂、无脑儿等严重缺陷；也可能影响心脏、骨骼、神经系统等器官的发育，增加胎儿患先天性心脏病、骨骼发育不良、智力低下等疾病的风险。

体检时的替代方案

健康体检并非疾病救治，对于备孕或者怀孕的女性体检，可考虑使用超声或磁共振成像（MRI）等无辐射的检查方法，这些方法同样能够提供必要的诊断信息，同时避免对胎儿的潜在危害。

超声利用超声波的反射原理来观察人体内部结构，对胎儿和孕妇没有危害，常用于监测孕期胎儿的生长发育和诊断一些妇科疾病。MRI 则是通过磁场和射频

关键词

备孕 怀孕 X线检查

脉冲来生成人体图像，虽然在检查过程中可能存在一些噪音和对特定人群的限制，但总体对胎儿的安全性相对较高，尤其适用于检查一些软组织和神经系统疾病。

因此，在体检时应主动告知医生自己的怀孕状态或备孕计划，以便医生选择最合适、最安全的检查方法。

健康加油站

除了X线检查外，还有一些其他的环境因素也可能对胎儿健康产生潜在威胁。例如，长期暴露在化学污染物、重金属环境中，如甲醛、铅、汞等，可能会使之通过呼吸道、皮肤或消化道进入人体，影响胎儿的正常发育。在生活中，孕妇应尽量避免接触新装修的房屋、化学试剂等。

合理的饮食和营养补充对于胎儿的健康发育至关重要。孕妇需要摄入足够的叶酸、蛋白质、维生素和矿物质等营养素。叶酸在怀孕早期尤为重要，可有效预防胎儿神经管畸形。在孕期，应遵循医生的建议进行定期产检，包括超声、唐氏综合征筛查等，这些检查能够及时发现胎儿的异常情况，保障母婴健康。

（王　军）

22. 为什么进行放射性检查时
不宜佩戴金属饰品

关键词
图像质量 干扰

放射性检查，如 X 线片、CT 扫描等是健康体检中常用的诊断手段，能够帮助医生清晰地看到人体内部的结构和异常。然而，在进行这些检查时，医生会特别提醒患者不要佩戴金属饰品。放射性检查与金属饰品的“不兼容”，与金属对放射性射线的干扰密切相关。

专家说

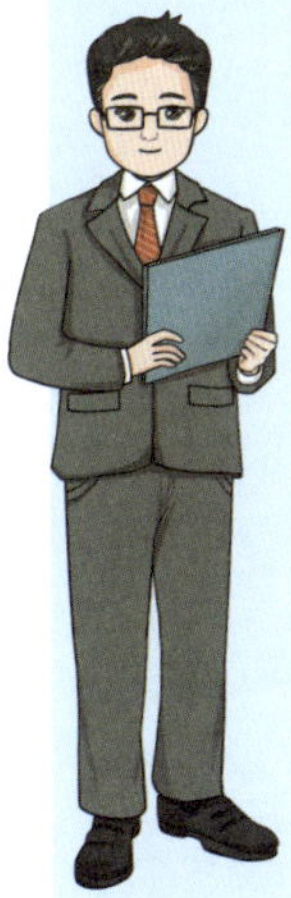

金属饰品干扰图像质量

X 线片和 CT 扫描是利用 X 射线对人体进行扫描成像。X 射线能够穿透人体组织，被不同密度的组织吸收后，形成明暗不同的影像。然而金属物品与人体骨骼一样，也能大量吸收 X 射线。当金属饰品或金属植入物存在于检查部位时，它们会在图像上形成高亮区域，从而遮蔽周围组织的真实情况，称为“金属伪影”。金属伪影不仅会导致图像质量下降，还可能使医生难以准确判断病变。

增加电离辐射剂量

金属物品会吸收或散射 X 射线，导致 X 射线需要更强的能量才能穿透人体，达到所需的图像质量。虽然 CT 设备通常会严格控制辐射剂量，但金属饰品的存在可能会使这一剂量有所增加。长期接受高剂量的电离辐射可能会增加罹患癌症的风险。

因此，在进行检查前，患者应遵循医生的建议，取下身上所有的金属物品和饰品，包括项链、耳环、戒指、手表等。如果患者因特殊原因无法取下某些饰品，如体内有金属植入物等，应提前告知医生，以便医生采取相应的措施，如选择其他检查方法或通过特殊的扫描技术来尽量减少金属对检查的影响。

健康加油站

磁共振成像（MRI）检查主要通过磁场和无线电波来成像，不会对身体造成放射性辐射损伤，尽管不属于放射性检查，但也与金属饰品“不兼容”。在进行 MRI 检查时，金属物品会与设备产生电磁相互作用，导致设备故障或患者不适。特别是如果体内有金属植入物，如心脏起搏器、金属支架等，这些金属植入物可能受到电磁影响，出现移位或功能受损。因此，做检查前务必要取下金属物品或将体内金属植入物提前告知医生。

（李　婧）

23. 为什么做完增强 CT 检查后需要**大量饮水**

增强 CT 检查是一种常用的影像学检查方法，通过向血管内注射造影剂来提高图像的对比度，使病变部位与周围组织之间的差异更加明显，从而帮助医生做出更准确的诊断，常用于疑似肿瘤病变和血管疾病的鉴别诊断中。患者在做完增强 CT 检查后，都会被医生嘱咐要大量饮水，这背后的原因是什么呢?

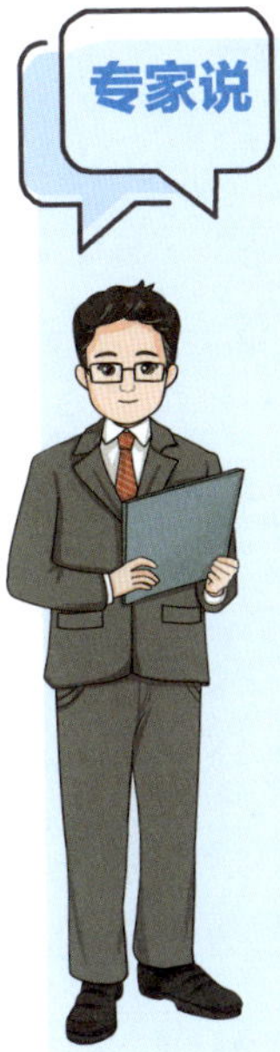

保护肾脏功能

增强 CT 检查中使用的造影剂，虽然能够帮助医生清晰地看到血管和器官的情况，但这些造影剂最终需要通过肾脏代谢，并通过尿液排出体外。对于年轻人和肾功能正常的人来说，造影剂通常不会对肾脏造成太大负担。然而，对于老年人或肾功能不全的患者来说，造影剂可能会加重肾脏代谢的负担，甚至引发造影剂肾病。因此，大量饮水可以稀释造影剂在体内的浓度，降低其对肾脏的潜在损害，保护肾脏功能。

加速造影剂排泄

大量饮水不仅能够保护肾脏，还能增加尿量，加速造影剂从体内排泄出去。这样可以减少造影剂在体内的滞留时间，降低其对身体的不良影响。

预防过敏反应

虽然大多数人对造影剂的耐受性良好，但少数人可能会出现过敏反应，如皮肤瘙痒、恶心、呕吐等。大量饮水有助于稀释体内的造影剂浓度，降低过敏反应的发生风险。

科学合理饮水

做完增强 CT 检查后大量饮水是非常必要的，然而饮水也要适量，避免过量饮水导致水中毒。

1. 建议在检查后的前几个小时内每小时饮水 200~300mL，当天的饮水量应增加到平时的 1.5~2 倍。对于心功能不全、肾功能不全等特殊人群，应严格遵循医嘱调整饮水量。

2. 选择清水或低糖饮料（如淡茶水），避免饮用含咖啡因、酒精、糖分过多的饮品，这些饮品可能会加重肾脏负担。

健康加油站

除了科学合理地大量饮水，进行增强 CT 检查前后还需注意以下几点。

1. 对已知造影剂过敏的患者、严重肾功能不全的患者以及孕妇等特殊人群，在进行增强 CT 检查前需要特别谨慎并咨询专业医生的意见。

2. 做完增强 CT 检查后，建议进行适量的休息，保持适度的活动，避免剧烈运动，以帮助身体更好地代谢和排泄造影剂。

3. 在增强 CT 检查后的 24 小时内，应密切观察自己的身体反应，如有任何不适，应及时就医。

（李　婧）

第四章

体检的误区与误解

检前篇

1. 为什么**选择体检机构**不能只看宣传

关键词

健康管理　体检机构

选择体检机构时，不能只看宣传，因为宣传可能存在片面或不实的情况。我们需要考虑机构的专业资质、医生经验、设备精准性以及客户评价等实际因素。宣传虽能展示体检机构的亮点，但也可能掩盖不足。为确保体检结果可靠，应综合多方面信息，做出明智选择。

专家说

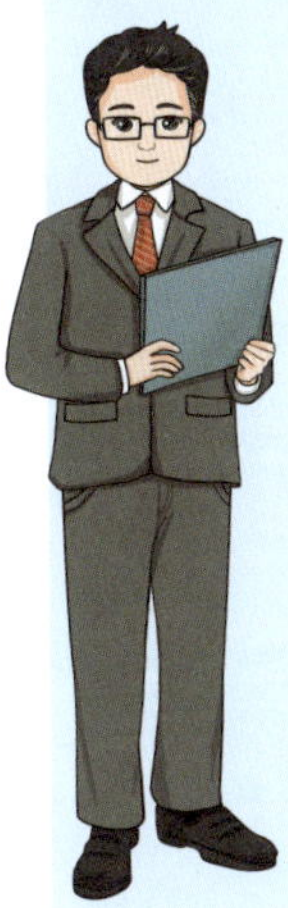

为加强健康体检管理，促进健康体检规范有序进行，保护和增进人民群众健康，原卫生部根据《中华人民共和国执业医师法》《医疗机构管理条例》《护士条例》等法律法规，制定了《健康体检管理暂行规定》，其中明确规定具备相应条件的医疗机构，才可以申请开展健康体检。

如何评价体检机构

1. 机构资质可靠　正规的体检机构都会有相应的医疗机构执业许可证。

2. 体检设备精良　正规、专业的体检机构设备不仅要精良、先进，还必须要通过计量监督部门每年的审核，以确保检测出的各种数据准确、真实。

3. 医护团队专业　拥有正规、专业的医护团队，参与体检的医护人员要有执业证书，并有相关临床经验，可以根据不同人群的健康状况，制订多样化、个性化、有针对性的体检套餐。

4. 环境独立 有别于医院的就诊环境，体检机构大多面向的是健康人群，因此正规的体检机构要能给予受检者更好、更舒适的环境。体检场所应相对独立，防止交叉感染。体检时一人一诊室，有效保护个人隐私。

5. 体检结论准确 正规的体检机构能够出具一份完整、准确、全面的体检报告，能够早期发现影响健康的危险因素，并提出专业的健康管理意见，并能够做出及时提醒。

6. 检后服务完善 正规的体检机构一般在体检结束后有专业、完整的后续服务，如有专业医护人员为受检者答疑解惑，提供专业的就医指导等。

（王迎洪）

2. 为什么**体检项目不能**盲目追求**“高大全”**

体检是守护健康的重要防线，可不少人存在误区，认为项目越全、价格越贵就越好。选择合适的体检项目可以很好地帮助我们提前捕捉身体可能出现的预警信号，因此体检不可盲目求“全”、求“贵”，适合才是最好的。

专家说

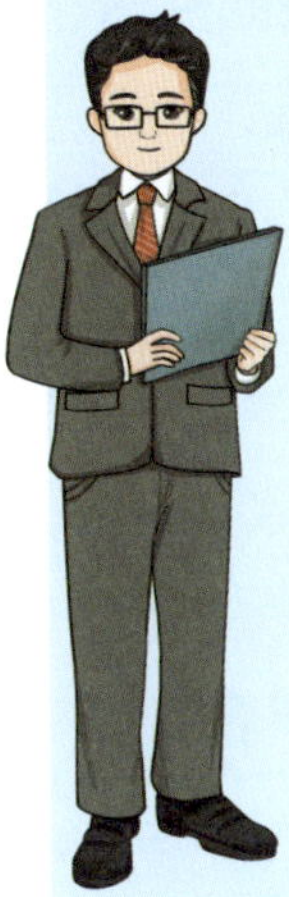

每个人的身体都是独一无二的

生活习惯、家族史各有不同，体检需求自然不一样。比如，天天熬夜、饮食不规律的上班族，重点应关注肝功能、血糖、血脂。而对于有高血压家族史的人，血压监测和心脑血管检查必不可少。为身体进行一次体检，就像是给身体做一次大扫除，看看哪些地方需要特别关注和清洁，这需要通过科学的手段和方法评估自身情况，选择合适的体检项目。要是不考虑自身特点，盲目选择“高大全”的套餐，就像给自行车装飞机引擎，浪费钱还没实际作用。

体检的目的是精准发现健康问题

有些体检项目听起来很高端，可未必适合每一个人，对健康隐患的排查也不一定精准。举个例子，普通的低剂量螺旋 CT 就能有效筛查早期肺癌，有些人非要做昂贵的 PET/CT，不仅花钱多，还会承受不必要的辐射，而且 PET/CT 在肺癌早期诊断上的优势并不明显。

再说说基因检测，现在不少机构推出全套基因检测，价格动辄上万元甚至好几万元，宣传能预测各种疾病风险。但对于没有特定家族遗传病史的普通人来说，做这种全面的基因检测意义不大。这些检测结果

关键词

个性化　精准性　结果干扰

里大部分都是低风险信息，不仅花了冤枉钱，还可能因为解读复杂结果而徒增烦恼。与其这样，不如针对自己的家族史有针对性地进行特定的基因检测。

另外，关于肿瘤标志物检测，很多人觉得查得越多越好，一个健康人跑去查一堆肿瘤标志物。实际上，肿瘤标志物升高并不一定代表患癌，一些炎症、良性疾病也可能导致指标异常。盲目检测不仅浪费钱，还可能因为指标波动带来不必要的焦虑。所以，体检项目的选择应基于个体健康状况、年龄、性别、家族史以及个人生活习惯等因素精准选择，才能把钱花在刀刃上，让体检真正发挥作用。

体检项目太多，可能会干扰结果判断

大量数据让人眼花缭乱，医生也容易被无关信息误导，反而忽略关键健康指标。例如，同时做多项复杂的血液检测，其中一些指标的轻微波动，可能是检测误差或身体正常生理变化，却被过度解读，导致不必要的担忧和进一步检查。简单精准的体检，能让结果一目了然，更有助于医生准确判断健康状况。

健康加油站

“1+X”的体检方案

做体检并不是检查项目越多越好。中华医学会健康管理学分会专家制定的《健康体检基本项目专家共识（2022）》为大家提供了科学的参考依据。健康体检方案应遵循“1+X”的体系框架。

“1”为基本体检项目，包括大家熟悉的体格检查（身高、体重、血压、内外科、五官科），实验室检查（血常规、肝肾功、大小便常规、宫颈脱落细胞检查），一般辅助检查（心电图、X线、超声）等。基本体检项目包含了各个器官系统的基础检查，是必做项目，但精准性和个体化有所欠缺，所以需要“X”专项体检项目来补充。

专项体检项目，需要结合体检者年龄、性别、家族史、既往史、生活方式和环境、躯体症状等多个维度来进行个性化定制。常见内容包括糖尿病风险筛查、心脑血管疾病风险筛查、慢性阻塞性肺疾病筛查、慢性肾脏疾病筛查、癌症筛查等。在医生的指导下，结合自身需求，选择性价比高、针对性强的体检项目，不仅可以提高体检的效率和准确性，还能促进医疗资源的合理利用。

体检不是“买套餐”，越贵越全越好，体检项目的选择应注重个体化和合理性，多关注自身需求，遵循个性化、精准性原则，避免结果干扰，才能让体检成为健康的得力助手。记住，体检的目的是维护健康，而不是制造焦虑。

（王迎洪）

3. 为什么慢性疾病患者选择体检项目要有侧重

关键词

慢性疾病 体检项目

一次科学的体检能起到事半功倍的效果。科学的体检是结合受检者的个人史、家族史、既往史、现症情况制订个体化方案的体检。对于已患有慢性疾病的受检者，要注意既病防变，即并发症相关的检查。因此，慢性疾病患者的体检项目要有所侧重，不同患者需要制订不同的、个体化的、针对性的体检方案。

专家说

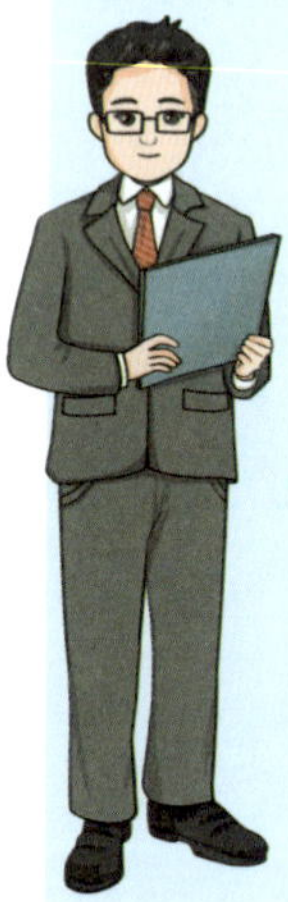

什么是慢性疾病

慢性疾病是慢性非传染性疾病的简称，不是特指某种疾病，而是对一组起病时间长、一旦发病即病情迁延不愈的非传染性疾病的概括性总称。慢性疾病具有发病率高、知晓率低和控制率低的共同特点，目前已成为严重威胁世界人民健康的重大公共卫生问题。

不同的慢性疾病伤害的靶器官都一样吗

常见的慢性疾病主要有高血压、糖尿病、冠心病、慢性阻塞性肺疾病、脑卒中、癌症等。不同的慢性疾病若治疗不及时，将导致不同的靶器官损害。

1. 高血压患者易合并动脉粥样硬化、主动脉夹层形成、脑出血、心绞痛、心肌梗死、左心室肥厚、慢性肾脏疾病、认知功能降低等。故体检除了基本项目外，应侧重心脏超声、颈动脉血管、血同型半胱氨酸、尿蛋白 / 尿肌酐比值等与高血压并发症相关的检查，了解有无心脏重构、颈部血管斑块形成及肾脏病变等。

2. 糖尿病患者主要的靶器官损害有视网膜病变、肾脏病变、周围神经病变及心脑血管病变，所以体检应侧重胰岛功能、眼底病变、尿蛋白 / 尿肌酐、周围神经病变、颈动脉血管、下肢动脉血管、心脏彩超等检查。

3. 冠心病直接影响心脏，导致心绞痛、心肌梗死、心力衰竭、心律失常，并常合并高血压，可能对肾脏造成损害，体检要特别侧重颈动脉彩超、经颅多普勒超声、心脏彩超、动态心电图、心肌酶谱等检查，了解疾病有无进展，并关注血脂的控制情况、服药情况下的肝肾功等。

4. 慢性阻塞性肺疾病除了对肺部本身的损伤外，还易并发肺源性心脏病，并对全身各个系统存在影响，体检侧重肺部 CT 及肺功能、心脏超声等检查，常规体检中关注红细胞、血糖、血脂、骨密度等的变化情况。

因此，慢性疾病患者选择体检项目时建议与医生进行充分交流，根据既往体检结果、现有治疗措施、家族疾病史等情况，选择个性化的、与个人健康状况相结合的体检方案，即“1+X”的体检方案。

（孙　荣　靳娟霞）

4. 为什么轻视**检前准备**会影响**体检结果**

关键词

检前准备　准确性

良好的检前准备可以避免出现假性异常结果，忽视检前准备可能导致结果偏差，进而影响健康评估和决策。

专家说

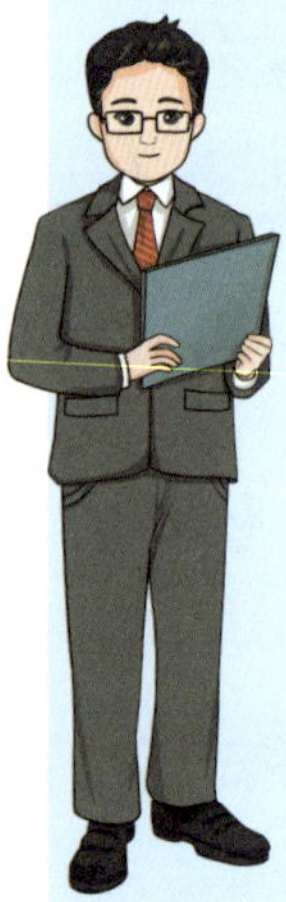

健康体检是预防疾病和评估健康状况的重要手段，能帮助我们了解自身的健康状况，及时发现潜在的健康问题，变被动看病为主动检查，变消极治病为积极防病。但体检结果的准确性很大程度取决于检前准备是否充分。研究证实，充分的检前准备对确保结果准确性至关重要。因此，了解并遵循正确的检前准备步骤对于确保体检结果的准确性至关重要。要做好检前准备，以下几方面要提前做功课。

提前了解要做的体检项目需要进行哪些准备

在体检开始前，先掌握即将接受的体检项目及其各自的准备注意事项。每个体检项目可能需要遵循特定的注意事项，如保持空腹、保留尿液或避免剧烈运动等。提前熟悉这些要求，可以帮助受检者更有针对性地进行准备，确保不会因为对准备事项的忽视而影响体检结果。

充足的睡眠和休息有助于体检项目结果的准确性

剧烈的体力活动或长时间的精神压力会引起血液、体液成分的改变，即使是轻度活动也会引起生理性血糖升高，导致内分泌激素水平含量改变，从而影响化验结果。因此，体检前两天不要做剧烈的体力活动，体检前一天要确保高质量的睡眠，促进身体恢复和自我调节，有助于减少可能引起的体检误差，确保体检结果不受影响。

不刻意改变日常饮食习惯

健康体检的意义在于反映日常状态，发现潜在的健康风险。为了体检结果“好看”，体检前刻意清淡饮食或突击进补（如突然吃素、节食或暴饮暴食），就像考试前临时抱佛脚，反而可能导致血糖、血脂、肝肾功能的短期波动，掩盖真实的健康问题并干扰医生判断，不能真正解决问题。保持自然状态，让体检结果真实反映健康全貌，才能及时发现问题，科学管理健康！

体检当天保持平和心态，避免紧张焦虑

紧张和焦虑的情绪可能会引起血压上升、心跳加速等生理变化，这些变化会干扰体检结果的精确度。因此，在检前或体检过程中维持一个平和的心态同样重要。可以通过深呼吸、肌肉放松等方法来减轻紧张感。

部分处于特殊时期的人群需要特别注意

对于孕妇、老年人、长期慢性疾病患者等特殊人群来说，体检前的准备更为繁琐，但也更加重要。如高血压患者每天清晨服

用降压药，是保持血压稳定所必须的，停药或推迟服药易引起血压骤升，发生危险。这类人群建议在体检前向医生或体检机构进行咨询，获取适合自己的体检项目和准备指南，以保障体检既安全又有效。

（王迎洪）

关键词

生活习惯　体检准确性

5. 为什么体检前**不需要刻意改变**长期的**生活习惯**

体检的核心目的是评估身体的真实健康状况，而不是追求短期内的“理想数据”。如果为了体检结果“好看”而临时调整生活习惯，反而可能掩盖真实问题，导致误判。

专家说

短期改变无法反映长期健康趋势

人体的各项指标反映的是长期积累的健康状态。很多人认为在体检前应该刻意改变不好的生活习惯，如久坐、吸烟、喜食高脂肪和高热量的食物等，希望通过增加运动量或在体检前改为清淡饮食，以获得更好的体检结果。但实际上这些做法是不可取的，因为

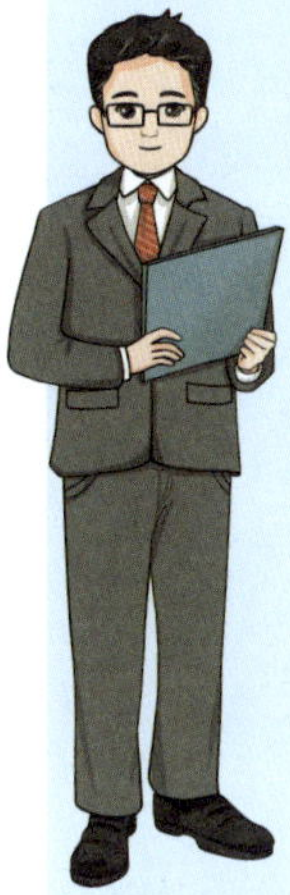

这只能显示体检前几天“努力”的成果，并不能反映出真实的身体状况，也可能误导医生对受检者真实健康状况的判断。

极端调整可能干扰检测结果

从专业角度看，体检前采取过于严苛的生活方式，可能对体检结果产生不利影响。例如，体检前提前一周吃素、运动锻炼，可能会对血脂、血糖等检测结果产生影响，此外体检前大量饮水、吃药等，也可能造成假阴性结果。因此，为了避免这些情况的发生，建议体检前保持日常生活习惯，有助于医生更准确地评估受检者的健康状况，从而提供更合适的健康建议和干预措施。

慢性疾病患者擅自调整用药量风险更大

对于患有高血压、冠心病及其他需要长期服药的慢性疾病患者，体检前不可盲目停药，否则也可能会影响体检结果。正确的做法是维持常规用药量，并准备好详细的用药记录供医生参考。

体检不是临时考试，健康管理需要长期关注。刻意改变生活习惯就像给身体加上“美颜滤镜”，虽然能让体检报告暂时好看，却掩盖了真实问题。体检的真正价值在于反映身体常态，发现潜在风险。与其突击改变，不如保持真实，让真实数据说话。

（王迎洪）

二

检中篇

6. 为什么说**常规 CT 扫描**或 **X 线检查**的辐射剂量**不会增加患癌风险**

关键词

辐射剂量　患癌风险

随着现代医学影像技术的飞速发展，CT 扫描和 X 线检查已成为诊断各类疾病不可或缺的重要工具。然而，人们对这些检查所涉及的辐射剂量及其潜在致癌风险仍抱有诸多疑虑，担忧其可能提升患癌概率。实际上，常规 CT 扫描或 X 线检查的辐射剂量被严格控制在安全范围内，患者在接受检查前应与医生深入沟通，全面评估检查的必要性与潜在风险，从而确保检查的科学性和安全性。

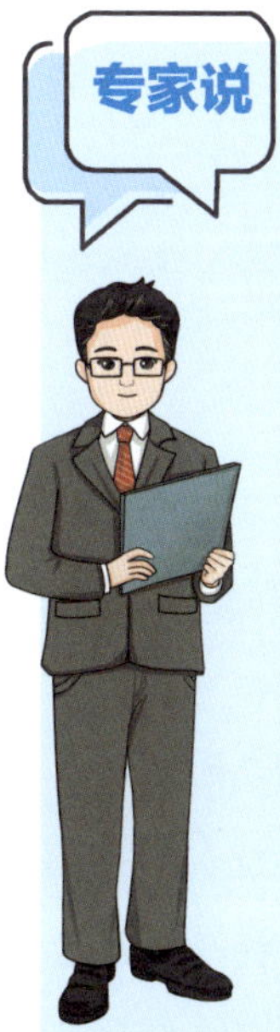

什么是辐射剂量

电离辐射包括 X 线和 CT 扫描中使用的辐射，具有一定的生物效应，能够在一定程度上损伤细胞 DNA。然而，辐射剂量是决定其潜在危害性的关键因素。辐射剂量通常以毫希沃特（mSv）为单位进行衡量，用于表示人体组织吸收的辐射能量。

常规 CT 扫描或 X 线检查的辐射剂量是多少

对于日常医疗检查而言，X 线检查的辐射剂量普遍较低。例如，一次普通胸部 X 线检查的辐射剂量为 0.02~0.1mSv，远低于自然背景辐射的年剂量（约

3mSv）。而 CT 扫描由于需要多角度成像，其辐射剂量相对较高，但一次常规头部 CT 扫描的辐射剂量约为 2mSv，远低于显著增加患癌风险的临界值（超过 100mSv）。

年龄与检查频率对患癌风险的影响

年龄和检查频率是决定辐射诱发癌症的重要变量。鉴于年轻个体的预期寿命较长，辐射诱发的癌症有更长的时间窗口得以发展，因此其患癌风险相对较高。此外，频繁接受高剂量辐射检查（如多次进行 CT 扫描）会导致累积辐射剂量显著增加，从而进一步提升患癌风险。然而，对于仅接受常规 CT 扫描或 X 线检查的患者而言，其累积辐射剂量通常低于 100mSv，因此其患癌风险极低。

（孙 荣 邓 晶）

7. 为什么体检也要重视视听检查

当我们谈论健康时，常常关注的是血压、血糖、血脂等指标，却容易忽视与生活息息相关的感官健康——视力和听力。随着人口老龄化加剧和人们对美好生活的向往，视听检查在体检中的重要性日益凸显，它不仅是评估健康状况的重要指标，更与美好幸福的生活息息相关，别让“视听”蒙上阴影！

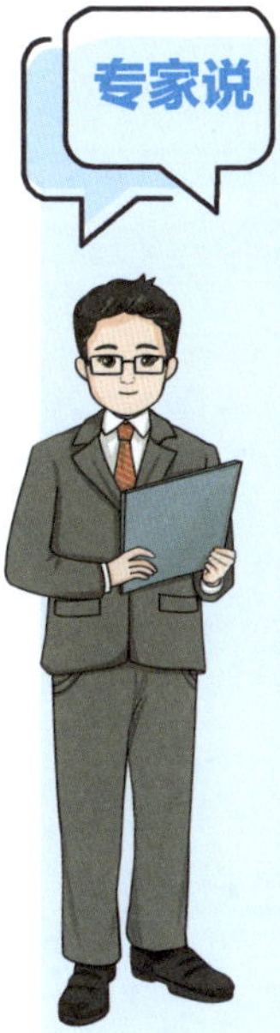

什么是视听检查

视听检查是一种综合性的评估手段，主要关注视觉和听觉两个方面的功能状态，包含视力、屈光不正、眼压、眼底动静脉、听力、耳鸣、眩晕等，常见的视听检查项目主要包括远视力、近视力、色觉、眼底照相、视网膜扫描、暗适应、纯音测听和电生理检查等。通过视听检查，可以早期发现近视、远视、散光等屈光不正问题，以及白内障、青光眼、黄斑变性等眼部疾病，发现听力下降、耳聋等问题，并判断听力损失的程度和类型。

人口老龄化加剧，视听问题不容忽视

我国已进入老龄社会，老年人口数量持续增长。随着年龄的增长，人体的各项机能逐渐衰退，视力和听力也不例外。老年性黄斑变性、白内障、青光眼等眼部疾病，以及老年性耳聋等听力问题，在老年群体中高发。视力下降会影响阅读、驾驶、工作等日常生活，听力下降会影响沟通交流，导致社交障碍、孤独感等心理问题。

视听与美好幸福的生活息息相关

随着物质生活水平的提高，人们对精神文化生活有了更高的追求。欣赏音乐、观看电影、旅行观光等休闲娱乐活动，都离不开良好的视力和听力。良好的视力和听力是感知世界、享受生活的重要基础。

健康加油站

保护视听功能，我们应该怎样做

1. 定期进行视力检查和听力筛查，采取相应的干预措施。例如，白内障可以通过手术治疗恢复视力，老年性听力下降可以通过佩戴助听器改善听力。

2. 避免长时间用眼，注意用眼卫生，保持正确的读写姿势，适当进行户外活动，均衡饮食，保证充足的睡眠。

3. 避免长时间暴露在噪音环境中，使用耳机时注意音量控制，定期进行听力检查。

（孙 荣 邓 晶）

8. 为什么体检发现窦性心律不齐往往不是心脏病

窦性心律不齐在心电图检查中很常见，大多是一种正常的生理现象，与呼吸时自主神经调节有关。此外，情绪紧张、焦虑、劳累、睡眠不足、吸烟、饮酒、剧烈运动或是服用某些特殊药物也会诱发窦性心律不齐，如果不伴随其他症状和心脏结构异常，往往就不是心脏病。

专家说

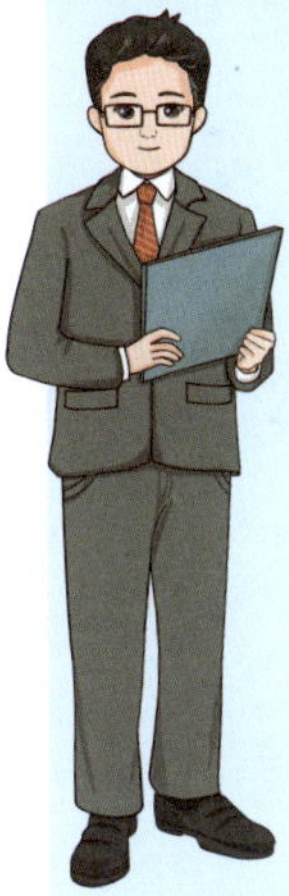

正常情况下，心脏跳动的节奏是由一个叫窦房结的地方来控制的，这个有规律的心跳速度，就叫窦性心律，它代表着心脏跳动是正常的。一般来说，正常的窦性心律，每分钟心跳次数在 60~100 次，年龄、运动和呼吸都能影响心脏跳动的节奏。如果相邻两次心跳间隔时间超过了 0.12 秒，称之为窦性心律不齐。窦性心律不齐和窦性心动过缓（心率 <60 次 / 分）、窦性心动过速（心率 >100 次 / 分）都属于心脏跳动不正常的情况，称为窦性心律失常。

窦性心律不齐分为两种，一种是呼吸性窦性心律不齐，比较常见，大多是身体正常的变化，好发生于儿童和青少年，是由呼吸原因导致的。另一种是非呼吸性窦性心律不齐，相对少见，一旦出现，多数是身体出现了问题，常常和其他心脏病一起出现，如冠心病、心绞痛、风湿性心脏病、心脏瓣膜病、心力衰竭等，这种情况就需要及时就医诊治。

健康加油站

心电图检查的价值和意义

心电图是一种记录心脏电活动的医学检查方法，通过在身体表面特定的地方贴上电极，来记录心脏每次跳动产生的电活动信号，这些信号经过放大和处理，就变成了供医生分析的曲线图形，这是一种记录心脏电活动的检查方法。

关键词

窦性心律不齐　心电图

心电图检查可以发现早搏、心房颤动、心房扑动、心动过速、传导阻滞等各种心律失常，也可以帮助诊断有无心肌缺血、心肌梗死以及心肌梗死发生在心脏的哪个部位，对于安装有心脏起搏器的患者，心电图还能帮忙看看起搏器工作得好不好，是医生快速、方便检查心脏健康的办法之一。

静息心电图、24 小时动态心电图和运动心电图

静息心电图也叫“常规心电图”，是一种常见的心电图检查方法，就是在安静休息的状态下记录心脏的电活动。然而，静息心电图只记录了短时间内的心电信号，因此可能会漏掉一些间歇性或偶发的心律失常。

24 小时动态心电图是一种连续记录心脏 24 小时电活动的检查方法，可以长时间监测心脏的电活动，帮助捕捉那些在静息状态下不常发生的心律失常和心肌缺血。动态心电图对于那些在日常生活中出现胸闷、心悸、头晕等症状的患者尤为适用。

运动心电图是在运动状态下记录心脏电活动的一种检查方法，通过动态、连续地观察心电图、血压和心率的变化，可以更加全面地评估心脏的功能和健康状态，是诊断冠心病最常用的一种辅助手段。

（刘奕婷）

9. 为什么体检发现**血管内膜增厚**不一定是疾病

关键词：血管内膜增厚　动脉粥样硬化

血管内膜增厚通常是一种生理性的老化过程，随着年龄的增长，血管弹性逐渐下降，血管发生退行性的改变，血管内膜逐渐增厚，这种增厚不一定需要治疗，它是血管功能退化的一个标志。

专家说

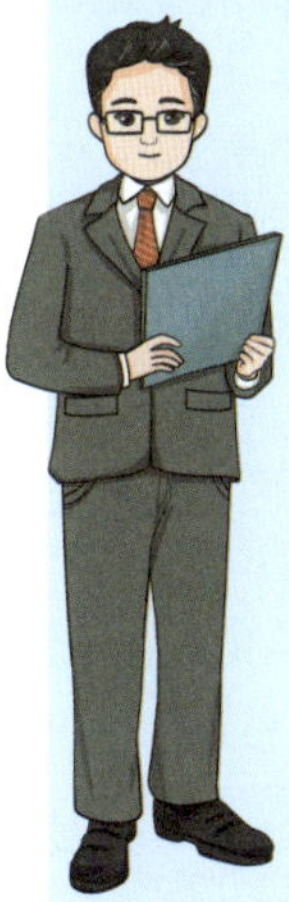

血管的管腔由内向外依次为内膜、中膜和外膜，血管内膜是血管壁的最内层，也是最薄的一层，极易受到损伤。当血管内皮细胞受到损伤时，血管就会出现缺口，脂质等物质会堆积在受损的血管内皮处，逐渐形成小斑块。血液中的脂肪、胆固醇或甘油三酯这些脂质垃圾在血管壁上不断沉积，血管斑块增大，就会导致血管壁越来越厚，血管越来越狭窄，血流速度越来越慢，造成缺血和血栓的形成。

血管内膜增厚一般是在体检时进行颈动脉超声检查发现的，颈动脉长在喉结两侧，用手就可以摸到它的跳动。动脉内中膜增厚是动脉粥样硬化的早期表现，主要与遗传、年龄、不良生活习惯以及高血压、糖尿病和血脂异常等因素密切相关。单纯的血管内膜增厚不一定是疾病，如果没有进展到动脉粥样硬化斑块阶段，也没有出现偏瘫、偏身麻木、偏盲和失语等缺血症状，就不需要特殊的处理，但它却是动脉粥样硬化早期的预警标志，应当引起重视，积极预防，避免发生动脉血管狭窄或脑梗死、心肌梗死等心脑血管疾病。

发现血管内膜增厚，可从以下几个方面进行干预。

1. 合理饮食 保持低盐、低油、低脂的饮食习惯，减少动物内脏、高热量食物及油炸食品的摄入，增加鱼类、坚果和植物油等不饱和脂肪的摄入；多吃一些西红柿、猕猴桃、橙子等富含维生素 C 的新鲜水果和蔬菜；适量吃一些富含膳食纤维的食物，如玉米、燕麦、芹菜等；戒烟。

2. 适量运动 在身体允许的情况下，建议每周至少进行 120 分钟中等强度的有氧运动，如快走、游泳、骑自行车等。

3. 控制“三高” 高血压、糖尿病和高脂血症是动脉粥样硬化和心血管疾病的高危因素，对于“三高”人群，要遵循医生的建议，按时按量服药，做好定期的体检和监测。

健康加油站

国际上常用颈动脉内中膜厚度（CIMT）来评估血管的健康状况，并以此推算“血管年龄”，计算公式如下。

1. 男性 血管年龄 =（CIMT−438.6）÷3.1

2. 女性 血管年龄 =（CIMT−491.2）÷2.5

我们常说“血管与人同寿”，如果通过公式计算出的血管年龄远大于实际年龄，说明血管老化程度较快，可能存在较高的心脑血管疾病风险，也就意味着可能会影响寿命。相反，若血管年龄与实际年龄相近或小于实际年龄，提示血管健康状况较好，更有利于维持身体各器官的正常功能，为长寿提供更好的基础。

（刘奕婷）

关键词

子宫切除 妇科检查

10. 为什么**子宫切除**了也要做**妇科检查**

子宫已经切除了，还会患妇科疾病吗？还需要定期进行妇科检查吗？答案是肯定的，切除子宫后仍需要定期进行妇科检查。女性生殖器官包括外阴、阴道、输卵管、卵巢和子宫，子宫切除只是去除了其中一个器官，剩余的器官仍需要进行定期体检，排查相关疾病，做到早筛查、早评估、早干预。

专家说

子宫切除的原因有多种，具体手术方式也不同，术后情况也会有差异，无论良性或者恶性肿瘤患者，术后都需要定期进行妇科检查。如何根据具体情况，个性化选择检查项目呢？

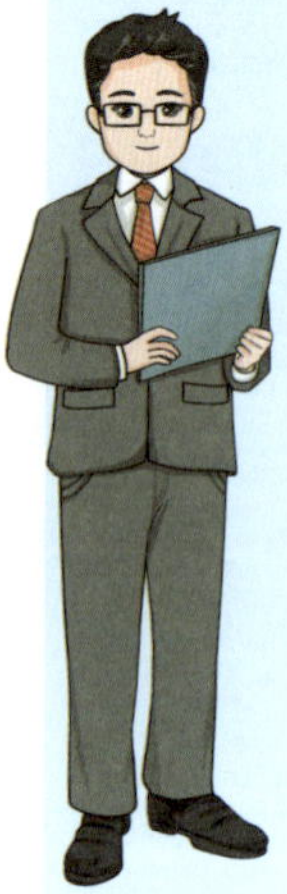

1. 全子宫切除术 是将子宫颈和子宫体全部切除。如果是因为 HPV 感染引起宫颈癌或是宫颈高级别上皮内瘤变切除子宫，术后 HPV 病毒仍可能残留在阴道残端或阴道壁，继续引起病变，甚至癌变，故仍需要进行阴道残端 TCT 和 HPV 检查。如果是因为良性疾病（如子宫肌瘤、子宫腺肌病等）切除子宫，也仍需要定期进行妇科检查，只是会以卵巢、盆腔等为重点。

2. 次全子宫切除术 是将子宫体切除，子宫颈保留，术后依然可能发生宫颈疾病，故仍需要坚持进行常规妇科检查以及 TCT 和 HPV 检查。

健康加油站

对于子宫切除后的女性，当身体出现以下异常情况时，更需要引起注意，及时就医。

1. 阴道出血 包括无诱因的阴道出血和接触后阴道出血，外阴及阴道病变均可引起上述症状。

2. 阴道异常流液 一些阴道及外阴肿瘤或炎症可出现阴道流液或阴道分泌物增加，还可伴有分泌物异味。

3. 外阴瘙痒 部分外阴良性病变、外阴癌前病变，甚至外阴癌可出现外阴瘙痒。

4. 外阴阴道肿物 患者可因阴道前后壁膨出、宫颈脱出于阴道口表现为阴道、外阴肿物，另外需警惕一些肿瘤性疾病。

5. 腹痛、腹胀 保留卵巢的患者，如出现腹痛、腹胀、食欲不佳等症状，不随饮食或排便排气而缓解，应尽早就诊。

妇科检查项目除了子宫之外，还包括外阴、阴道、卵巢、输卵管。部分需要通过 B 超检查或盆腔 MRI 检查了解生殖器官的具体情况，或是配合血液检查，如肿瘤标志物、性激素检测等。

（李晓旭　何　璐）

关键词

PET/CT 肿瘤检测

11. 为什么 PET/CT 不能包查百病

PET/CT 不能包查百病，它虽然结合了正电子发射断层扫描（PET）的高灵敏度和计算机断层扫描（CT）的高分辨率，但仍有其局限性。它对于某些早期癌症、小肿瘤及罕见癌症类型的检测可能不准确。此外，PET/CT 检查涉及辐射，不适合作为常规体检。同时，高昂的检查费用也使其难以普及。总之，PET/CT 是一种重要的医学检查手段，但并不能查出所有疾病，需要在专业医生的指导下合理使用。

专家说

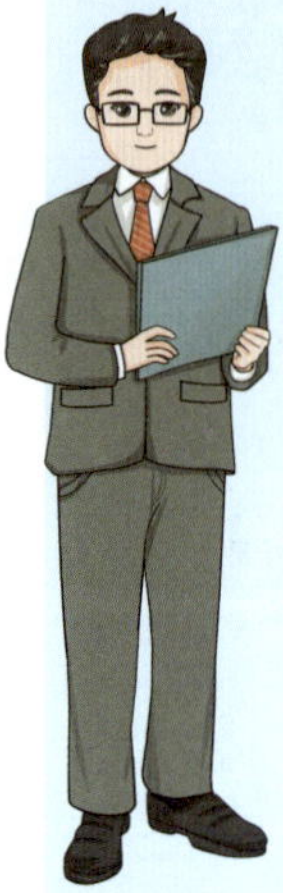

虽然 PET/CT 在肿瘤检测中具有重要价值，但它并不能替代其他检查方法。若有肿瘤相关症状，医生会根据具体情况决定是否进行 PET/CT 检查。对于其他疾病，建议优先选择更合适的检查方法，如血液检查或其他影像学检查，以确保得到最佳的诊断结果。

成像原理的局限性

PET 主要通过放射性标记的葡萄糖类似物，如氟代脱氧葡萄糖（FDG）来显示细胞的代谢活动，而 CT 则提供详细的解剖结构图像。然而，并非所有的病变都会表现出明显的代谢异常。例如，一些良性肿瘤或早期恶性肿瘤可能没有明显的代谢活动，会导致漏诊，从而影响诊断的准确性。

疾病的多样性

人类疾病种类繁多，包括感染、炎症、肿瘤、心血管疾病和神经系统疾病等。PET/CT 也不能涵盖对所有疾病的筛查，它更适用于肿瘤的筛查。在选择检查方法时，与医生进行充分沟通非常重要，以了解病情的具体情况，从而选择最合适的检查方案。

PET/CT 结果解读的复杂性

PET/CT 的影像结果解读相对复杂，尤其是在区分炎症与肿瘤时，两者在代谢上可能都显示高活性，这给准确诊断带来了挑战。这种复杂性可能会导致患者产生额外的心理负担。

（曾　容　何　璐）

三

检后篇

12. 为什么说体检只是健康管理的第一步

关键词：检后管理　疾病预防

体检的目的是及早发现身体潜在的健康问题，从而采取措施进行干预，防止疾病的发生发展。如果检后对异常指标不以为然或置之不理，不加以管理，则小毛病可能会发展成大问题，甚至危及生命。例如，体检发现血糖偏高，虽然未达糖尿病标准，但若继续高糖饮食、缺乏运动且不复检，血糖值可能持续升高，最终发展为糖尿病；肠道的一个小息肉，若对它不管不顾，既不深入检查，也不定期复查，更不改变不良生活方式，这个小息肉就有恶变成癌的风险；一些慢性疾病，如高血压、糖尿病等，规范治疗很重要，生活方式管理必不可少，两者相结合才能延缓并发症的发生。

专家说

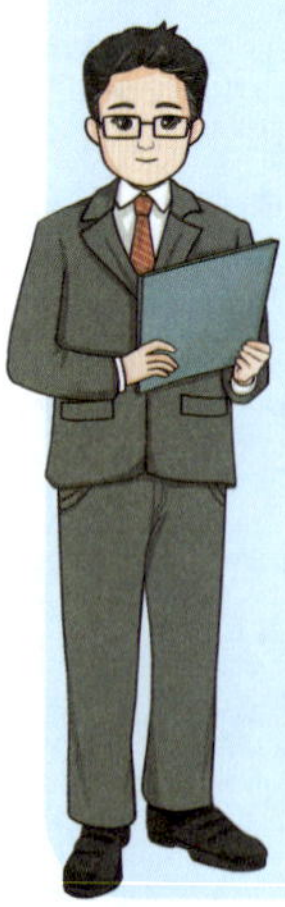

如何做好检后管理

1. 咨询医生，寻求体检报告专业解读　体检报告专业性强，拿到后应找专业医生解读。医生能结合个人病史、家族史等，分析异常指标意义，给出准确的诊断和建议。

2. 重视健康问题跟进　若体检发现疾病或异常，要听取医生建议进一步检查、确诊并治疗。如发现肺部结节，需要根据结节大小、形态等，定期复查胸部CT或进行穿刺活检。

3. 生活方式管理 依据体检结果，针对性地调整生活方式。若体脂率高，应控制饮食，增加运动量；若肝功能指标异常，需要戒酒、避免熬夜等。

4. 定期复查 根据年龄、健康状况和体检结果，制订个性化的复查计划。年轻人或无慢性疾病人群，常规体检可每年一次；中老年人、有慢性疾病家族史或已有慢性疾病者，需要缩短复查周期，部分项目要每 3~6 个月检查一次。

健康术语

检后管理

检后管理是健康管理的重要组成部分，其核心在于从“以疾病为中心”向“以健康为中心”转变，通过科学干预实现疾病的早期预防和健康促进。检后管理是一个连续性、系统性的健康管理过程，内容包括专业化的结果解读与风险评估、持续的健康跟踪与动态调整、健康教育与生活方式干预、技术支持与信息化管理、医疗资源整合与绿色通道服务等，其目标是提升个体健康素养，降低慢性疾病发生风险，并最终延长健康寿命。

健康云课堂

体检报告不是终点，而是健康管理的起点

（罗　静　徐丽娟）

13. 为什么说一次体检结果正常也不能大吃大喝

关键词

体检结果 健康维护 危险因素

作为守护健康的金钥匙，定期体检能够帮助人们及时了解身体状况，预防疾病的发生。检查结果如同身体健康的晴雨表，结果正常是一个好消息，意味着在检查时身体没有出现明显的健康问题，但这并不意味着可以放松警惕，体检只是健康管理的一部分，要保持健康需要做好长期的维护和管理。

专家说

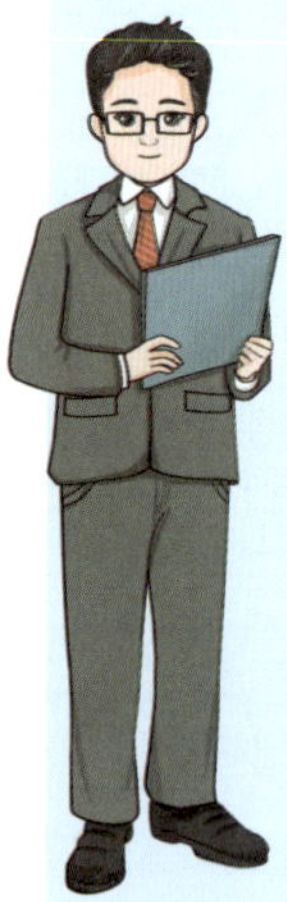

当我们拿到体检报告时，就像收到一份身体成绩单，许多人对体检结果既期待又忐忑，希望所有结果都正常，但其实体检结果正常只能表明体检当时的身体功能处于相对健康的状态，并不意味着身体的每一个系统都是完美的。

身体的健康状况并不是一成不变的，体检只是一个时间点的健康快照，可能无法反映潜在的健康问题。值得警惕的是，我国居民普遍存在的“体检依赖心理”，很多体检者认为“体检正常就等于健康”，这种认知偏差可能引发危险的行为代偿，如在体检后暂时放松对饮食的控制、减少运动量，甚至出现大吃大喝的情况等。事实上，现代医学证实，很多慢性疾病的形成具有“冰山现象”，如高血压、糖尿病以及一些癌症等，在初期可能并不会导致血常规、肝功能或肾功能异常。很多疾病的发生，是由数十年的膳食结构不合理、吸烟、运动不足或心理问题这些危险因素不断积累和叠加导致的。虽然一次体检结果正常是值得庆幸的，但也可能给人一种虚假的安全感，使一些人放松警惕，甚至产生“我可以吃任何东西”的错觉。如果有这些危险因素存在，患病只是时间问题。

健康需要长期维护，饮食习惯是影响健康的重要因素。纵容自己的饮食不仅对身体有害，还可能导致心理上的不健康，形成恶性循环。为了保持健康，我们需要查找并改变不良的生活方式，切实做好体检后的健康管理。只有这样，才能真正实现长期的健康管理。

健康加油站

身体就像一台精密的仪器，需要日常养护与专业检修相结合，才能保证其正常运转。因此，健康促进就需要从多个维度展开，如生活方式、心理健康、环境、社会经济状况、遗传因素、医疗服务以及社区支持等。

维护健康是一个持续的过程，即便体检结果良好，仍然需要保持良好的生活习惯、定期进行健康检查，如保持均衡的饮食，避免摄入高盐、高油、高脂食物，多吃蔬菜水果。定期进行适量运动，如骑自行车、游泳等。关注心理健康，避免长期的压力、焦虑和抑郁等对身体产生的负面影响。

（王迎洪）

14. 为什么一次体检结果正常也要**坚持定期体检**

关键词

定期体检　检查间隔

我们的身体是一个动态系统，随时受到时间、年龄、生活方式以及情绪心理等因素的影响，每一次体检结果只能反映当下的健康状况，并不具有长期意义。一次检查结果正常并不代表一定健康，体内有可能存在着一些潜在疾病，要坚持定期体检。

专家说

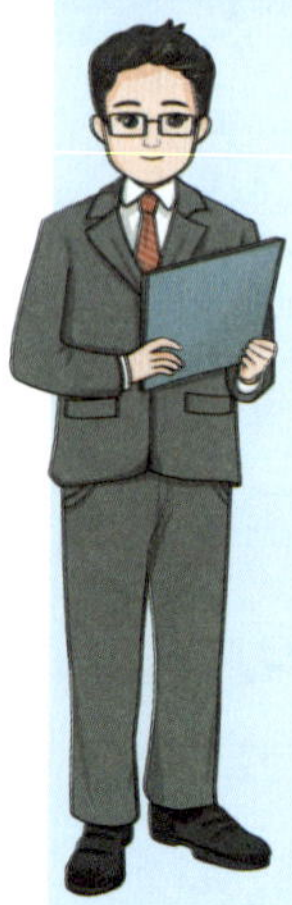

很多人认为一次体检结果正常，可以3~5年无忧。其实不然，许多疾病在初期不会表现出任何症状，当开始出现症状时可能已经错过了最佳治疗时机或导致了严重的并发症。例如高血压、糖尿病、心脑血管疾病、癌症等慢性疾病，以及肝功能异常、乙型肝炎等，由于起病时间长，早期没有明显的临床症状，容易被人们忽视。如果发现过晚，可能已经对重要脏器造成了不可逆的损害，甚至是残疾或致死。通过定期体检，能够帮助我们及时发现异常的身体指标，一旦发现血压、血糖、血脂、肝功能等数值超出正常范围，提示我们应在医生的指导下，采取调整生活方式、合理饮食、适当运动以及必要的药物治疗等措施，将疾病控制在萌芽状态，预防或延缓并发症的发生，从而降低疾病对生活质量和寿命的影响。

健康加油站

不同人群应多久进行一次体检

依据中华医学会健康管理学分会、《中华健康管理学杂志》编委会发布的《健康体检基本项目专家共识（2022）》，定期体检的时间间隔和体检项目的选择要依据个体的性别、年龄、既往史、家族史、生活方式以及慢性疾病风险因素等来制订个性化的体检方案。

对于健康状况较好的青年人，建议每两年体检一次或每年一次。长期饮食不规律、应酬饮酒、久坐不动、睡眠差、压力大等人群，至少每年体检一次。年龄在 40~60 岁，身体健康且没有高血压、糖尿病、代谢综合征等慢性疾病的人群，可每年全面体检一次；如果长期处在亚健康状态或是有心脑血管疾病、肿瘤等慢性疾病家族史者，至少每年检查一次；步入 60 岁的老年人，检查的间隔时间应缩短至 3~4 个月，其他时间可以进行重点项目的随访和复查。

（刘奕婷）

健康体检系列

15. 为什么粪便检查正常并不能代表**肠道健康**

关键词

粪便检查 肠道功能 肠道健康

粪便检查能反映肠道近期内的一些基本生理功能状态，如消化吸收是否顺畅、是否存在明显的病原体感染等问题。粪便检查正常并不意味着肠道处于绝对健康状态，因为肠道健康是一个更为全面且深层次的概念，涵盖了肠道的结构完整性、黏膜屏障功能、免疫反应调节、代谢状态等诸多方面。因此，粪便检查正常并不能完全代表肠道健康。

专家说

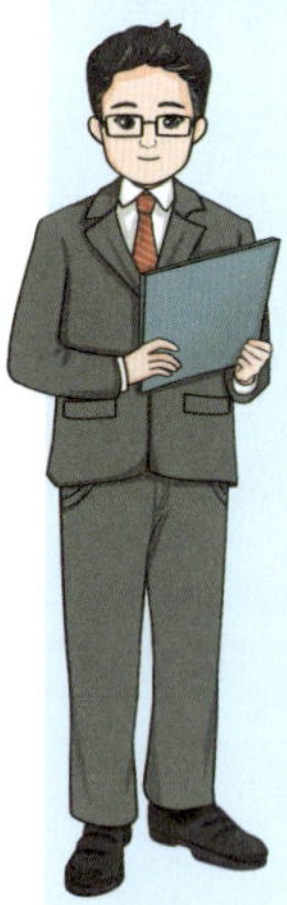

肠道疾病早期可能并不会在粪便检查结果中出现异常

在肠道疾病的诊断过程中，即使粪便常规检查的结果显示正常，也不能完全排除肠道疾病，如一些早期或轻度的肠道炎症反应、慢性溃疡、肠黏膜微生态失衡、食物不耐受等问题。某些肠道肿瘤或息肉等器质性病变在早期可能不会在粪便检查中留下明显痕迹。此外，粪便检查无法检测到肠道内的微小病变，如黏膜微损伤、局部炎症细胞浸润等早期病变，这些都需要通过更深入的肠镜检查才能被发现。

哪些检查可以用来评估肠道健康状态

粪便检查正常并不能完全代表肠道健康，因为肠道健康是一个动态变化的过程，会随着时间、饮食、生活习惯等因素的改变而发生变化，而粪便检查只是反映肠道健康的一个方面，不能完全代表肠道的整体状况。对于肠道健康的全面评估，需要结合多种检查方法和手段，如粪便常规、肠镜检查、血液检查，以及腹部 CT、MRI 等，才能做出更为准确和全面的判断。

如何在日常生活中关注肠道健康

如果存在长期便秘、腹泻、腹痛、体重下降、贫血等症状，可能提示肠道存在潜在疾患，应及时就医，除了粪便常规，还需要进一步检查，以便早期发现和治疗潜在的健康问题。

有些人的肠道对某些食物敏感，虽然这些食物对粪便常规检查可能没有直接影响，但长期摄入会导致肠道炎症、营养吸收不良等问题。因此，需要关注个人的饮食结构和食物耐受性，必要时进行食物过敏原检测，以便更好地了解自己对哪些食物过敏，从而调整饮食结构，避免潜在的健康风险。

总的来说，为了确保肠道健康，需要结合多种检查方法和手段，同时关注个人的饮食结构、生活习惯和症状变化，早期发现、早期治疗。只有这样，才能保障肠道健康、畅享美好生活！

（周　晶　何　璐）

16. 为什么说心电图结果正常不代表**心脏健康**

关键词

心电图检查　心脏健康

任何检查都不是万能的，心电图检查也不例外，对于一些心脏疾病通过做心电图并不能发现异常，尤其是在疾病早期或是病情相对稳定时。因此，心电图结果正常并不代表心脏就一定健康。

专家说

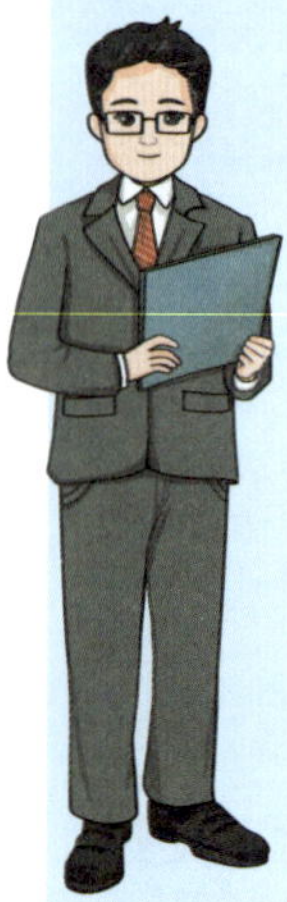

心电图检查作为临床上常用的心脏健康监测手段，主要用来记录心脏的电生理活动，通过特定的波形变化来反映心脏的功能状态和潜在的病理情况。通过心电图检查可以发现平时不易发现的心律失常、传导阻滞和心肌梗死等心脏疾病，也可以作为某些全身性疾病的辅助诊断。

但是对于一些心脏的结构性改变，如心脏瓣膜病、心肌病等，并不会影响电生理，因此无法通过心电图检查被直接发现。此外，对于冠心病患者，即使冠状动脉狭窄很严重，其心电图也完全可以没有任何的异常表现。心力衰竭是一种非常严重的心脏病，部分患者的心电图也可以完全正常。有些间断发作的心脏病，如早搏、心房颤动、阵发性心动过速、心绞痛等，在症状没有发作时心电图也无法发现异常情况。因此，心电图结果正常并不能说明没有心脏病，各种心脏病的诊断必须要结合患者的病史、症状、体征以及其他更多的辅助检查来进行判断。

健康加油站

还有哪些常见的心脏检查

1. 心脏彩超 是采用超声探头对心脏的大小、内部结构、运动情况等进行观察，能动态地显示心腔内结构、心脏搏动和血压流动。主要用于各种先天性心脏病、心脏瓣膜病、心肌病和心包疾病的诊断和对心功能的评估。

2. 冠状动脉检查

（1）冠状动脉 CT：是一项无创检查，无须住院，在门诊就可以完成，一般向手臂的静脉血管注入对比剂，快速 CT 扫描后，通过计算机处理重建图像，来直观地显示冠状动脉的走形、结构和狭窄程度。

（2）冠状动脉造影：被认为是诊断冠心病的“金标准”，是一种较为安全可靠的有创诊断技术。通过导管从股动脉或桡动脉经皮穿刺至冠状动脉开口处，建立一个通路，通过注入造影剂使冠状动脉显影，从而直观地了解有无血管狭窄及狭窄的程度，在检查的同时就可以直接进行干预，如支架的植入。

（刘奕婷）

17. 为什么胆固醇在正常范围，但医生说要吃降脂药

关键词：血脂 胆固醇 降脂药

血脂化验单上的参考值范围是针对相对健康的人而言的，如果有高血压、糖尿病、冠心病、脑卒中或者是有动脉粥样硬化性心血管疾病高危因素的群体，就不能单凭化验单上的参考值范围来判断，因为这类人群服用降脂药不仅是为了降血脂，更是为了预防心血管疾病或是改善病情及预防再发。

专家说

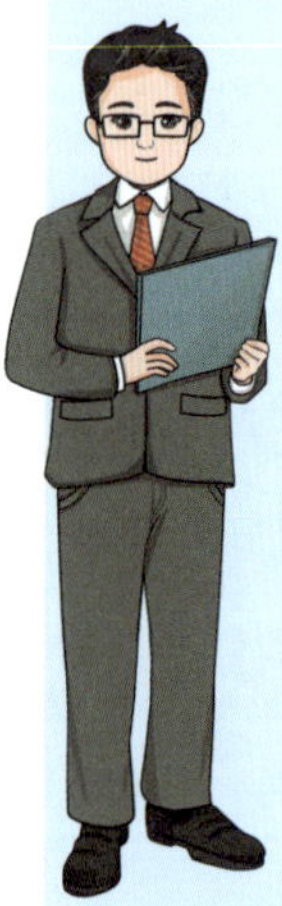

血脂检测作为健康体检的必查项目之一，是评估个体血脂水平、预测心血管疾病风险及指导健康管理的重要手段。常规体检中的血脂检测通常包括总胆固醇、甘油三酯、高密度脂蛋白胆固醇和低密度脂蛋白胆固醇这四项指标。

总胆固醇指的是血液中所有胆固醇的总和，与年龄、性别、饮食习惯和遗传有关。甘油三酯主要参与人体内能量代谢，产生热能。除了受遗传、年龄、性别等因素的影响，甘油三酯升高还与不健康的生活方式及饮食习惯密切相关，通过运动和控制饮食就可以有效地降低甘油三酯水平。高密度脂蛋白胆固醇常被称为“好胆固醇”，主要负责把多余的胆固醇从心血管中转移到肝脏进行代谢。低密度脂蛋白胆固醇则正好

相反，也被称为“坏胆固醇”，其主要功能是将胆固醇从肝脏转移至心血管。目前已证实低密度脂蛋白胆固醇是动脉粥样硬化性心血管疾病的致病性危险因素。

健康加油站

根据是否合并动脉粥样硬化性心血管疾病（ASCVD）的危险因素进行危险分层，来确定高血压和糖尿病个体相应的低密度脂蛋白胆固醇目标值。

1. 高血压患者 对于高血压患者合并其他危险因素，经评估被定义为 ASCVD 中危及以上风险的人群，应予以积极降胆固醇治疗，低密度脂蛋白胆固醇目标值 <2.6mmol/L。

2. 糖尿病患者 糖尿病合并 ASCVD 的患者，低密度脂蛋白胆固醇目标值 <1.4mmol/L 且降低幅度 >50%；ASCVD 风险为高危的糖尿病患者，低密度脂蛋白胆固醇目标值 <1.8mmol/L 且降低幅度 >50%；ASCVD 风险为低、中危的糖尿病患者，低密度脂蛋白胆固醇目标值 <2.6mmol/L。

（刘奕婷）

18. 为什么说体检结果看似“小毛病”可能提示“高风险”

关键词

健康体检　慢性疾病

体检结果中诸如血糖偏高、血脂异常、血压处于正常高值等“小毛病”，虽然初期可能没有明显不适，但往往是慢性疾病的高风险信号。若不加以控制，则可能演变为糖尿病、心血管疾病等严重的健康问题，增加治疗难度和医疗费用。

专家说

轻度异常的指标可能是慢性疾病的前奏

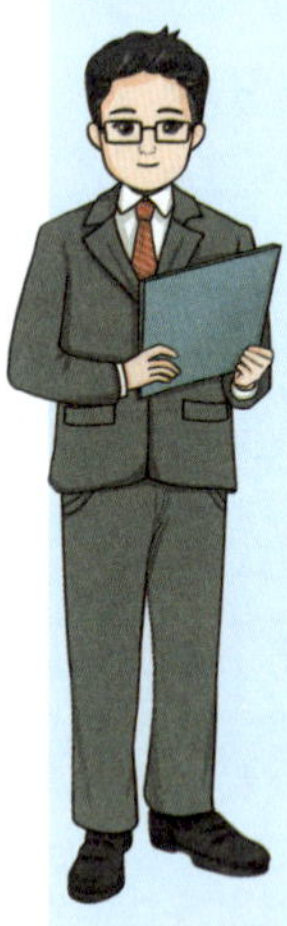

体检中的生理指标，如血压、血糖、血脂等，宛如人体健康的晴雨表。一旦超出正常范围，即使只是轻微偏高，也是身体发出的警报。以下任一一项指标异常都会增加患慢性疾病的概率：①血压正常高值：收缩压为130~139mmHg和/或舒张压为85~89mmHg；②空腹血糖受损：6.1mmol/L ≤空腹血糖 <7.0mmol/L；③血清总胆固醇水平：5.2mmol/L ≤总胆固醇 <6.2mmol/L；④男性腰围≥ 90cm，女性腰围≥ 85cm。以血压为例，长期处于正常高值，血管壁压力增加，弹性下降，心脏负荷日益加重，为心血管疾病的暴发埋下隐患。

生活方式的累积效应

这些细微的体检异常，往往与长期不良生活方式的累积紧密相关。久坐不动、长期熬夜、高糖高脂饮食、吸烟等行为习惯，在悄无声息中逐渐侵蚀着健康。长期摄入大量精制碳水化合物与含糖饮料，身体持续处于高糖负荷状态，会引起胰岛细胞功能受损，使血糖调控失衡。此外，长期精神紧张、缺乏运动，可引起外周血管阻力增大。这些不良生活方式如同慢性疾病的助燃剂，日积月累，可使“小毛病”逐渐演变为慢性疾病。

健康加油站

慢性疾病高风险人群如何进行自我管理

为防止或延缓高风险人群发展为慢性疾病患者，需要加强健康管理，具体做法：①定期体检，动态监测可改变危险因素及相关指标变化。②生活方式自我调整，合理膳食、减少钠盐摄入、适当活动、缓解心理压力、不吸烟、避免过量饮酒等。③控制其他并存的疾病或危险因素。

（谢小洁　徐丽娟）

19. 为什么年年体检还是患了**癌症**

关键词

健康体检 癌症筛查

随着生活水平的提高，人们的健康意识不断加强，健康体检已成为大多数人每年必做的功课。但有的人明明年度体检结果都很正常，却在体检后短期内被诊断为癌症，大家不免质疑体检的准确性。其实不然，体检未筛查出癌症，究其原因是没能进行早期特异性癌症筛查。

专家说

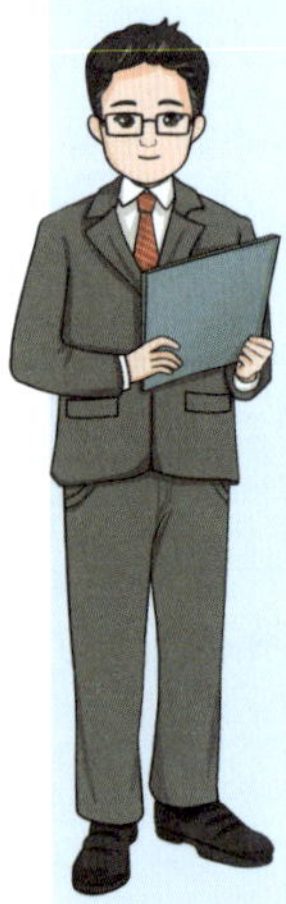

癌症具有隐匿性和器官特异性

癌症在早期往往极为隐匿，在初始阶段，肿瘤体积微小，不会引发任何明显症状，也不会对身体的常规生理指标造成显著影响。如胰腺癌早期肿瘤仅有芝麻大小，胰腺在腹部的位置又隐蔽，普通超声极易漏诊。另外，不同器官的癌症表现各异，肺癌早期是肺部微小病灶，胸部 X 线检查很难发现；早期胃肠肿瘤需要借助胃肠镜检查才能清晰发现。了解到这些特性，只有通过选择合适的体检手段，才能早期发现癌症。

选择合适的癌症筛查方式和频次

早期癌症筛查需要依据个人年龄、家族史、生活习惯等因素综合规划，选择合适的项目与频次。如针对肺癌，低剂量螺旋 CT 是目前较为推荐的筛查手段。相较于传统胸部 X 线检查，它能够更加清晰地发现肺部微小病灶，对于长期吸烟、有家族肺癌病史的高危人群，建议定期进行此项检查，一般每年一次。对于胃癌、肠癌，胃肠镜检查堪称“金标准”。若无特殊家族史，建议 40~50 岁开始首次进行胃肠镜检查，若结果正常，可 5~10 年复查；如有家族史，检查频率需要适当提高。对于乳腺癌的筛查，女性从 40 岁起应每年进行乳腺钼靶或 B 超检查；同时，结合每月的自我乳腺触诊，可多方位排查隐患。此外，对于有家族遗传性癌症综合征，如携带 *BRCA1* 和 *BRCA2* 基因的人群，除常规筛查对应癌症外，可咨询专业医生，考虑基因检测及更密集的监测方案。

总之，合理的癌症筛查方案需要医学人士专业的评估和制订，切不可“千人一方”，只有专业的筛查方案才能最大程度地保障健康。

健康术语

癌症筛查

癌症筛查是在癌症风险评估的基础上，针对特定的癌症类型，通过合适的检查方法进行有针对性的身体检查，以发现早期癌症或癌前病变，继而进行早期干预。

（夏洪淼　何　璐）

20. 为什么年年体检还是会发生**心肌梗死**

关键词 心肌梗死 冠状动脉钙化积分

常规体检里的心电图等检查，在心脏没有发病时，难以发现潜在隐患。有些评估心血管风险的关键指标，如冠状动脉钙化积分，可对冠心病进行早期预警，但常规体检一般不包含这些项目，所以极有可能会遗漏心脏早期病变，等发现时，病情已经比较严重了。加上一部分人即使查出心血管高风险因素，也不加以管理，大大增加了发生心肌梗死的风险。

专家说

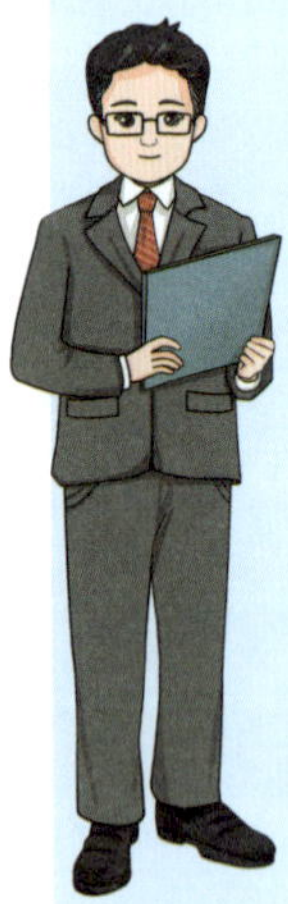

如何有效预防心肌梗死？除了常规体检，还需完善冠心病高风险因素筛查，结合生活方式干预和有效的健康管理来构建心血管健康的防护网。

完善高风险因素筛查，早期发现和预防冠心病

1. 个性化危险因素评估 包括 10 年动脉粥样硬化性心血管疾病（ASCVD）风险评分、家族史、吸烟指数、内脏脂肪面积（腰臀比）等。

2. 专项检查项目 冠状动脉钙化积分、心脏功能评估组合（运动心电图 + 颈动脉超声）、心肌损伤预警指标（高敏肌钙蛋白）。

生活方式干预，减少血管损伤

1. 戒烟限酒 完全戒烟，限制酒精摄入。

2. 饮食管理 地中海饮食模式（每日蔬果≥500g，深海鱼每周两次），限制反式脂肪酸的摄入（如糕点）。

3. 合理运动 每周150分钟中等强度有氧运动（如快走、游泳）。

控制“三高”

1. 血压管理 目标血压：收缩压/收缩压<130/80mmHg（高危人群）。

2. 血糖调控 糖化血红蛋白<7%。

3. 血脂达标 低密度脂蛋白胆固醇<1.8mmol/L（已确诊冠心病患者）。

注意症状预警，加强自我健康管理，抓住黄金救治期

1. 自我监测 若胸痛含服硝酸甘油5分钟未缓解者，应立即拨打急救电话；夜间阵发性呼吸困难、左肩/下颌放射性疼痛等非典型信号，皆要重视。

2. 有效的健康管理 高危人群每3个月复查血脂、血糖，每年复查冠状动脉钙化积分，智能手环监测心率变异性（HRV）。

健康加油站

冠状动脉钙化积分（CAC）是一种通过心脏 CT 扫描来评估冠状动脉粥样硬化程度的无创检查方法。它通过量化冠状动脉壁上的钙化斑块体积和密度，生成一个具体数值，直接反映血管的硬化程度，是预测心血管疾病（如心肌梗死、脑卒中）风险的重要工具。积分越高，血管狭窄风险越大，发生心肌梗死的风险越高。

CAC>100 提示动脉粥样硬化显著，需要启动药物干预；CAC>400 则发生心肌梗死的风险可增加 7 倍。对于 40 岁以上合并 1 项危险因素（如高血压）者，进行冠状动脉钙化积分筛查可使心肌梗死风险预测准确性提高 60%。

（叶小丰　何　璐）

第五章

体检的结果与解读

健康评估

1. 为什么有高血压家族史的人更要**常测血压**

关键词

高血压家族史　血压监测

高血压是我国目前发病率最高的慢性疾病。高血压的主要危险因素包括高钠低钾饮食、超重肥胖、过量饮酒、长期精神紧张、高龄及高血压家族史。研究表明，遗传因素对血压变异的影响程度可达30%~50%。所以有高血压家族史的人，更要常测血压，以便早期诊断和治疗，降低心血管事件的发生。

专家说

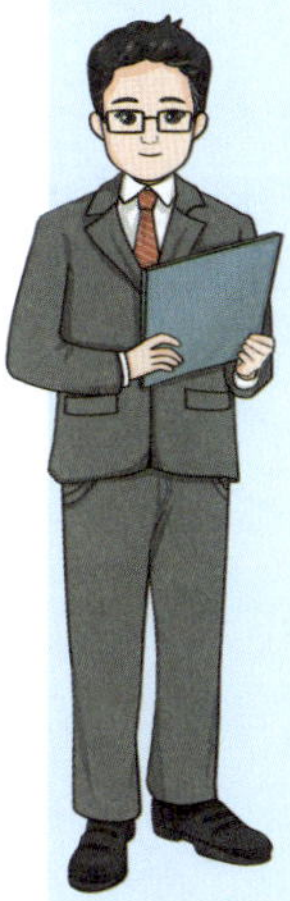

研究发现，父母都有高血压，子女患高血压的概率高达 46%，而且大约 60% 的高血压患者都有家族史。从遗传学的角度来说，我们身体里的基因就像一个个指挥官，控制着身体的各种生理功能。有高血压家族史的人，身体里的某些“指挥官”可能出现了异常，影响了身体对血压的调节功能。例如，这些异常的“指挥官”可能会让肾脏对钠的处理出现问题，导致体内钠含量增加，造成水钠潴留、血容量增多，血压自然就升高了；又或者让血管的弹性变差，血管收缩和舒张功能失衡，导致血压不稳定。此外，饮食习惯、运动习惯等生活因素也会推波助澜。要是喜欢吃含盐量高的食物，且不爱运动，那么有家族史的人就更容易患高血压了。

既然知道有高血压家族史的人更容易患高血压，那么该怎么办呢？

重要的是常测血压，并且学会家庭自测血压，注意要用经过国际标准方案认证的上臂式家用电子血压计，注意电子血压计每年至少校准 1 次。测完要详细记录日期、时间和所有读数，给医生提供完整记录。不过，精神高度焦虑的人不建议自测。更关键的是，即使有高血压家族史，也能通过健康的生活方式有效控制血压！

健康加油站

有高血压家族史者更要注重健康的生活方式

1. 减少食盐用量，多食用高钾、高镁食物，避免摄入油炸食品和过度加工食品。

2. 合理膳食。饮食以水果、蔬菜、低脂奶制品、富含食用纤维的全谷物、植物来源的蛋白质为主。

3. 戒烟限酒。

4. 增加身体活动，避免久坐。

5. 做情绪的主人。

（陈志恒　彭　珽）

2. 为什么**摄入过多的盐**会增加高血压的发生风险

关键词

高血压　盐摄入超标

在原发性高血压中，约 60% 属于“盐敏感型”，所以“盐多必失”。高盐饮食是高血压的重要危险因素，减少盐的摄入可显著降低患病风险。

专家说

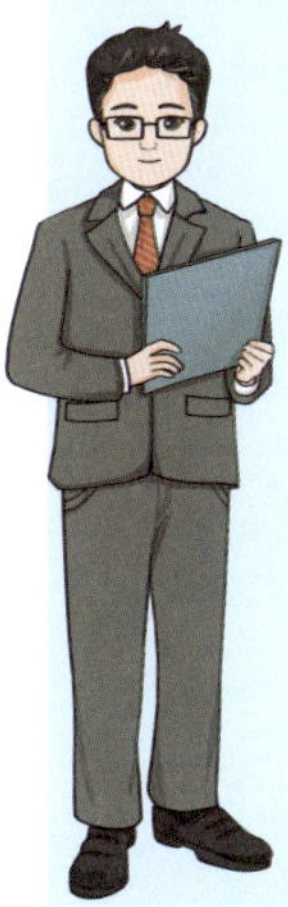

食盐中的主要成分是钠，它是人体必需的电解质，如同身体内部的调度员，负责调节渗透压、参与神经传导等工作，保障各项生理活动有序进行。

然而，过量摄入钠（主要来自盐）会对健康造成严重威胁，尤其是引发高血压。值得注意的是，除了食盐本身，我们还需警惕日常饮食中的“隐性盐”。它们广泛存在于酱油、豆瓣酱等调味料，腌渍的咸菜、酱菜，加工的火腿肠、罐头食品，甚至一些面包、饼干等食品中。

过量盐分（钠）是如何导致血压升高的

1. 增加血容量　摄入过多的盐会使体内钠离子浓度显著升高。钠离子如同强力锁水分子，能大量吸附水分，导致血液容量增加。心脏为了将这些增多的血液泵出，不得不加大收缩的力度，从而使血压升高。

2. 增强血管敏感性 高盐饮食会让血管变得“反应过激”，提高了血管对儿茶酚胺等具有收缩血管作用的物质的敏感性，导致血管异常收缩，外周阻力增大，血压随之升高。

3. 加重肾脏负担 作为身体的净化工厂，肾脏会因长期高盐饮食而超负荷运转。过多的盐分和水分难以被有效排出体外，这不仅增加了肾脏的工作压力，也进一步加剧了水钠潴留，促使血压上升。

4. 扰乱激素平衡 高盐饮食会激活肾素 - 血管紧张素 - 醛固酮系统（RAAS），促使血管紧张素等收缩血管的激素分泌增加，并刺激醛固酮分泌导致水钠潴留，共同作用使血管收缩、血压升高。同时，高盐还会激活交感神经系统，促使身体分泌更多使心跳加快、血管收缩的激素（如肾上腺素、去甲肾上腺素），进一步使血压升高。

5. 促进血管平滑肌收缩 高盐饮食还能促使血管平滑肌细胞内的钙离子浓度升高。钙离子增多就像给血管套上了收缩的枷锁，导致血管壁持续紧张收缩，外周血管阻力增加，血压自然升高。

因此，无论是预防高血压还是高血压患者控制病情，严格限制盐分（钠）的摄入至关重要。建议在日常烹饪中减半用盐量，并最大限度地限制高钠调味料、腌制食品和深加工食品的食用。多选择新鲜、天然的食材，让体内这位至关重要的“钠调度员”保持在恰当的工作状态，避免其失控，这样才能有效维护心血管健康，稳定血压。

（陈志恒 彭 珽）

3. 为什么有的人看到“**白大衣**”血压就会升高

关键词

白大衣高血压　诊室血压

常常听受检者反映，平常在家测量血压都正常，一到体检测量血压时就升高，这是怎么回事呢？出现这种现象在排除测量不规范的误差以外，大多是由于有些人看到穿着白大衣的医生，就会不由自主地紧张，一到诊室内测血压就会升高，而诊室外的动态血压监测或家庭自测血压却是正常的，这种现象在医学上称为“白大衣高血压”。

专家说

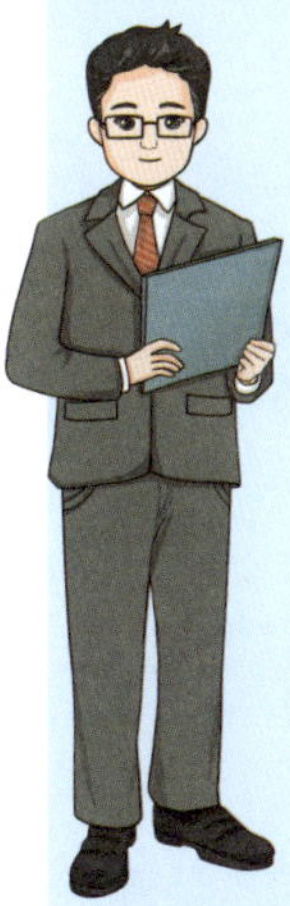

其实血压就像一个有点小脾气的精灵，会根据身体的状态和外界环境的变化而波动。当我们看到穿白大衣的医生时，心里难免会紧张。一紧张，身体里就会召唤出一种叫儿茶酚胺的物质。儿茶酚胺就像是一个捣乱分子，它一出现，就会让我们的心跳加快，原本有序流动的血液也变得急促起来。同时，它还会让外周血管收缩，就好像在血管内设了路障，让血流的阻力增加。这样一来，血压自然就升高了。

医学上对于白大衣高血压是有明确界定标准的。在没吃降压药的情况下，医生在诊室测量时血压升高（诊室血压收缩压 >140mmHg 和 / 或舒张压 >90mmHg），但在家中自测血压或 24 小时动态血压监测时血压正常，就可以判断为白大衣高血压了。

单纯的白大衣高血压，一般不用吃药治疗。主要保持健康生活方式，如规律作息、适量运动、高膳食纤维饮食、保持情绪稳定，避免高盐、高脂饮食等，并坚持定期监测血压。

值得注意的是，有白大衣高血压的人，以后患持续性高血压的风险可能会高一些。如果还合并了肥胖、血脂异常、糖尿病、动脉粥样硬化这些心血管疾病的高危因素，那可不能掉以轻心，应及早就医。

（陈志恒　彭　斑）

4. 为什么体检发现同型半胱氨酸升高需要关注心血管疾病风险

同型半胱氨酸简称“血同”，由于受血同相关代谢基因突变率较高以及我国烹饪习惯等因素的影响，我国人群的血同水平较高。体内血同蓄积会损伤细胞、组织、器官，是心血管疾病的独立危险因素，保持血同在理想水平是十分重要的。

专家说

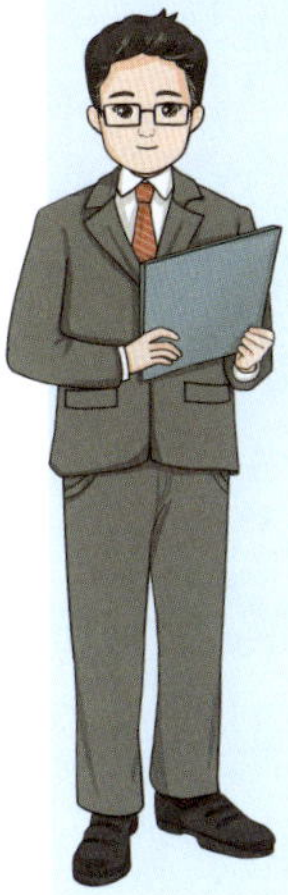

我们把人体的心血管系统看作是一座精密的城市交通网络，血同则像是网络中一种特殊的“物质信使”。正常情况下，它在体内维持一定的平衡，对身体的正常运转起着一定作用。

当血同水平升高时，它就像是城市交通网络中的捣乱因子。

首先，它会对血管内皮细胞造成损害，这就好比城市中的道路路面遭到了破坏。受损的路面变得不再平整光滑，更容易吸附脂质和其他物质，逐渐形成斑块，导致血管狭窄和硬化，这是动脉粥样硬化的起始步骤。

其次，血同升高还会促进动脉粥样硬化的发展。动脉粥样硬化是冠心病、心肌梗死等心血管疾病的主要病理基础。

再次，高水平的血同还会促进血小板的聚集和凝血因子的活性，增加血栓形成的风险。血栓一旦形成，就如同城市中突然出现了严重的堵塞，可能导致心肌梗死、脑卒中等严重后果。

最后，高同型半胱氨酸血症会导致血管内皮功能障碍，让血管的舒张功能减弱，影响心血管系统的正常功能，进一步增加心血管疾病的发生概率。特别是对于H型高血压患者，高血压与高血同相互作用，会使血管损伤更为严重，极大地增加了心脑血管疾病的发病风险。

如何把血同维持在理想水平（小于 8 μmol/L）

建议增加摄入富含维生素 B_6、维生素 B_{12} 和叶酸的食物，如绿叶蔬菜、肉类、肝脏、豆类等。同时，保持适量运动，增强体质；戒烟限酒，减少对心血管系统的不良刺激。如果体检发现血同居高不下，可进一步完善叶酸、维生素 B_{12}、叶酸代谢基因等检测，明确血同升高的原因，并在必要时在医生的指导下进行药物治疗。

健康加油站

H 型高血压

H 型高血压是原发性高血压的一种特殊类型，其特点是在高血压的基础上，同时伴随有高同型半胱氨酸血症。高血压患者且同型半胱氨酸水平大于等于 10μmol/L 时，即可诊断为 H 型高血压。

（陈志恒　彭　珽）

5. 为什么有糖尿病家族史的人需要定期监测血糖

有糖尿病家族史的人群，其患糖尿病的风险显著高于普通人群。除了遗传因素，还往往伴随相似的生活方式和饮食习惯，这些因素共同作用，显著增加了胰岛素抵抗和糖代谢紊乱的发生概率。因此，定期监测血糖是及早发现血糖异常、延缓或阻断糖尿病发展的关键措施。

关键词

糖尿病家族史 血糖监测

专家说

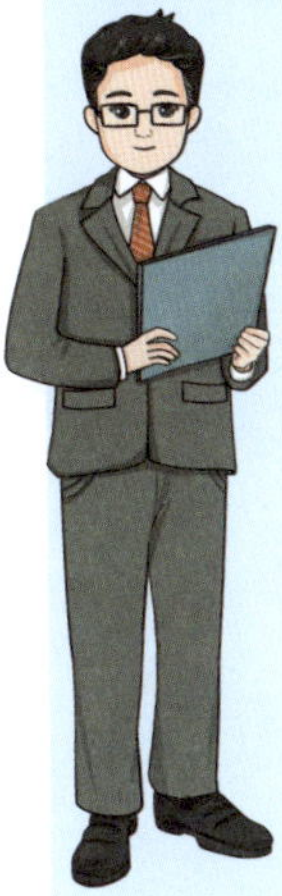

糖尿病被称为“甜蜜的负担”，常常在家族中悄然蔓延。为什么有糖尿病家族史的人更容易发病？从遗传学角度看，个体的基因组是其代谢功能的原始设定。家族中如有糖尿病患者，意味着其可能携带了某些影响胰岛功能或胰岛素作用效率的易感基因位点。

除了基因，有家族史的人还常伴有不良的代谢环境。从幼年起，饮食中可能就富含精制碳水化合物，能量密度高但膳食纤维不足，这些习惯延续至成年，使胰岛长期处于高强度工作状态。起初，胰腺会通过分泌更多胰岛素进行代偿，以维持正常血糖水平。但这就像一个工厂在加班加点地生产，一旦长期超负荷运行，“机器”终将磨损，功能开始衰退，胰岛素敏感性下降，胰岛素抵抗逐步显现。

尤其值得关注的是，在糖尿病的早期阶段，血糖水平可能仍在正常范围，但体内已经存在高胰岛素血症。这是一种隐匿的代谢失衡状态，若不及时干预，最终可发展为 2 型糖尿病。此时，血糖监测就如同一位精准哨兵，能在代谢偏离轨道的早期发出信号。

对于这类高危人群，建议不仅定期监测空腹血糖、糖化血红蛋白，还可结合空腹胰岛素检测，计算胰岛素抵抗指数（如 HOMA-IR），从而更全面地评估胰岛功能与代谢风险。

健康加油站

2 型糖尿病风险筛查主要适应人群

1. 年龄≥40 岁的成年人，无论是否有其他危险因素。

2. 年龄 <40 岁，但存在以下任意一项或多项危险因素者。

- 超重或肥胖（BMI≥24kg/m^2）。
- 家族中有糖尿病史，尤其是一级亲属（父母、兄弟姐妹）。
- 存在心血管疾病的既往史。
- 有高血压（血压≥140/90mmHg 或正在接受高血压治疗）。
- 血脂异常（高密度脂蛋白胆固醇 <0.9mmol/L 和 / 或甘油三酯 >2.2mmol/L ）。
- 患有多囊卵巢综合征。
- 有妊娠糖尿病病史或分娩过巨大儿（体重≥ 4kg ）。
- 存在其他糖尿病相关的临床病症或条件（如黑棘皮症、久坐生活方式、慢性压力）。

（陈志恒　袁　挺）

6. 为什么有癌症家族史的人更要重视癌症筛查

关键词

癌症家族史　癌症筛查

有癌症家族史的人群更需重视癌症筛查，因为 5%~10% 的癌症与遗传性基因突变直接相关！

专家说

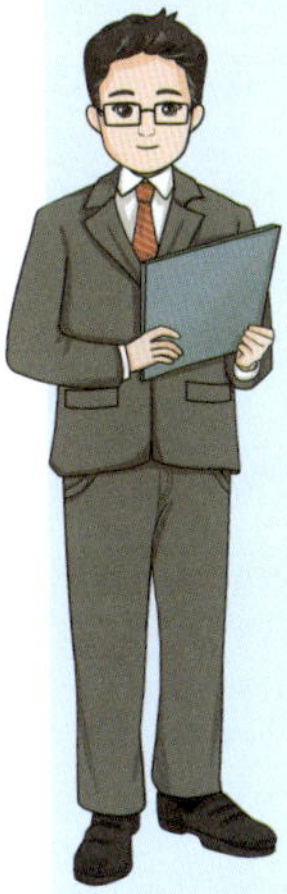

癌症的发生，就像一场复杂的剧本，而家族史可能是其中重要的情节线索。如果家族中多位有血缘关系的成员患同一种癌症，或者有人年轻时就被诊断出癌症，甚至因此丧命，那么你的“剧本”里可能也藏着这些“反派基因”。别担心，知道这一点反而是好事——因为可以提前把癌症扼杀在摇篮里。

例如，通过规律的乳腺彩超或钼靶等检查筛查乳腺癌；通过定期肠镜检查和粪便潜血试验等筛查结直肠癌；通过低剂量螺旋 CT 扫描帮助早期发现肺癌。除此之外，现代医学让我们有了更强大的工具——基因检测，通过各种手段，把这些“反派基因”找出来，仔细分析，可以协助癌症的诊断、指导治疗的选择以及预估生存时间等。并且随着液体活检技术的进步，在不久的将来我们也许可以通过一管血液或一点唾液，评估出罹患癌症的风险。

所以，如果你有癌症家族史，千万别做“鸵鸟”，觉得不查就没事。更不要因此而沮丧，觉得癌症总有一天会找上门来。相反，主动出击，定期筛查，健康生活，用好手里的这张“预警卡片”。

（陈志恒　胡　滢）

7. 为什么有乳腺癌家族史的女性需要**乳腺自查**

有乳腺癌家族史的女性，其乳腺癌的患病风险显著高于普通人群。对于这类高危人群而言，乳腺自查是一种简便且有效的早期筛查方式，有助于在症状尚未明显时发现可疑体征，做到“早发现、早评估、早干预”。

专家说

乳腺癌具有一定的家族聚集性。流行病学研究表明，一级亲属（如母亲、姐妹）中有乳腺癌患者的女性，其患病风险是普通人群的 2~3 倍。部分患者可能携带乳腺癌高危基因突变，如 *BRCA1* 基因、*BRCA2* 基因，这些基因的功能类似于细胞修复机制中的安全监控系统。一旦发生突变，这一系统便无法有效修复

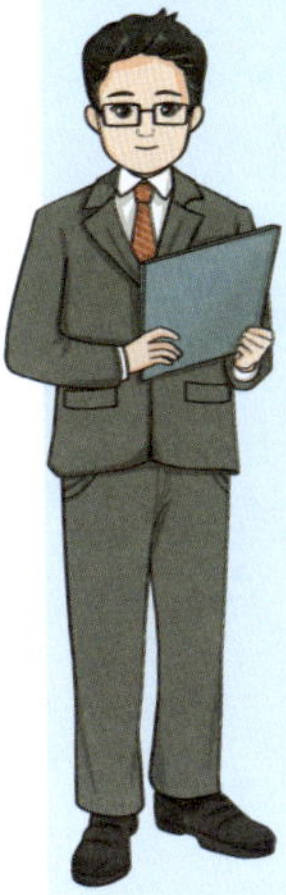

DNA 损伤，从而导致细胞异常增殖，增加乳腺癌的发生概率。

对于此类高危个体，乳腺自我检查的意义尤为突出。它不仅是一种健康意识的体现，更是一种高风险管理策略。通过规律的自查，有望在病变尚处于早期阶段时，识别出乳房组织的异常变化，如肿块、皮肤凹陷、乳头回缩或分泌物等。乳腺自查的方法也很简单。每月月经结束后的 7~10 天，站在镜子前，双手叉腰，观察乳房外形、皮肤有无异常；然后举起双臂，重复观察。接着平卧，用手指指腹轻压乳房，按顺时针或逆时针方向，从乳房外上方开始，依次检查各个部位，注意有无肿块，别忘了检查腋窝。有乳腺癌家族史的女性朋友们，一定要重视乳腺自查，当好自己乳腺的守护天使。

健康加油站

乳腺癌专项筛查策略
（根据《乳腺癌诊疗指南（2022 年版）》）

普通风险女性

1. 20~39 岁

（1）每月进行 1 次乳腺自我检查。

（2）每 1~3 年进行 1 次临床检查。

2. 40~69 岁

（1）进行适合机会性筛查和群体性筛查。

（2）每 1~2 年进行 1 次乳腺 X 线检查和 / 或乳腺超声。

（3）对条件不具备的地区或致密型乳腺（腺体为 C 型或 D 型），可首选乳腺超声检查。

（4）每月进行 1 次乳腺自我检查。

（5）每年进行 1 次临床检查。

3. 70 岁以上

（1）进行机会性筛查（有症状或可疑体征时进行影像学检查）。

（2）每月进行 1 次乳腺自我检查。

（3）每年进行 1 次临床检查。

高风险女性

建议对乳腺癌高危人群提前进行筛查（小于 40 岁），推荐每年 1 次，应联合乳腺 X 线检查和乳腺超声，必要时还可以应用 MRI 等影像学手段。

（陈志恒　袁　挺）

8. 为什么说前列腺增生与**久坐不动**有关

关键词

前列腺增生　久坐不动

随着年龄的增长，男性前列腺开始逐渐增大，导致前列腺增生。这是男性衰老过程中的常见现象，其他如炎症刺激、激素水平失调等也是促进因素。但值得注意的是，“久坐”也是诱发前列腺增生的重要因素！

专家说

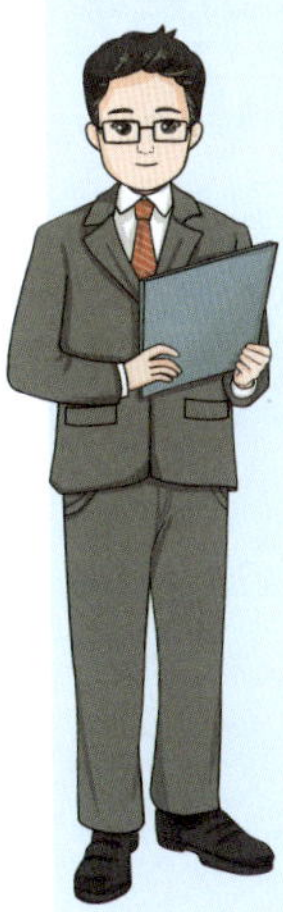

久坐为什么会导致前列腺增生

前列腺是膀胱下面的一个小腺体，主要工作是产生前列腺液，帮助精子活得好、游得快。前列腺的健康依赖于良好的血液循环。当人体久坐不动时，会增加身体对前列腺的压迫，血液循环速度减慢，一些代谢废物不能及时排出，就会堆积在前列腺组织内，诱发前列腺增生。久坐还会使会阴部温度升高，前列腺被“捂”在一个相对高温的环境里，功能就容易出问题，抵抗力也会下降，容易引发前列腺的炎症，长期的炎症刺激，也会导致前列腺增生的发生。

如何降低久坐带给前列腺的危害

首先，增加体力活动。研究表明，每小时起身活动 5 分钟，可以有效减少久坐对身体的负面影响。简单的站立、走动或伸展运动都能帮助改善血液循环，减轻前列腺的充血状态。

其次，保持正确坐姿。日常坐位时，有意识地将重心放在左臀或右臀部，也可交替更换重心落点，有助于避免长时间对前列腺的压迫。

最后，养成定时排尿的习惯。长时间憋尿也会对前列腺造成不良影响。

健康加油站

哪些行为属于久坐

久坐属于静态行为，指所有在清醒状态下的坐、斜靠、躺等，并且能量消耗≤ 1.5MET 的任何行为。大多数办公室工作、开车和坐位看电视都属于静态行为。因此，办公室文员、司机、骑行爱好者、长时间坐着玩手机及电脑者，都是久坐潜在群体。

（陈志恒　尤俊方）

二

报告解读

9. 为什么体检发现血压高要坚持家庭自测血压

关键词：血压高值 家庭血压监测

体检发现血压高，坚持家庭自测血压能够更加真实地反映血压水平，而对于已确诊高血压病患者能实时监测血压控制情况，及时调整降血压药物。

专家说

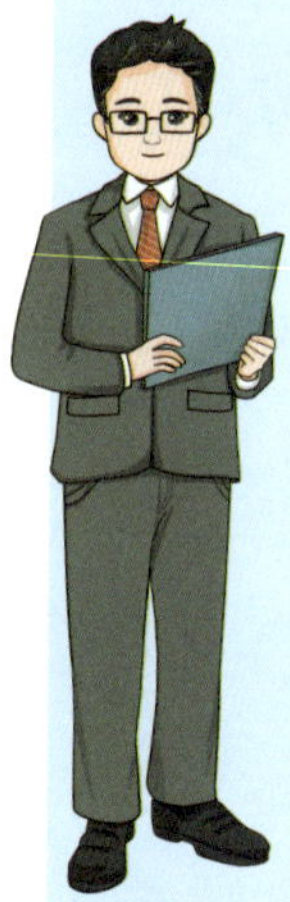

我们把血压想象成身体里的水流压力，血压高就好比水管里的水流压力过大。体检时发现血压升高，先别慌，这不一定就是高血压。就像水管偶尔出现一次水压过高，不能说明整个供水系统一直有问题。诊断高血压可是个严谨的过程，需要在不同日期多次测量，医生还要详细询问病史、症状，再结合血液、尿液检查，以及心电图、超声等辅助检查来综合判断。

有一种情况叫“白大衣高血压”，就像有些人一见到医生心里就紧张，血压随之升高，离开医院回到家又恢复正常了。而家庭自测血压就像一个时刻守护在身边的私家小检修员，能帮我们更准确地掌握真实的血压情况，避免被“白大衣高血压”迷惑。

早期发现“血压高值”至关重要，这就好比水管里的水压，刚刚开始有些不稳定，及时处理就能避免水管破裂等严重问题。发现血压升高，应及时调整生活方式，如饮食上少吃盐，每天不超过 5g，多吃蔬菜水果；坚持每周至少 150 分钟的中等强度有氧运动，如快走、慢跑、游泳等；戒烟限酒，控制体重。提高松弛感也很重要，如每天花 15~20 分钟进行深呼吸练习，找个安静的地方坐下或躺下，慢慢地吸气、呼气，让身心得到深度放松；培养一些兴趣爱好，如养花、下棋、摄影、歌唱等，沉浸其中，排解生活中的烦恼；还可以多和亲朋好友聚聚，分享生活中的喜怒哀乐，释放压力。

健康术语

血压高值

血压高值是指收缩压为 120~139mmHg，舒张压为 80~89mmHg 的血压范围。血压高值虽然不属于高血压范畴，但它是高血压的前驱状态，是心血管疾病的重要危险因素。如果不加以控制，血压正常高值可能逐渐发展为高血压。

（陈志恒　彭　珽）

10. 为什么不胖，血脂却居高不下

关键词：血脂异常 体重指数 体脂率

血脂高往往被认为是肥胖人士的专属，其实不然，体重指数（BMI）正常的人也可能出现血脂升高的情况。血脂异常受遗传因素、不良饮食习惯、缺乏运动、药物不良反应以及某些疾病的影响，肥胖只是其中重要的致病因素之一。

专家说

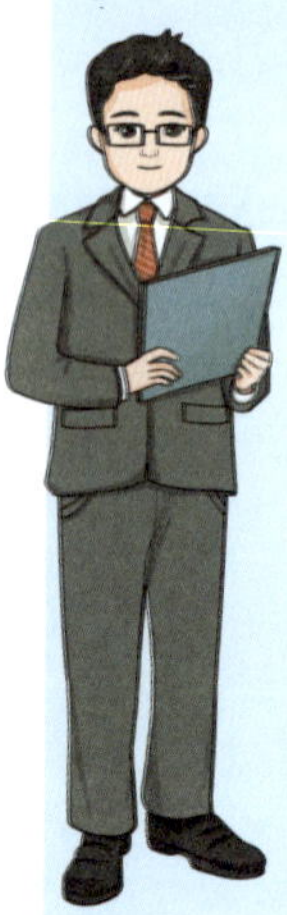

身体犹如一座复杂而有序的超级工厂，血脂则是维持工厂正常运作的重要原料。BMI 就像这个工厂的一个初步质检指标，用来大致衡量胖瘦程度。BMI 正常，血脂却异常，背后有着多种原因。遗传因素是其中一个幕后黑手，如家族性高胆固醇血症。不良生活习惯更是罪魁祸首，长期摄入高油、高糖、高脂食物，就如同给工厂输入了过量的原料，远远超出了工厂的处理负荷。而缺乏运动，如同让工厂的动力系统运转不足，无法及时消耗这些多余的原料。此外，还有一些疾病因素也会导致这种情况。例如甲状腺功能亢进症，甲状腺就像工厂里的一个加速引擎，当甲状腺激素水平增高时，会促使整个机体新陈代谢加快，包括脂肪代谢。这看似能让机体消耗脂肪的速度变快，但同时也会刺激肝脏合成更多的甘油三酯，最终导致血脂水平升高。

另外一方面，虽然 BMI 正常，但是可能存在腹型肥胖和异常体脂率。腹型肥胖，也就是我们常说的肚子上那一圈“游泳圈”，它的形成与代谢紊乱密切相关。胰岛素抵抗是其中一个关键机制。当身体出现胰岛素抵抗时，细胞对胰岛素的敏感性降低，血糖无法正常被细胞摄取利用，多余的糖分就会转化为脂肪堆积在腹部，形成腹型肥胖。有时候，即使 BMI 正常，但体脂率较高，同时肌肉比例较少。这就好比工厂表面上看起来运转正常，但实际原料储备过多，动力设备（肌肉）却不足。在这种情况下，身体的代谢能力下降，同样容易导致血脂异常。

要解决这些问题，首先要调整饮食结构，减少高油、高脂、高糖食物的摄入，增加蔬菜水果的比例。其次，坚持规律运动，每周至少进行 150 分钟的中等强度有氧运动，提高代谢能力。对于因疾病因素导致的血脂异常，如甲状腺功能亢进症、肾病综合征等，需要积极治疗原发疾病，合理服用调脂药物。

健康加油站

体脂率（BFP）是指人体内脂肪重量在总体重中所占的比例。它反映了人体脂肪含量的多少，是衡量一个人身体成分的重要指标，常用于肥胖的诊断。

女性体脂率 =【（腰围 ×0.74– 体重 ×0.082+ 34.89）/ 体重】×100%

男性体脂率 =【（腰围 ×0.74– 体重 ×0.082+ 44.74）/ 体重】×100%。

正常参考值：成年男性为 10%~20%，成年女性为 20%~30%。

（陈志恒　彭　珽）

11. 为什么体检发现糖化血红蛋白升高需要关注**糖尿病**

关键词

糖化血红蛋白

糖尿病

糖化血红蛋白（HbA1c）是反映过去 2~3 个月平均血糖水平的重要指标。其升高意味着长期血糖控制不佳，提示发生糖尿病的风险增加，需要进一步检查，以明确诊断并及时干预。

专家说

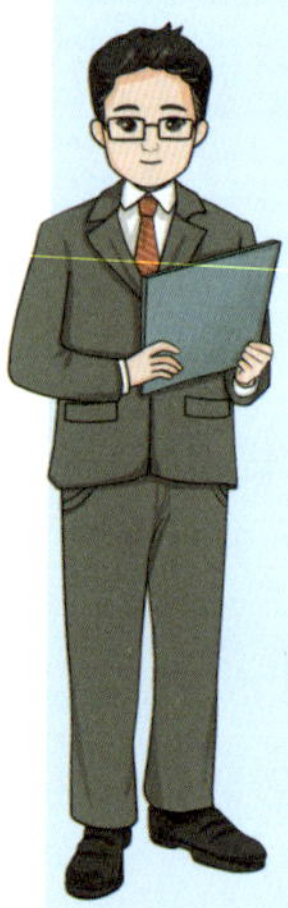

当我们吃了甜食后，糖分（如葡萄糖）就会在血液中循环运输，而红细胞中的血红蛋白就是这些糖分的小伙伴，它们会结合在一起，形成糖化血红蛋白。这个过程就像是两个好朋友手拉手，一旦拉上手就不会轻易分开，直到红细胞自然死亡。因为红细胞的寿命大约是 120 天，所以糖化血红蛋白就像是血糖的长期记忆，能够反映过去 2~3 个月内的平均血糖水平。

那么，糖化血红蛋白对人体有什么作用呢?

第一，糖化血红蛋白就像是血糖的成绩单，医生可以通过它来了解过去一段时间的血糖控制情况。如果糖化血红蛋白水平较高，说明血糖控制不太好，可能需要调整饮食、增加运动或者调整药物。反之，如果糖化血红蛋白水平较低，那就说明血糖控制得还不错。

第二，糖化血红蛋白还可以作为糖尿病的辅助诊断工具。如果糖化血红蛋白超过了某个临界值（如 6.5%），再结合其他血糖检测结果，医生就可以判断是否患有糖尿病。

第三，预测并发症风险。糖化血红蛋白水平的高低，还能预测发生糖尿病并发症的风险。例如，如果糖化血红蛋白水平一直很高，那么发生心血管疾病、肾脏疾病、视网膜病变等并发症的风险就会大大增加。

第四，指导治疗方案。医生还会根据糖化血红蛋白的检测结果调整治疗方案，如调整药物剂量、种类或者制订更合理的饮食和运动计划，帮助我们更好地控制血糖。

（陈志恒　刘寒英）

关键词

肺功能　烟草

12. 为什么肺功能正常也要**远离烟草**

肺功能检查仅能反映当前呼吸功能状态，对早期肺损伤及局部损伤无法检测，烟草危害具有累积性，对肺部的损伤呈指数级积累。因此，对于吸烟者，体检结果显示肺功能正常也必须尽早戒烟。

专家说

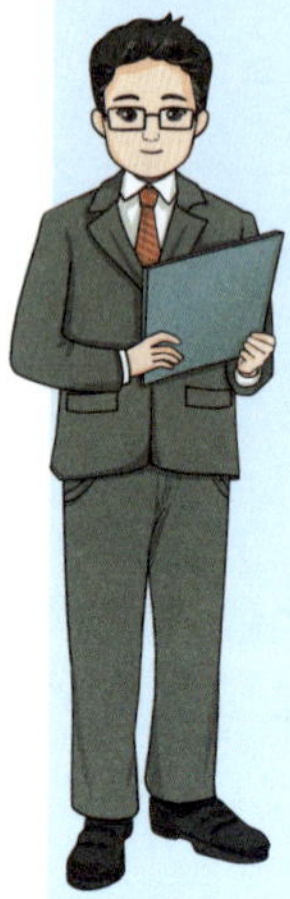

肺就像一个大大的、充满空气的气球。吸烟时，烟草烟雾中的焦油颗粒沉积于支气管纤毛上皮，导致纤毛运动功能减退，引起黏液清除率下降；烟草中苯并芘等致癌物诱导 *p53* 基因突变，使肺癌患病风险大大提升；长期吸烟会引发慢性支气管炎、肺气肿、肺癌等疾病；吸烟会通过损伤内皮细胞，导致血管舒张功能下降及血栓倾向，还会通过氧化应激和胰岛素应激增加心血管疾病、脑卒中、糖尿病等慢性疾病的发生风险。同样，吸烟也会危害周围人的健康，增加二手烟暴露者患冠心病的风险。就像是一根坏掉的电线，虽然表面上看起来没问题，但里面可能已经老化、破损，随时可能引发火灾！

因此，肺功能正常也必须远离烟草，保护好我们的肺！

肺功能正常只是暂时的“绿灯”，不能因此就放松警惕！

远离烟草，乃长久之计！

（陈志恒　刘寒英）

13. 为什么体检发现**肺结节**越来越常见

关键词

肺结节 肺癌

健康体检中肺结节检出率升高是一个多因素共同作用的结果，主要涉及影像技术的进步、公众健康意识的提升和环境暴露因素三大方面。

专家说

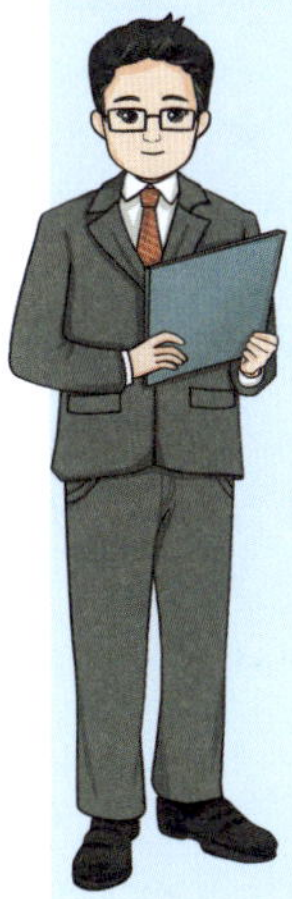

影像学技术的革命性进步

随着医学影像技术的快速发展，特别是高分辨率CT（HRCT）和低剂量螺旋CT（LDCT）的广泛应用，使检测能力得到了质的飞跃。现代CT设备可以清晰显示小至1~2mm的肺部结节，检出率较传统胸片提高了数十倍甚至上百倍。这相当于用显微镜替代了放大镜，使过去难以发现的微小病灶无所遁形。

公众健康意识的显著提升

近年来，随着健康教育的普及和医疗资源可及性的提高，主动参与健康体检的人群比例持续增加。以肺癌筛查为例，我国40岁以上人群的年度体检参与率较十年前提升了35%以上。这种预防理念的转变，使更多无症状的肺结节能够在早期阶段被发现。

环境暴露因素的持续影响

多项流行病学研究证实，长期暴露于 PM2.5 环境会显著增加肺结节的发生风险。此外，职业性粉尘接触是明确的危险因素，其中石棉暴露的危害尤为突出。值得注意的是，吸烟仍是重要的危险因素，吸烟者的肺结节检出率是非吸烟者的 2~3 倍。

需要强调的是，检出率上升并不等同于发病率激增。实际上，在普通筛查人群中，约 95% 的检出结节属于良性病变。这一现象更多反映了诊断技术的进步和筛查覆盖面的扩大，是医疗水平提升的积极体现。对于体检发现的肺结节，建议遵循临床指南进行规范随访和管理，既不必过度恐慌，也不应掉以轻心。

健康云课堂

为什么在体检中发现肺结节越来越常见

（陈志恒　刘寒英）

14. 为什么说**转氨酶升高**不能忽视

关键词：肝功能　转氨酶

在体检中，肝功能检查必不可少，而转氨酶是其中关键的指标之一。如果体检发现转氨酶升高，一定要引起重视，因为这可能是身体发出的健康警报。

专家说

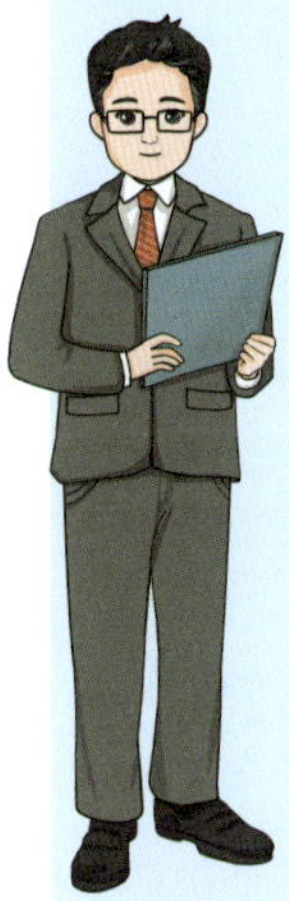

转氨酶主要包括丙氨酸氨基转移酶（ALT）和天冬氨酸氨基转移酶（AST），它们与人体健康密切相关。ALT 主要存在于肝细胞内，当肝细胞受损时，便会释放到血液中，血液中水平的高低可以作为判断肝细胞受损程度的一个重要指标。AST 在心肌细胞中含量最高，其次为肝脏，血清中含量极少。当心肌受损（如心肌梗死、心肌炎）或肝脏损伤（尤其是重度损伤），血清中的 AST 上升。在其他脏器中，如肾、心肌、胰、肌肉、脾、胆、肺等，也含有一定量的 ALT 和 AST。

因此，转氨酶升高是肝脏或其他相关组织损伤的一个重要信号，不能忽视。

引起转氨酶升高的原因

1. 在某些特殊生理条件下　如剧烈活动、经期、少数妊娠后期的女性等。

2. 生活方式因素 饮酒、过于疲劳、熬夜或者近期吃过油腻食物等。

3. 肝脏疾病 如病毒性肝炎、脂肪肝、酒精性肝病、药物性肝损伤、自身免疫性肝病等。

4. 肝外疾病 如胆囊炎、胆石症、胰腺炎、心肌损伤、免疫系统疾病、甲状腺功能亢进症、感染或营养不良等。

发现转氨酶增高该怎么办

首先，要明确近期是否有熬夜、喝酒等不良行为，然后好好休息、正常吃饭、不喝酒，避免服用可能伤肝的药物，再去医院复查肝功能。如果转氨酶水平还是高，建议到医院就诊，完善一些检查，如腹部彩超、病毒检测，甚至免疫学检查等，找出转氨酶升高的真正原因。

所以，看到体检报告中转氨酶升高了，千万别不当回事，赶紧去医院找医生看看吧！

（陈志恒　苏海燕）

15. 为什么说体检发现**无症状脂肪肝**也要重视

关键词：脂肪肝 肝纤维化

肝脏是身体的重要器官之一，肩负着代谢、解毒等多种重要功能，为身体的正常运转保驾护航。肝脏一旦出现故障，会牵一发而动全身。

在现代社会中，脂肪肝已经成为一种常见的肝脏疾病。当体检报告中出现“脂肪肝”的字样时，即便在没有明显症状的情况下，也应值得高度重视。

专家说

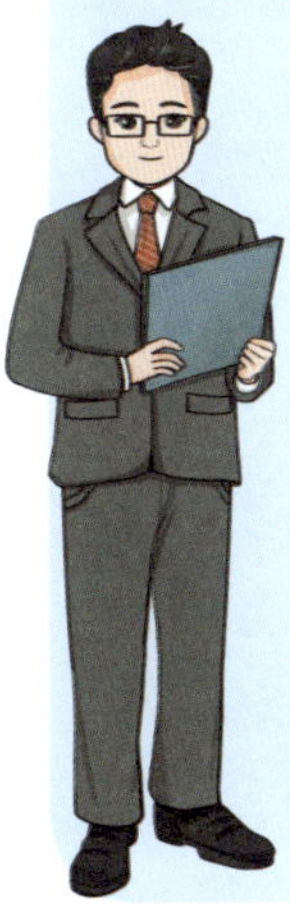

正常情况下，肝脏里也会有一些脂肪，但量不多，一般只占肝脏重量的 3%~5%。当肝脏里的脂肪太多，超过肝脏重量的 5%，就有了脂肪肝。如果对脂肪肝不管不顾，可能逐渐发展为脂肪性肝炎、肝纤维化，甚至肝硬化。这些过程通常隐匿、不易被察觉，直到出现明显的肝功能异常或并发症时，才被发现，甚至可能引发一系列代谢性疾病，如高血压、冠心病等。这些疾病之间相互关联，形成恶性循环，进一步加重患者的疾病负担。

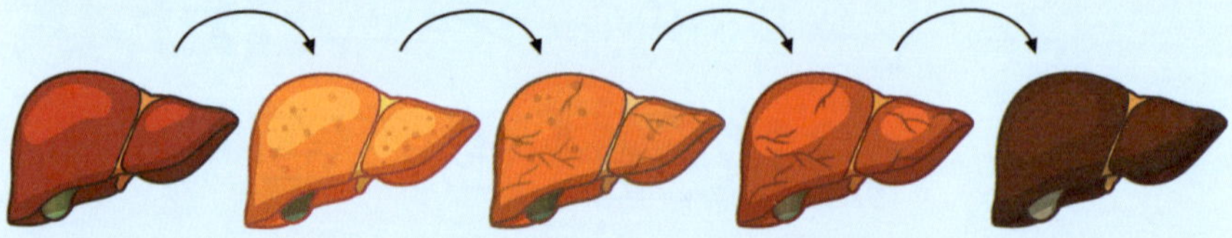

脂肪肝的发展过程

不过，发现脂肪肝也不用过度恐慌。轻中度脂肪肝，即使已发展到了脂肪性肝炎和肝纤维化阶段，若能去除病因、控制原发疾病，仍可能好转，甚至完全恢复。

脂肪肝可能由肥胖、糖尿病、高脂血症、长期过量饮酒以及某些药物的副作用等多种因素引起。所以，建议针对病因，积极调整饮食、增加运动、控制体重、改变不良生活方式、戒酒、避免使用伤害肝脏的药物等干预手段。同时定期复查，监测病情变化，必要时寻求专业指导，脂肪肝还是有很大希望恢复正常的。

（陈志恒　苏海燕）

16. 为什么超声检查显示**胰腺回声不均**要重视

胰腺是一个位于胃后方的器官，虽然不像肝脏或心脏那样常被提及，但它的功能非常强大且多样，既负责消化又参与调节血糖，对人体的健康至关重要。当体检超声报告中出现“胰腺回声不均”时，可能意味着胰腺内部存在结构或功能上的异常，一定要重视。

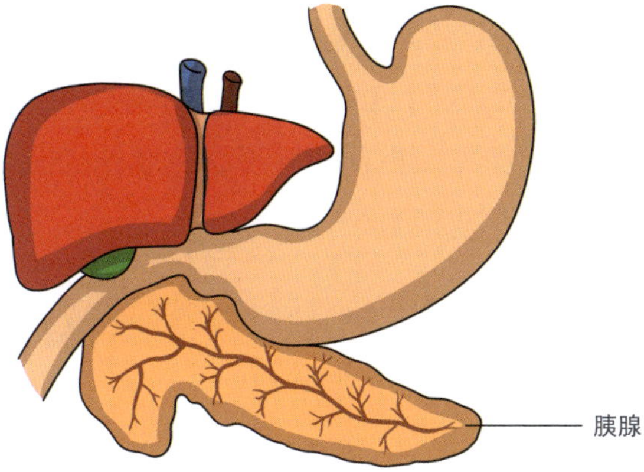

胰腺的位置及形态

专家说

胰腺回声不均是一种疾病吗

正常情况下，超声检查中胰腺的回声应该是均匀的，就像一块光滑的布料。如果回声不均匀，就像布料上出现了皱褶或斑点，这可能意味着胰腺内部的结构发生了变化。

事实上，胰腺回声不均并不是一种疾病，而是一个影像学表现。因为胰腺的位置比较隐蔽，超声检查有时会因为受到肠道气体的影响难以看清楚。当影像检查提示胰腺回声不均时，需要进行腹部 CT 检查，甚至腹部增强 CT 或磁共振检查，因为有可能是急 / 慢性胰腺炎、胰腺囊肿，甚至胰腺癌的早期表现，如果不及时查明原因并干预，可能延误疾病的诊断和治疗。

哪些人群更容易出现胰腺回声不均

长期酗酒、暴饮暴食、患有胆道疾病或高脂血症的人群，以及有胰腺癌家族史的人群，都应高度关注胰腺健康。另外，糖尿病、胰腺外伤、自身免疫性疾病等患者的胰腺功能可能受到影响，也是胰腺回声不均的高危人群。

因此，当超声检查显示胰腺回声不均时，应进行详细的医学评估，以确定具体病因，根据病因，严格遵医嘱进行治疗。同时，应积极调整生活方式，戒烟限酒、低脂饮食、适量运动，并定期进行复查，密切监测病情变化。

重视“胰腺回声不均”这一信号，才能更好地守护身体健康。

（陈志恒　苏海燕）

17. 为什么脾气大的女性乳腺容易长结节

乳腺结节是女性常见的乳腺结构异常表现，其成因复杂，涉及内分泌、生活方式、心理状态等多种因素。研究表明，长期情绪波动、应激状态可通过影响神经 - 内分泌 - 免疫调控网络，进而干扰乳腺组织的稳定状态，增加乳腺结节发生的可能性。

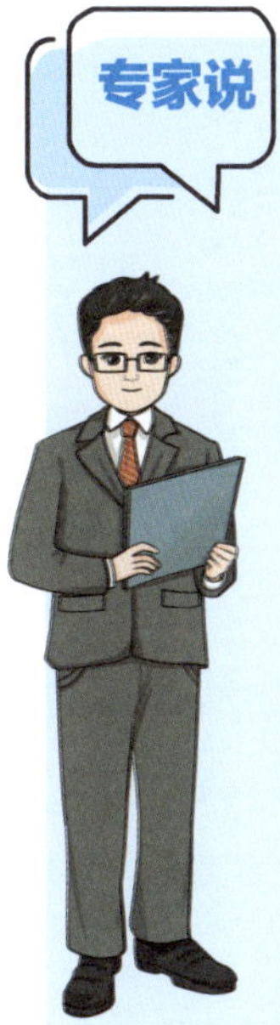

我们的身体就像一台精密的生物仪器，情绪则是这台仪器的调节按钮。当情绪波动过大时，这个按钮可能被反复拧动，导致系统运行失调。女性体内的激素系统对情绪反应尤其敏感，乳腺就好像是情绪雷达，对内心的起伏尤其敏感。生气、紧张、焦虑会刺激下丘脑 - 垂体 - 卵巢轴，促使皮质醇、肾上腺素等应激激素上升。这一过程会打乱体内雌激素、孕激素等激素的正常节律，就像一个指挥失调的交响乐团，最终使乳腺组织异常响应，发生腺体或导管的轻度增生，慢慢形成乳腺结节。

有些女性会在情绪激动后出现乳房胀痛或触痛，这其实是乳腺在鸣笛报警，提醒身体已经对情绪负担做出了反应。当然，并不是所有结节都是“坏消息”。大多数乳腺结节，如乳腺增生、纤维腺瘤、囊肿等，都是良性改变，就像是草坪中长出的小草丛，只需要定期修剪、观察，不一定会变成野草丛生。但也不能掉以轻心。如果发现结节短时间内明显变大、形状不规则，或者伴有乳头溢液、乳房皮肤凹陷等情况，就要及时就医，进一步通过乳腺超声、钼靶摄影或 MRI 进行专业评估。

在日常生活中，保持乳腺健康，除了定期检查，更重要的是学会情绪减压。

健康云课堂

乳腺结节真的是被气出来的吗

（陈志恒　袁　挺）

关键词

子宫肌瘤　焦虑

18. 为什么焦虑的女性更容易长肌瘤

子宫肌瘤，又称“肌纤维瘤”，是女性生殖系统常见的良性肿瘤之一。近年来，社会压力越来越大，尤其是女性群体普遍面临家庭、工作、自身发展不平衡的问题，子宫肌瘤的患病率也节节攀升，越来越多的研究指出，焦虑情绪与子宫肌瘤的发生和发展之间存在密切关系。

专家说

女性的身体好比一个和谐运转的小社会，子宫肌瘤就像是这个小社会里偶尔冒出来的不速之客。而焦虑和精神压力，就像个捣乱分子。当女性处于焦虑状态时，身体里的警报系统就会拉响，准备应战或逃跑。

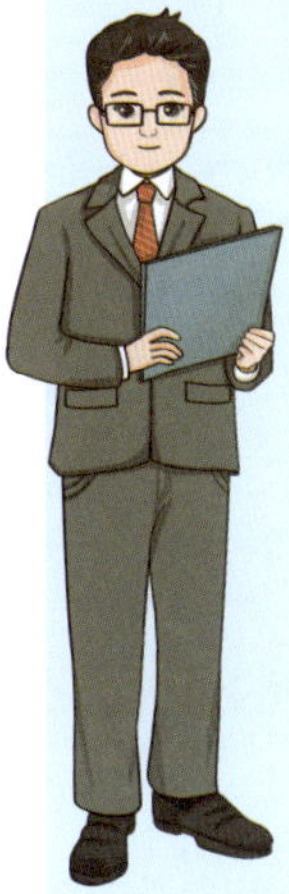

大脑这个总指挥会让肾上腺分泌更多的皮质醇等肾上腺激素。这些激素就像一群捣乱的小兵，会冲进性激素系统，把原本正常的秩序搅乱。雌激素和孕激素是子宫肌瘤发展的关键成员，一旦内分泌激素分泌异常，雌激素水平升高，孕激素分泌不足，就相当于给子宫肌瘤提供了生长的沃土，让它更容易长大。

同时，焦虑还会让免疫系统的战斗力下降。免疫系统本来是抵御炎症和肿瘤的重要防线，现在功能变弱了，就没办法很好地阻止子宫肌瘤的发展。长期焦虑会使肾素 - 血管紧张素 - 醛固酮系统的活性增强，导致血压升高，外周血管收缩，内脏器官供血不足。肾脏为了维持供血，可能会代偿性肥大，激活生长因子。这些生长因子就像催化剂，刺激子宫平滑肌细胞增殖，间接促进了子宫肌瘤的形成。

如何缓解焦虑和精神压力

积极心理学的诸多方法很有效，如多关注生活中的美好，给自己正面的心理暗示；遇到烦心事，找朋友倾诉，别自己憋着；培养兴趣爱好，如绘画、瑜伽等，多晒太阳，多接触大自然，尤其是在户外跑步和冥想等，帮助放松身心。

做情绪的主人，让身体和谐运转，减少“不速之客”的到来。

（陈志恒　彭　珽）

19. 为什么心电图提示**T波异常**不一定是心脏病

关键词

T波异常 心脏病

体检时心电图提示“T波改变”是常见的健康问题之一，T波改变确实与某些心脏疾病存在关联，如冠心病、心绞痛、心肌炎等心脏疾病可能导致心肌缺血，进而引起T波低平、倒置或双向改变。然而，约20%的正常人，心电图检查也可能提示“T波改变”，这可能与劳累、睡眠不足、失眠、精神紧张、自主神经功能紊乱、更年期、肥胖、怀孕以及其他疾病相关。心电图出现ST-T改变并不等于患上了心脏病，需要结合病史、症状、危险因素以及其他检查结果综合判断。

专家说

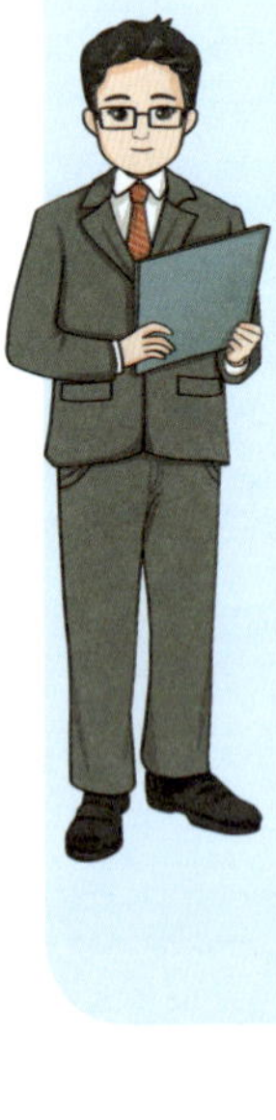

心脏如同一个不知疲倦的动力泵，一刻不停地在为全身输送血液。把心脏的工作比作接力赛，心室肌肉细胞先被激活起跑，这是除极；除极结束后，它们需要恢复体力，这便是心室复极。而心电图里的T波，就像是心室复极阶段派出的小信使，带着心室复极时产生的生物电流信息来报信。当T波的大小、方向出现变化，也就是T波异常，常见的有低平、倒置、高尖等情况。

T波低平，好似小信使没了力气。这可能是因为过度劳累、睡眠不足，身体太疲惫，影响了它的状态。T波倒置，仿佛小信使走反了路。除了心脏疾病，自主神经功能紊乱、更年期等因素也可能让它迷失方向。T 波高尖，如同小信使被打了兴奋剂，过于亢奋，这有时和体内电解质紊乱等有关。当冠心病、心绞痛等心脏疾病导致心肌缺血时，就好比心脏这个动力泵的燃料（血液）供应不足了。心肌细胞得不到充足的血液滋养，工作状态就会受影响。在心室复极这个环节，心肌细胞恢复体力的过程也会出现异常。这时候，负责报信的 T 波就会传递出不一样的信息，出现低平、倒置或双向改变等异常情况。

但值得注意的是，约 20% 的正常人也会有 T 波改变，这可能和劳累、精神紧张、肥胖等有关。因此，看到心电图提示 T 波改变先别慌，不一定就是心脏病在作祟。要是有胸闷、胸痛等心肌缺血症状，需要及时就医，结合病史、症状等进一步检查，才能准确判断心脏的健康状况。

（陈志恒　彭　珽）

20. 为什么心电图提示**心动过缓**不一定是心脏病

在常规健康体检中，如果心电图提示心动过缓（即静息状态下心率 <60 次 / 分钟），并不等同于一定患有心脏疾病。需要结合临床表现、体质特征及生活方式等因素综合判断。

关键词 心动过缓 心脏病

专家说

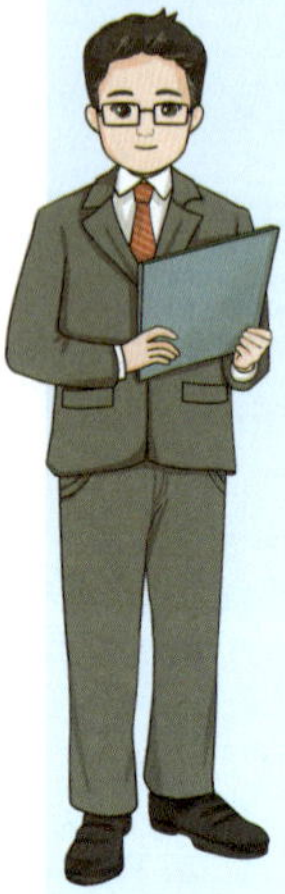

我们常把心脏比作人体的发动机，这台发动机每分钟跳动的次数一般在60~100次。不过，有时心电图显示心动过缓——也就是每分钟心跳低于60次，先别急着。其实，心脏跳得慢有时并不是坏事。例如，长期从事重体力劳动的人或运动员，他们的心脏经过长时间的锻炼，变得更有力量，每次跳动能输送更多的血液，因此无须频繁跳动也能满足身体的需求，这时候的心动过缓其实是身体的适应，并不代表心脏有问题。又例如，人在睡觉时，身体进入休息模式，血液需求降低，心脏就像自动调节到节能模式一样，跳得慢一点。所以，当体检发现心电图显示心动过缓时，不要自己吓自己，要结合是否有心慌、头晕等不适感受，让医生来判断，才能知道是否真的有问题。

健康加油站

24小时动态心电图的适应人群

1. 疑似心律失常的患者 适用于出现间歇性心悸、胸闷、晕厥、晕厥前兆等症状，且常规心电图未能发现心律失常的患者。

2. 已知心律失常的患者 对于已确诊的频发房性或室性早搏、房颤、心动过速、心动过缓等心律失常患者，动态心电图有助于评估心律失常的频率、持续时间及其发生的时间分布。

3. 接受心脏起搏器或 ICD 治疗的患者 适用于接受心脏起搏器或植入式心脏复律除颤器（ICD）治疗的患者，用于评估设备功能及治疗效果。

4. 冠心病或心肌病患者 对于冠心病、心肌病患者，动态心电图可用于评估心律失常的发生，识别隐匿性心律失常，预测猝死风险。

5. 高危人群 包括合并高血压、糖尿病、长期服用心脏药物等的高危人群，用于筛查潜在的心律失常或监测已知心律失常的进展。

（陈志恒 袁 挺）

21. 为什么体检发现**心脏瓣膜反流**不一定是心脏病

很多人在体检中通过超声心动图被告知“心脏瓣膜反流”，就会立刻联想到心脏病，开始紧张不安。其实，瓣膜反流并不一定意味着心脏真正出现了病变。轻度反流在健康人群中也相当常见，若没有引发心功能异常或明显症状，一般无须过度忧虑。

关键词

心脏瓣膜反流 心脏病

专家说

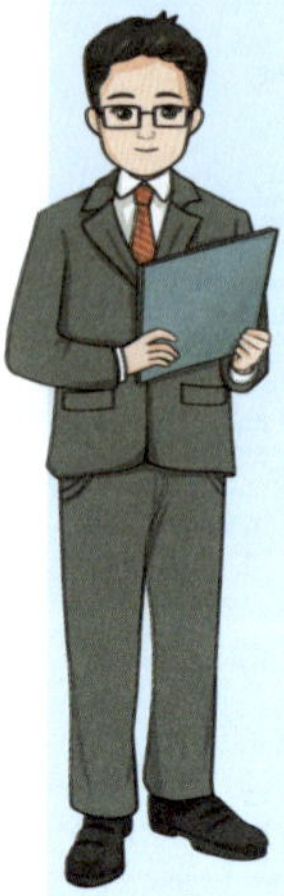

心脏由四个腔室（左心房、左心室、右心房、右心室）和四个瓣膜（主动脉瓣、二尖瓣、肺动脉瓣、三尖瓣）构成。瓣膜的功能类似单向阀门，确保血液在心脏腔室和血管间按照既定方向流动，防止回流。然而，在心脏收缩或舒张过程中，超声心动图有时会检测到微量血液反流，即所谓的“瓣膜反流”。这种反流，在轻度、无症状、无结构异常的情况下，多被视为生理性反流。

研究表明，在部分健康年轻人、老年人甚至运动员群体中，均可观察到轻度二尖瓣或三尖瓣反流。这种反流往往不伴随瓣膜结构改变，不影响血流动力学，属于正常变异范围。

瓣膜就如同房间之间的密封门，反流则像门缝出现轻微的气流倒灌。只要门的主要功能未受影响、整体结构稳固，局部微小漏风不代表这扇门就损坏了。同样道理，轻度瓣膜反流并不等于瓣膜病变。需要关注的是中到重度反流，此时，才需要进一步检查和治疗。

健康加油站

心脏超声检查利用高频声波“扫描”心脏，帮助医生了解心脏的结构和功能。这项检查可以发现心脏瓣膜疾病、心肌病、心脏肥大等问题，判断心脏泵血能力和血液流动情况。它无创、无痛且没有辐射，非常适合体检或有症状的人。通过这项检查，医生能够及时发现潜在问题，为患者提供精准的诊断和治疗方案，是了解心脏健康的重要工具。

（陈志恒　袁　挺）

关键词

血管壁钙化　动脉硬化

22. 为什么体检发现**血管壁钙化**也要重视

在健康体检中，影像学检查（如胸部 CT、冠状动脉 CTA 等）常提示“血管壁钙化”或“动脉钙化”。很多人因此产生焦虑，担心血管是否即将被堵住。实际上，血管壁钙化并不等同于当前血管狭窄或闭塞，它是反映动脉粥样硬化过程的重要标志之一，提示个体未来发生心脑血管事件的风险显著升高。

专家说

动脉血管是人体重要的输送网络，承载着将含氧血液输送至各组织器官的任务。血管壁钙化是钙盐在动脉壁沉积所致，其发生机制与慢性炎症、内皮功能障碍、脂质沉积以及钙磷代谢紊乱密切相关。这一过程类似于管道内壁沉积无机物质，导致其弹性下降、顺应性减弱，使血流动力学特性发生变化。当血管壁逐渐钙化，原本具有弹性的血管变得僵硬脆弱，心脏泵血的负荷随之加重，可表现为血压升高、左心室肥

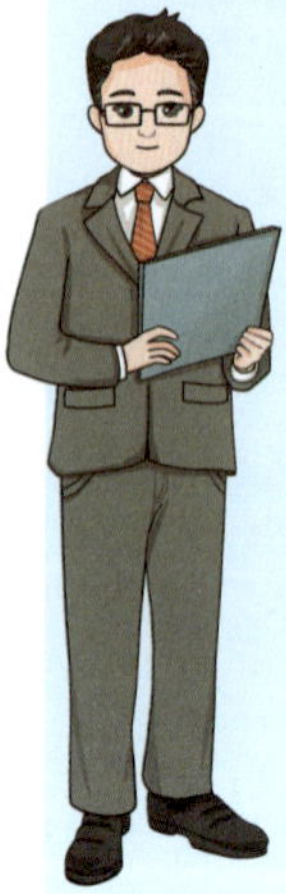

厚，甚至心力衰竭。此外，钙化斑块多呈稳定性，一旦合并软性斑块或破裂风险增加，即可能形成血栓，诱发急性心肌梗死或缺血性脑卒中等严重事件。临床上常用冠状动脉钙化积分（CACS）评估心血管风险。当 CACS>60 分时，已属于阳性结果，提示个体为冠心病的中高危人群，需要进一步评估动脉粥样硬化负荷，并启动个体化干预，包括优化血脂控制、改善生活方式和积极管理危险因素（如高血压、糖尿病、吸烟等）。

健康加油站

血管壁钙化是指钙盐（如磷酸钙、羟基磷灰石等）异常沉积在血管壁组织中，导致血管壁变硬、弹性降低的血管结构改变。钙化可发生在血管内膜或中膜，内膜钙化常与动脉粥样硬化斑块相关，而中膜钙化多见于糖尿病、慢性肾脏病等代谢性疾病患者；钙化可导致血管狭窄、弹性丧失，增加心肌缺血、脑卒中、心力衰竭等心血管事件风险。针对心脑血管及代谢性高危人群，在常规实验室检查基础上，建议增加以下专项检查，早期发现并予以早期干预。

1. 心脏 CTA 检查评估冠状动脉钙化积分。

2. 动脉 / 外周血管钙化检测可发现胸腹主动脉、四肢动脉的早期钙化灶。

3. 胸部或腹部侧位 X 线片可筛查主动脉弓、腹主动脉钙化。

4. 血管超声检测血管壁增厚、斑块及强回声钙化灶。

5. 心脏超声评估心脏瓣膜钙化及血管弹性等。

（陈志恒　袁　挺）

关键词

血管斑块　动脉粥样硬化

23. 为什么体检发现**血管长“斑”**不能掉以轻心

体检报告中提示“血管斑块”或“动脉内膜不规则增厚”时，由于缺乏明显临床症状，部分受检者往往会忽视此类问题。然而，这些斑块通常提示动脉粥样硬化正在发生，是冠心病、缺血性脑卒中等心脑血管事件的关键病理基础和高危前兆。

专家说

动脉粥样硬化是以脂质代谢紊乱和慢性炎症反应为基础的系统性动脉疾病，其早期表现为血管内膜下脂质沉积，继而形成以胆固醇、脂肪、平滑肌细胞和炎症细胞构成的斑块。斑块可导致血管腔变窄、管壁僵硬，血流受限，进而诱发组织器官供血不足。若把血管比作维持供血系统的管道，动脉斑块则可视为其

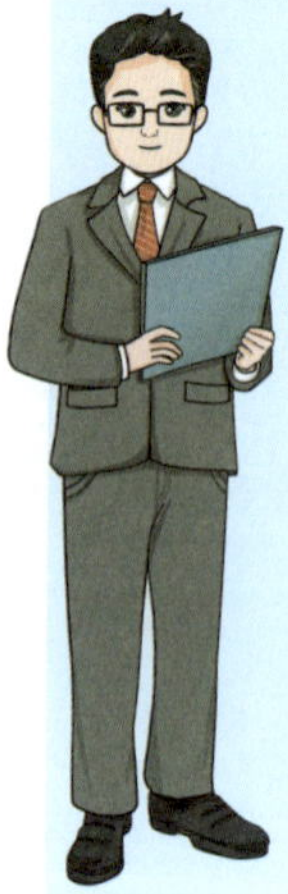

内壁结构性沉积物。这些沉积物会破坏原有血管的通透性和弹性，影响血流动力学稳定性。

更需警惕的是部分斑块具有高度不稳定性，即所谓的“易损斑块”，其纤维帽较薄、炎症反应活跃，一旦破裂便可能在数分钟内激活血小板聚集和凝血反应，形成急性血栓，导致心肌梗死或缺血性脑卒中等严重事件。

斑块的演变并非静止状态。在不良生活方式和代谢异常因素的作用下（如吸烟、血脂异常，以及慢性高血糖、高血压等），斑块可能持续增长、钙化或并发血管再狭窄，加剧器官供血障碍。对于体检发现动脉斑块者，建议尽早进行心脑血管风险分层评估（如 Framingham 风险评分、ASCVD 风险评估模型），并实施循证干预措施。

健康加油站

动脉粥样硬化的风险评估模型用于早期识别心血管疾病高风险人群，常见的模型包括 Framingham 风险评分和 ASCVD 风险评估模型。Framingham 风险评分评估 10 年内发生心血管事件的风险，主要依据年龄、性别、血压、血脂、吸烟、糖尿病等传统危险因素。ASCVD 风险评估模型在此基础上进一步考虑了种族和特定疾病，提供个性化的心血管风险评估。

（陈志恒　袁　挺）

24. 为什么说体检发现**动脉瘤**往往是重大疾病的隐患

关键词：动脉瘤　破裂风险

体检中发现动脉瘤，提示血管壁局部结构薄弱并发生异常扩张，属于重大血管病变的预警信号。其最大危险在于瘤体破裂后可引发急性大出血，是死亡率极高的急危重症之一。

专家说

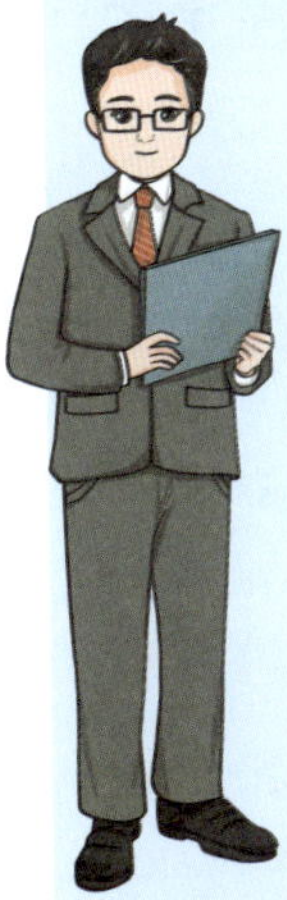

动脉瘤类似血管壁上的“鼓包”，是由于血管壁变薄、局部扩张形成的，具有较高破裂风险。常见于脑动脉和主动脉等部位。脑动脉瘤多位于颅内动脉分叉处，一旦破裂，可能导致蛛网膜下腔出血；腹主动脉瘤破裂则可引起腹腔大出血，均可能危及生命。

为何动脉瘤如此危险

首先，破裂风险高，且破裂后常在短时间内造成大量出血，进而引发休克或严重神经系统损害，属于高致死性的急症。其次，即便未破裂，瘤体的持续扩张也可能压迫周围组织，如胸主动脉瘤可致胸背部疼痛、呼吸困难等症状。最后，许多动脉瘤在早期缺乏典型症状，呈现高度隐匿性，常在体检或影像学检查中偶然发现，一旦发生破裂，往往令人措手不及。动脉瘤的发生通常与高血压、动脉粥样硬化、遗传因素等密切相关。值得注意的是，随着医学技术的发展，动脉瘤一经发现，可通过规范评估和个体化治疗方案有效降低破裂风险。在日常生活中，应注重健康管理，控制“三高”、维持合理体重、戒烟限酒、规律运动、定期体检，以维护血管弹性，预防动脉瘤的发生与发展。

健康加油站

腹主动脉超声检查是一种非侵入性、无辐射的影像学检查方法，主要用于评估腹主动脉的健康状况，尤其是腹主动脉瘤（AAA）。它通过高频声波显示腹主动脉的形态、尺寸及血流情况，广泛应用于高风险人群的筛查，如有家族史、高血压史、吸烟史的患者，以及腹主动脉瘤的诊断、随访和监测。

该检查能够有效评估腹主动脉的扩张，监测动脉瘤的增长，并为手术决策提供依据。无创、无辐射和高效的特点，使其在腹主动脉疾病的早期筛查和治疗管理中具有重要临床价值。

（陈志恒　袁　挺）

25. 为什么体检后医生说我有代谢综合征

关键词

代谢综合征　胰岛素抵抗

当体检报告提示出现腰围超标、血糖升高、血脂紊乱及血压异常等情况时，医生往往会考虑“代谢综合征”的可能。这一概念并非指单一疾病，而是多种代谢异常状态的集合性表现，包括腹型肥胖、高血糖、高血压以及血脂异常等。代谢综合征可显著增加罹患心血管疾病、2 型糖尿病等慢性疾病的风险。

专家说

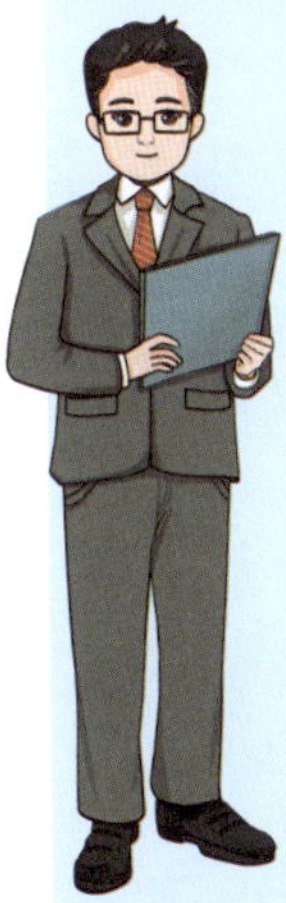

人体如同一个高效运转的系统，各个器官协同工作，而代谢过程则是维持该系统平稳运行的基础。代谢综合征的出现，犹如多个健康预警信号同时被触发，提示全身代谢状态发生紊乱。它不是单一疾病，而是以腹型肥胖、高血糖、高血压和血脂异常等多项代谢指标异常为特征的综合状态。根据《中国 2 型糖尿病防治指南（2024 版）》，若男性腰围 ≥ 90cm、女性 ≥ 85cm，且在血糖、血压、血脂等指标中有三项或以上异常，即可诊断为代谢综合征。

代谢综合征的危害

代谢紊乱状态可促进胰岛素抵抗，形成恶性循环，显著提升心脑血管疾病及糖尿病的发生风险。就如多米诺骨牌效应，任何一项异常都可能带动其他代谢通路失衡，进而引发更严重的健康问题。因此，一旦确诊代谢综合征，应尽早通过科学饮食、规律运动、体重管理等生活方式干预，必要时辅以药物治疗，以阻断代谢异常的进展，恢复机体代谢稳态。

健康加油站

根据《中国糖尿病防治指南（2024 版）》，诊断代谢综合征需要满足以下至少三项条件。

1. 腹型肥胖 男性腰围 ≥ 90cm，女性腰围 ≥ 85cm。

2. 高血糖 空腹血糖 ≥ 6.1mmol/L，或口服葡萄糖耐量试验（OGTT）2 小时血糖 ≥ 7.8mmol/L，或者已确诊为糖尿病并治疗者。

3. 血压增高 血压 ≥ 130/85mmHg，或已确诊为高血压并治疗者。

4. 空腹甘油三酯 ≥ 1.7mmol/L。

5. 空腹 HDL-C<1.04mmol/L。

（陈志恒　袁　挺）

26. 为什么体检发现**尿酸升高**需要警惕肾脏问题

关键词

尿酸升高　肾脏疾病

肾脏是人体重要的排泄器官，承担着过滤血液、排出代谢废物（如尿酸）的重要职责。由于尿酸代谢与肾脏功能密切相关，因此当尿酸水平升高时，需要警惕肾脏健康问题。

专家说

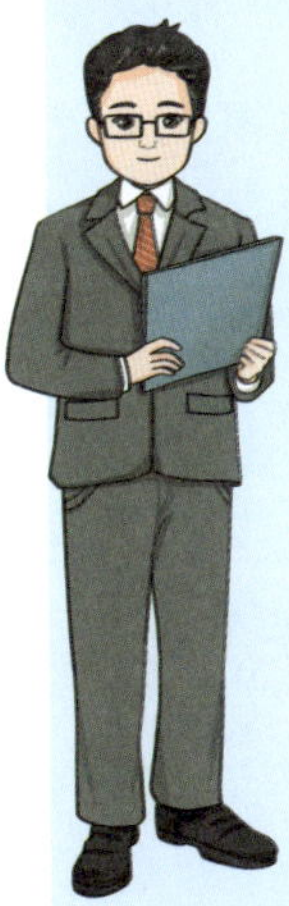

尿酸升高与肾脏问题之间的关系

研究发现，超过 90% 的尿酸升高是由于尿酸排泄障碍所致。而肾脏是尿酸排泄的主要器官，约 2/3 的尿酸通过肾脏排出体外。因此，当肾脏功能受损时，尿酸排泄受阻，将导致尿酸水平升高。而尿酸水平升高反过来又会损害肾脏健康，具体机制包括：①尿酸盐结晶沉积可直接侵蚀肾脏组织，干扰细胞正常功能，严重时甚至导致细胞死亡。②这些结晶还会损害肾脏血管系统，影响血液供应，从而阻碍肾脏的正常生理功能。③尿酸升高常与高血压、糖尿病等代谢性疾病相互作用，形成协同效应，进一步加重肾脏的代谢负担和结构损伤。因此，尿酸升高与肾脏问题之间形成了持续加重的恶性循环。

如何应对尿酸升高

为了保护肾脏健康，建议采取以下措施：①饮食调整，避免摄入高嘌呤食物，如动物内脏、海鲜、肉汤等，增加蔬菜、水果、全谷物和低脂肪乳制品的摄入，并尽量减少饮酒。②多喝水，增加水分摄入，有助于排尿，从而加快尿酸排泄。③定期检查，定期监测尿酸水平和肾功能，评估肾脏健康状况。④药物治疗，在医生指导下使用降尿酸药物。

健康术语

尿酸

尿酸是人体内嘌呤代谢的终产物。嘌呤主要来源于食物（如红肉、海鲜、豆类）和体内代谢。在肝脏中，嘌呤被转化为尿酸，并通过肾脏排出体外。适量尿酸具有抗氧化作用，但血尿酸水平过高会对肾脏等器官造成损害。

（陈志恒　韩姣姣）

27. 为什么体检发现**尿微量白蛋白升高**，需要警惕肾脏早期损伤

关键词

蛋白尿　肾脏损伤

肾脏里有个叫肾小球滤过膜的“筛子”，能选择性过滤小分子蛋白质，但 95% 以上会被肾小管再吸收回去。白蛋白的分子比较大，肾小球滤过膜通常不会让它通过。当肾脏出现损伤，特别是早期时，肾小球滤过膜会变稀松，白蛋白有可能漏出去。这时候，普通的尿蛋白检查可能还看不出来，但尿微量白蛋白检查就能发现问题了。所以，尿微量白蛋白的检查就像是一个早期警报器，能告诉我们肾脏是不是开始受伤了。

专家说

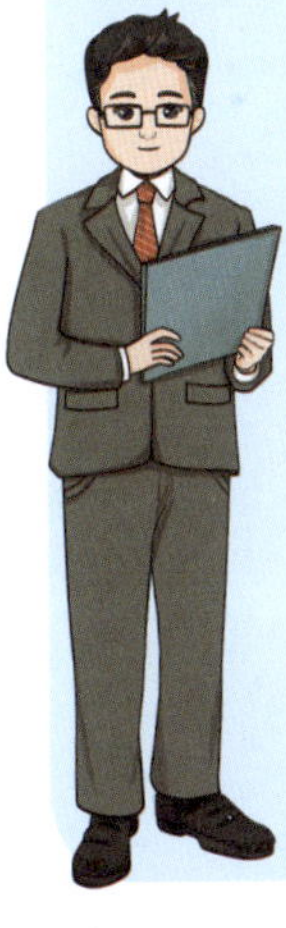

哪些人需要定期检测尿微量白蛋白

以下人群应定期检测尿微量白蛋白，以早期发现肾脏损伤：高血压患者、糖尿病患者、心血管疾病患者、肥胖人群、慢性肾脏病患者、有肾脏病家族史者、长期服用肾毒性药物者、老年人。

当发现尿微量白蛋白升高时，该如何应对

1. 应及时就医，必要时进一步检查以明确病因。

2. 控制基础疾病，如高血压和糖尿病，严格遵医

嘱用药并定期监测相关指标。

3. 调整生活方式，包括健康饮食、适量运动、戒烟限酒，以减轻肾脏负担。

4. 定期监测尿微量白蛋白和肾功能，以及自我观察尿液变化，对病情管理至关重要。

5. 必要时遵医嘱使用保护肾脏的药物。

6. 保持良好的心态，积极配合治疗，有助于病情的控制和管理。

健康加油站

24 小时尿蛋白与 24 小时尿微量白蛋白的区别

	定义	主要成分	正常值范围	临床意义
24 小时尿蛋白	24 小时内尿液中蛋白质的总量	包括白蛋白、糖蛋白、微球蛋白、免疫球蛋白等中大分子蛋白	小于 150mg/24 小时	用于评估肾脏损伤程度、提示肾脏疾病
24 小时尿微量白蛋白	24 小时内尿液中白蛋白的总量	主要为白蛋白	小于 30mg/24 小时	用于早期肾脏病的筛查，是糖尿病肾病分期的重要指标

（陈志恒　韩姣姣）

28. 为什么体检发现 肾小球滤过率降低 需要警惕肾功能减退

关键词

肾小球滤过率 肾功能减退

肾小球滤过率（GFR）是衡量肾脏功能的重要指标，表示每分钟肾脏过滤血液的量，反映了肾脏清除血液中废物和毒素的能力。如果肾脏功能受损，GFR 降低，则意味着其过滤速度减慢，可导致体内废物积累，最终危害健康。因此，体检发现 GFR 降低，需要警惕肾功能减退。

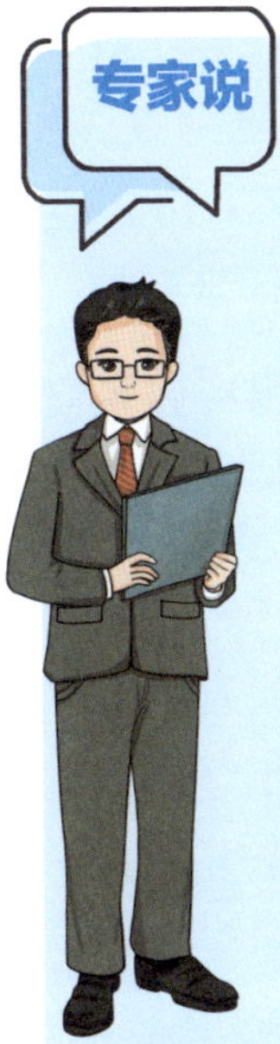

肾小球滤过率一旦开始下降，还能恢复正常吗

肾小球滤过率下降后，能否恢复正常要看原因和病情。如果是暂时的、可逆的原因，如脱水、药物副作用或某些急性肾脏疾病，及时治疗后，肾小球滤过率有可能恢复正常。但如果是长期的、慢性的肾脏疾病导致的，如糖尿病肾病、高血压肾病等，肾小球滤过率下降后通常很难完全恢复，需要长期的治疗和管理来控制病情。所以，关键是早发现、早治疗，保护好肾脏健康。

当我们发现肾小球滤过率降低时，该如何应对呢

当体检发现肾小球滤过率降低时，应及时就医并接受专业医生的诊断和治疗。医生会根据患者的具体情况制订个性化的治疗方案，包括药物治疗、生活方式调整等。同时，患者也应积极配合医生的治疗和建议，保持良好的生活习惯和心态，以延缓肾功能的减退进程。

健康加油站

肾小球滤过率是怎么来的

肾小球滤过率不能直接测量，只能通过一些间接的方法来估算。以下是几种常见的方法。

1. 血和尿的肌酐检测法 肌酐是肌肉代谢产生的一种废物，正常情况下肾脏会把它过滤掉。通过检测血液和尿液中的肌酐水平，医生可以估算出肾脏的过滤能力。

2. 放射性检查法 这种方法需要注射一种带有放射性标记的药物，然后用特殊仪器来观察肾脏过滤这种药物的速度。这种方法比较准确，但操作复杂，费用也高。

3. 公式计算法 医生会根据患者的年龄、性别、体重和血液中的肌酐水平，用公式来估算肾小球滤过率。这种方法简单方便，但结果可能会受到一些因素的影响，如肌肉量、饮食习惯等。

（陈志恒　韩姣姣）

29. 为什么**尿液检查**能查出**肾脏疾病**

关键词

尿液检查　肾脏疾病

肾脏是生成尿液的器官，其功能的微小变化都会在尿液中体现。正常情况下，肾脏能有效过滤废物并保留有益物质，但受损时滤过屏障被破坏，导致尿液中出现异常成分。这些成分不仅提示肾脏疾病，还能反映疾病类型和严重程度。因此，尿液是肾脏健康的“晴雨表”。

专家说

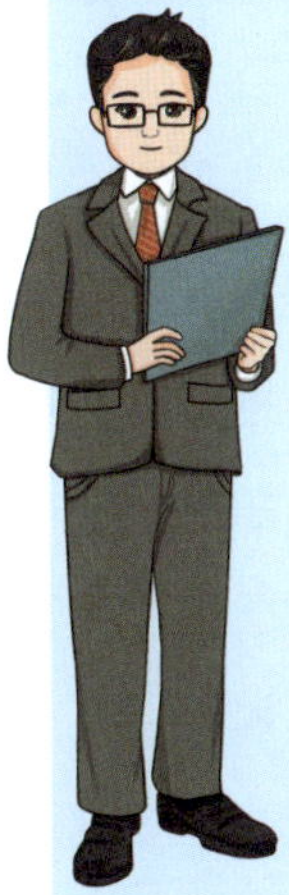

什么是尿液检查

尿液检查即尿检，是通过分析尿液样本来评估健康状况的一种方法。

怎么看尿常规

尿常规是医学检验“三大常规”之一，是体检中较为简单且常见的检查项目。以下是如何解读尿常规检查单的一些关键信息。

名称	正常	异常
尿外观	淡黄色、清晰透明	黄绿色、尿浑浊、血红色等
尿比重（SG）	1.015~1.025	增高多见于高热、心功能不全等，降低多见于大量饮水、肾盂肾炎等

续表

名称	正常	异常
酸碱度(pH)	6.0~6.5	降低常见于酸中毒、高热、脱水等，升高常见于碱中毒、尿潴留等
尿蛋白(PRO)	阴性	阳性见于肾小球肾炎、糖尿病肾病等
尿糖(GLU)	阴性	阳性见于糖尿病等
酮体(KET)	阴性	阳性见于酸中毒、严重呕吐、腹泻等
胆红素(BIL)	阴性	阳性见于黄疸
尿胆原(URO)	阴性或弱阳性	
隐血(BLD)	阴性	阳性见于泌尿系统肿瘤、肾炎、尿路结石等
红细胞(RBC)	0~3 个 /HP	
白细胞(WBC)	0~5 个 /HP	阳性见于尿路感染
亚硝酸盐	阴性	

正确认识尿常规的重要性

尿常规虽然能够提供关于肾脏健康的重要信息，但并不能单独确诊肾脏疾病。当尿常规结果出现异常时，通常需要进一步进行检查以明确诊断。因此，在解读尿常规结果时，应综合考虑患者的临床症状、病史以及其他检查结果。但尿常规作为肾脏疾病的重要筛查手段，具有无创、便捷、经济等优点。通过此检查，能够及时发现肾脏疾病的早期迹象，为后续的诊断和治疗赢得宝贵时间。因此，定期进行尿常规检查对于维护肾脏健康具有重要意义。

（陈志恒　韩姣姣）

30. 为什么女性更容易
骨质流失

关键词

骨量减少　骨质疏松

骨骼，默默地支撑着我们的身体，赋予我们行动的能力。然而，在现代快节奏的生活中久坐不动、缺乏运动、不合理饮食等不良生活习惯正在悄然侵蚀骨骼健康。值得注意的是，女性比男性更容易出现骨质流失，这主要是由于女性在特殊生理期如妊娠、哺乳期间，以及更年期后，雌激素水平的变化。女性要及早储蓄、减少透支，才能把骨骼健康握在自己手里。

专家说

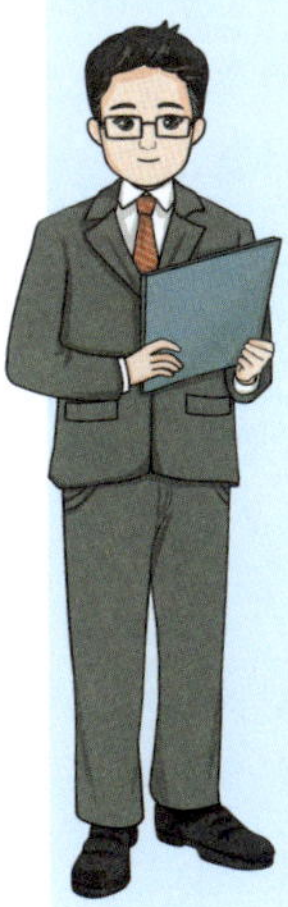

我们的骨骼犹如一座坚固的大厦，骨量就是这座大厦的砖块。女性的骨骼始终面临三重挑战：先天储备少、额外支出多、后期保护弱。

第一，先天储备不足。青春期启动早、骨骺闭合快，使女性的峰值骨量比男性低；体重和肌肉量偏少，骨骼日常负重较小，钙沉积效率也随之降低。简而言之，女性“起跑”就带着劣势。第二，额外支出频发。女性在妊娠期与哺乳期，胎儿和婴儿所需的钙全部来自母体。若从饮食中摄入的钙不足，身体只能拆东墙补西墙，动用骨钙“垫付”。一次完整的妊娠 - 哺乳周期，骨密度可下降 3%~9%，相当于提前透支骨量。第三，后期保护骤降。雌激素是维持骨形成与抑制骨破坏的核心激素。50 岁左右进入更年期后，卵巢功能减退，雌激素水平断崖式下跌，骨吸收速度瞬间反超骨形成。

如果再加上维生素 D 合成不足（过度防晒、户外活动少），钙与微量元素摄入失衡，以及吸烟、酗酒等不良习惯，骨量流失就像按下加速键。骨量一旦跌破临界值，轻微碰撞即可引发骨折。髋部骨折后一年，约 1/3 的患者生活无法自理；脊柱压缩性骨折则会导致身高变矮、驼背，并压迫心肺，出现呼吸受限、心悸等症状。长期疼痛还会诱发焦虑、抑郁，使生活质量显著下降。

如何把损失降到最低

1. 饮食 每日摄入钙 1 000~1 200mg（牛奶 300mL ≈ 300mg 钙，北豆腐 100g ≈ 138mg 钙），并搭配维生素 D 800~1 000IU。

2. 运动 每周至少进行 150 分钟快走、慢跑等负重运动，外加 2~3 次哑铃、弹力带等抗阻训练，可直接刺激成骨细胞活性。

3. 生活习惯 戒烟、限酒、保证 7 小时以上睡眠；每日日晒时间为 10~20 分钟（面部和手臂暴露即可）。

4. 监测与药物 绝经后每 1~2 年做一次双能 X 线骨密度检查；若 T 值≤ –2.5 或已有脆性骨折，应在医生指导下使用双膦酸盐、选择性雌激素受体调节剂等药物，把骨量“止损”在可控范围。

健康加油站

骨质疏松自测公式

OSTA 指数（亚洲骨质疏松风险指数），是在对亚洲多个国家和地区绝经后妇女的研究后，得出的一项简易的骨质疏松自查方法。

具体计算公式

【体重（kg）－年龄】×0.2= 风险指数。

风险指数大于 –1，提示发生骨质疏松的风险较低；风险指数小于 –4，提示骨质疏松高风险，建议就医；风险指数为 –1~–4，是中风险，建议积极预防。

请注意骨质疏松自测公式是一种简单、初步判断骨质疏松风险的方法，但需要结合其他症状和风险因素进行综合评估。

（陈志恒　彭　珽）

31. 为什么超声检查发现前列腺内钙化灶不一定是疾病

前列腺内钙化灶是男性在泌尿系统彩超检查中常见的一个现象，尤其在 40 岁以上的人群中更为普遍。严格意义上说，前列腺内钙化灶是彩超检查所见的一种描述，它并不一定意味着有疾病，而可能只是前列腺自然老化或过去炎症的结果。

关键词

前列腺钙化灶 前列腺健康

专家说

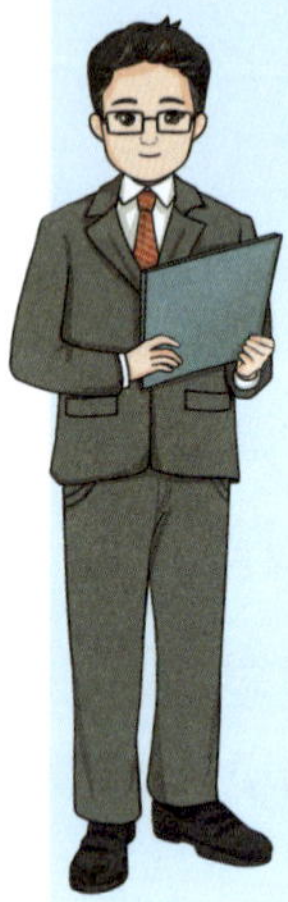

前列腺内钙化灶是什么原因导致

前列腺内钙化灶的形成可能与多种因素有关，如前列腺炎、前列腺液排出不畅、前列腺组织的自然老化或体内钙磷盐沉积等，类似于皮肤受伤后留下的瘢痕，或者水管里沉积的水垢。大多数情况下，前列腺内钙化灶并不会引起任何不适症状，只需要定期复查泌尿系统彩超及前列腺特异性抗原以排除其他疾病。但如果钙化灶数量较多、有增多的趋势，或者伴随尿频、尿急、尿痛等症状，那就需要去泌尿外科进一步诊治了。

前列腺内钙化灶会有癌变的风险吗

目前，没有确凿的证据表明前列腺内钙化灶会发展成前列腺癌。虽然有些前列腺癌在超声下也会表现为钙化，但研究发现，前列腺钙化灶在前列腺癌患者和良性前列腺疾病患者中的出现率并没有明显差异。因此前列腺内钙化灶并不一定是疾病，影像学检查发现后无须恐慌。

虽然前列腺内钙化灶并不一定是疾病，但为了前列腺更健康，我们可采取以下措施进行预防。

1. 勿憋尿，勤排尿 多饮水，每天至少 1 500mL；避免长时间憋尿，保持小便通畅。

2. 常活动，防压迫 每小时活动 5~10 分钟；避免长时间骑车、开车，减少对前列腺的压迫。

3. 良好饮食，戒烟戒酒 饮食多样化，保证营养均衡，忌食辛辣刺激的食物，多吃豆制品，增加蔬菜水果摄入量，如西红柿、西蓝花等。

4. 劳逸结合，按时起居 养成良好的生活习惯，不熬夜，防止过度疲劳所致的免疫力下降。

5. 保持清洁卫生，每天有好心情 保持良好心态，培养广泛的兴趣爱好，同时注意个人卫生，有助于身体健康、预防前列腺疾病。

总之，前列腺内钙化灶并不一定是疾病的信号，保持健康的生活方式才是关键！

（陈志恒　尤俊方）

32. 为什么肿瘤标志物升高不等于患有癌症

肿瘤标志物是指存在于血液或体液中、与恶性肿瘤发生相关的某些蛋白质或分子。其升高可能提示肿瘤活动，但并不等同于确诊癌症。因为这些指标容易受到炎症反应、良性病变、药物影响及个体差异等多重因素干扰，即使数值异常，也需结合影像学检查和病理学结果加以判断。换言之，肿瘤标志物仅是“初筛信号”，不能作为癌症诊断的唯一依据。

关键词

肿瘤标志物 癌症

专家说

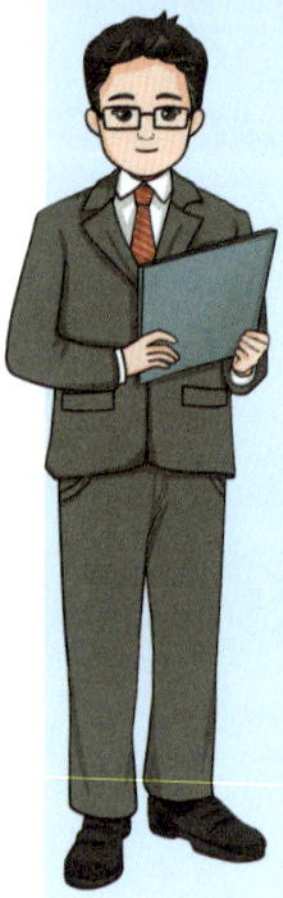

肿瘤标志物可类比为体内的“预警机制”或“侦察系统”，其代表性物质如甲胎蛋白（AFP）、癌胚抗原（CEA）等，具有一定的临床筛查和动态监测价值。然而，肿瘤标志物升高不必然意味着已患癌症。首先，它们存在“假阳性”可能，非肿瘤性疾病也可引起数值升高。例如，慢性肝炎可能引起 AFP 升高，吸烟者 CEA 水平也可能偏高；良性前列腺增生亦可导致前列腺特异抗原（PSA）升高。此外，个体生理差异亦可能导致肿瘤标志物数值超出参考范围，但不具临床病理意义。其次，并非所有肿瘤均能产生可检测的标志物，尤其在早期阶段，可能出现“假阴性”，即指标正常但病灶已存在。因此，肿瘤标志物更适合作为辅助评估工具，而非确诊依据。确诊仍需要依赖影像学检查（如 CT、MRI、PET/CT）及组织病理学分析。对于肿瘤高危人群，建议在专业医生指导下定期体检和随访，而不宜盲目追查或过度焦虑。保持健康的生活方式，如均衡饮食、适度运动、戒烟限酒，是预防恶性肿瘤的基础策略。

健康加油站

常见癌症的筛查方法

1. 肺癌的筛查方法 低剂量螺旋 CT（LDCT）。

2. 结直肠癌的筛查方法 首选结肠镜检查。

3. 食管癌的筛查方法 内镜检查。

4. 宫颈癌的筛查方法 人乳头瘤病毒（HPV）检测和宫颈细胞学检查（TCT）联合筛查。

5. 乳腺癌的筛查方法

（1）乳腺 X 线摄影（钼靶检查）：40~69 岁女性，每 2 年一次，首选方法。

（2）乳腺超声：适用于所有年龄段女性，每年一次，特别适合乳腺致密者。

（3）磁共振成像：适用于高风险女性（如 *BRCA1/2* 基因突变、有乳腺癌家族史），每年一次。

（4）临床乳腺检查：20 岁以上女性，40 岁后每年一次，20~39 岁每 3 年一次。

（5）乳腺自检：20 岁以上女性，每月一次。

（陈志恒 袁 挺）

33. 为什么说**粪便检查结果异常**可以作为胃肠道疾病的线索

关键词

大便异常　胃肠道疾病

胃肠道像一条繁忙的运输生产线，大便就是其产品，是消化道疾病的“报警器”。粪便检查是我们了解胃肠道健康的重要方法，能揭示消化与吸收功能、感染、出血等问题，筛查早期胃肠道肿瘤。

专家说

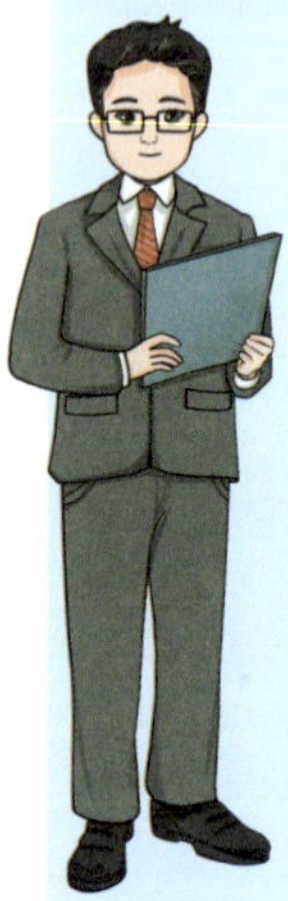

理想的大便形态为黄褐色软便，被形象地称为“香蕉便”。大便质地或颜色的变化往往是胃肠道问题的信号。稀便可能与感染或吸收功能下降相关；干硬则反映肠道蠕动减缓或水分过度吸收；脓便提示肠道炎症，如肠炎。遇到这些情况，排除饮食等生理性因素后，应及时就医。

粪便检查通常还包括白细胞、红细胞、潜血（即肉眼看不见的血液）和寄生虫等，如果这些指标是阴性，说明肠道基本运行良好；如出现白细胞增多提示肠道炎症，发现红细胞或潜血阳性意味着肠道内可能有出血的情况；寄生虫检测有助于发现蛔虫、钩虫等感染。初次粪便检查结果异常不必过于紧张，复查后若仍有问题，特别是排便习惯显著改变，如反复腹泻、便秘或交替出现，应及时就医。普通人群应每年进行粪便检查。

粪便颜色变化可能的诱因

颜色	生理性	病理性
黄褐色	正常粪便颜色	
金黄色	新生儿粪便	胆红素未氧化或脂肪消化不良
绿 色	食物通过肠道的速度过快，或摄入大量绿色蔬菜	婴儿肠炎
灰白色	服用硫酸钡或进食过量脂肪	胆道梗阻、肠结核、胰腺疾病等
鲜红色	食用红心火龙果、紫菜头等富含天然红色素食物	肠道下段出血，如痔疮、肛裂、直肠癌等
果酱色	食用大量咖啡、可可或巧克力等	阿米巴痢疾、肠套叠等
黑 色	食用铁剂、血制品、肝脏、活性炭等	上消化道出血，如胃溃疡、胃癌等

粪便检查结果中潜血阳性是代表患消化道肿瘤了吗

虽然潜血试验是检测消化道出血的重要工具，对肿瘤早期诊断尤为关键，但阳性结果并不一定意味着患了肿瘤。干扰性食物（如动物制品、豆制品、青菜）摄入后也可能导致假阳性，因此建议在禁食这些食物三天后复查。红心火龙果导致的红色大便或活性炭、铋剂引起的黑色大便属正常生理现象。

粪便潜血阳性可能的诱因

潜血试验	生理性	病理性
阴性	正常	大量维生素C摄入所致假阴性
阳性/弱阳性	动物血制品、肝脏、铁剂等所致假阳性	阿司匹林、糖皮质激素等药物所致痔疮、消化道出血/溃疡或消化道肿瘤

健康加油站

粪便检查前的注意事项

1. 采集样本前三天不吃动物血制品，如鸭血、鸡血等，避免食用高脂肪、高膳食纤维、刺激性食物等，以免影响化验结果。

2. 服药期间需要告知医生，以免药物干扰检测结果。

3. 取样时保持容器清洁干燥，选取大便中央或异常部分，避免水、尿液或其他杂质混入，女性避开月经期，痔疮患者避开出血期，以免影响检测结果。

4. 样本应尽快送检，通常不超过 2 小时，以保证检测的准确性。

（陈志恒　尤俊方）

34. 为什么体检发现**肠道息肉**要区别对待

在进行肠镜检查时，如果发现息肉，有的人会被建议直接切除，有的则只需要定期观察。为什么同样是息肉，处理方式却不一样呢？

其实，这和息肉的类型、大小、长相，以及癌变风险有关。

肠道息肉就像长在肠壁上的小肉疙瘩，有些完全无害，有些则可能在悄悄变坏。医生会根据具体情况决定如何处理——有的需要立即切除送检，有的可以定期复查。接下来，我们就来揭开肠道息肉的秘密，看看为什么它们要被区别对待。

关键词

肠道息肉 肠道疾病

专家说

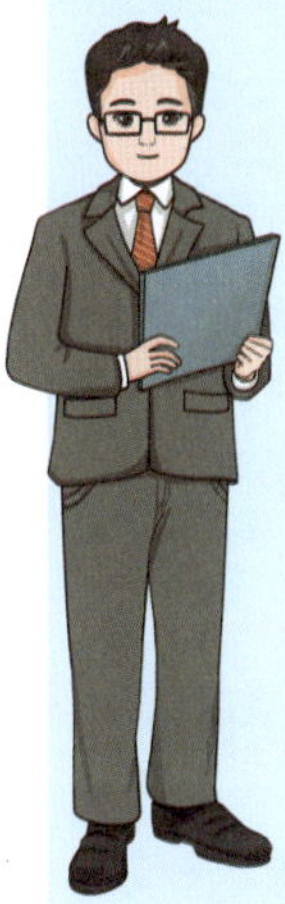

肠道息肉是肠道内壁上的异常突起，看似相似实则性质各异，需要区别对待。常见的肠道息肉主要分为以下三种类型。

第一种是炎性息肉。它好像肠道发炎后自我修复形成的小补丁，常见于溃疡性结肠炎等炎症性肠病患者。这类息肉通常是良性的，随着炎症的控制往往会自行消退，治疗重点在于控制原发炎症，并定期复查肠镜，观察变化。

第二种是增生性息肉。这是由于肠道黏膜细胞生长过于活跃形成的小凸起。它们生长缓慢，癌变风险极低（<1%），对于体积较小、无症状的增生性息肉，定期观察即可。若体积较大或引起不适，则建议肠镜下切除。

最需要警惕的是第三种腺瘤性息肉，堪称肠道里的“隐形炸弹”。这类息肉具有明显的癌变倾向，其细胞在增殖过程中容易发生基因突变，可能逐步发展为肠癌。因此，一旦发现腺瘤性息肉，无论大小都应尽快切除，并严格遵医嘱定期随访。

需要强调的是，绝大多数肠道息肉都是良性的，不必过度恐慌，但也不能掉以轻心。医生会根据息肉的类型、大小、数量等特征，制订个体化的处理方案。通过科学管理和定期监测，保持健康通畅。

健康加油站

不同肠道息肉的鉴别特点

类型	病因	形态学特点	恶变风险	常见症状
腺瘤性息肉	与癌症发生密切相关	一般呈球形或半球形	高风险	腹泻、腹痛、便血、排便习惯改变等
增生性息肉	占肠道息肉的大部分，可能与炎症、病毒感染等因素有关	呈现良性肿瘤的特点，边界清晰，大小不一	低风险	排便习惯改变、便血、肠道梗阻、息肉脱垂
炎性息肉	多由肠道慢性炎症引起	外形各异，与周围组织边界不清	极低风险	腹痛、腹泻、便秘
错构瘤性息肉	可能与胚胎期发育异常有关	形态规则，边缘光滑，多为单发	低风险	黏膜皮肤色素沉着、间歇性腹痛等

（陈志恒　刘寒英）

三

就医指导

35. 为什么高血压吃了药还要监测血压

关键词

高血压　血压监测

血压是身体晴雨表的重要指标之一，然而血压不是一成不变的，不同时间、不同情绪状态、不同种类的抗高血压药等会引起血压水平的波动。高血压一旦出现就需要终身管理，即使按时按量服用抗高血压药，血压也不是绝对稳定的。有效的血压监测是预防严重的心脑血管疾病等并发症的关键。所以，高血压患者即便已规律服用抗高血压药，仍需要定期监测血压，了解血压波动趋势，及时调整药物，同时调整饮食、运动等生活方式，减少心脑血管疾病的发生风险。

专家说

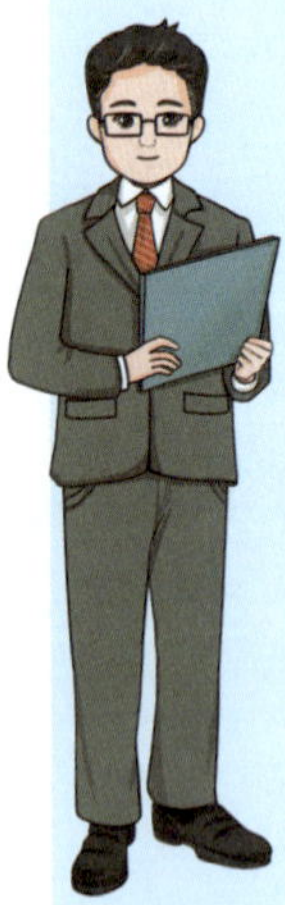

人体的血管像一条条运输管道，正常的血压能让血管保持弹性，让血液顺畅运输营养和氧气。而高血压会使血管里的压力过大，时间一长，血管会变硬、变脆。血压平稳对心脑血管的保护意义重大，能让血管保持良好的状态，减少心脏和血管的负担。可要是血压波动大，血管里的压力忽高忽低，血管壁会受到更大冲击，容易受损。

例如，血压峰值时，过高的压力会使血管内膜破裂，促使动脉粥样硬化斑块形成；血压谷值太低，又可能导致心脏、大脑等重要器官供血不足。吃了抗高血压药后监测血压非常关键。抗高血压药就像给血管安装了压力调节器，但不同人对药物的反应不一样。通过家庭血压监测，能够观察药物的疗效。如果血压控制得不理想，说明调节器的力度可能不够，需要调整方案；要是血压降得过低，也要及时调整，避免低血压带来危害。

学会家庭自测血压

首先，要选择合适的血压计，定期校准。测量时保持安静、放松，规范操作。每天在固定时间测量，早晚各测量 2~3 次。早上分别在起床排空膀胱后、服药前和早饭前坐位测量血压，晚上在晚饭后、洗漱后、睡觉前测量血压。在不少于 3 天、12 个测量值时取平均值用于高血压的诊断或疗效评估。我们不仅要关注血压的数值，还要留意血压的波动情况。

总之，高血压患者即使吃了药也别忘了监测血压，只有这样，才能更好地保护我们的血管和心脏，让身体更健康。

健康加油站

了解降压目标

根据最新的《中国高血压防治指南（2024 年修订版）》，一般高血压患者推荐诊室血压降至 <140/90mmHg；如能耐受，应进一步降至 130/80mmHg。65~79 岁老年人，推荐诊室血压目标 <140/90mmHg，如能耐受，可降至 <130/80mmHg；80 岁及以上高龄老年人降压目标 <150/90mmHg，如能耐受，可降至 <140/90mmHg。

（陈志恒　彭　珽）

36. 为什么不明原因**淋巴结肿大**要警惕肿瘤风险

关键词

淋巴结肿大　肿瘤风险　免疫系统

在日常生活中，当没有明显原因出现了淋巴结肿大时，可能是身体发出的一个重要警示信号，提示可能存在潜在的健康问题，尤其需要提高警惕。

专家说

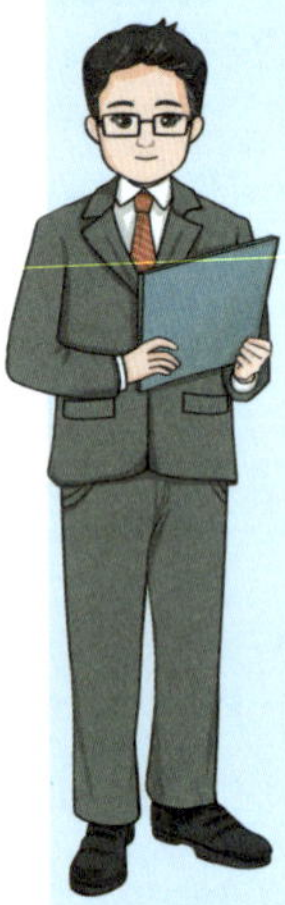

淋巴结是免疫系统的重要组成部分，我们可触及的浅表淋巴结主要分布在颈部、腋窝和腹股沟等区域。它们就像身体内的派出所，负责识别和清除入侵的细菌、病毒等病原体。当身体发生感染或免疫反应时，淋巴结会因淋巴细胞增殖和免疫细胞聚集而出现暂时性肿大，并常伴有疼痛，这是正常的防御反应。

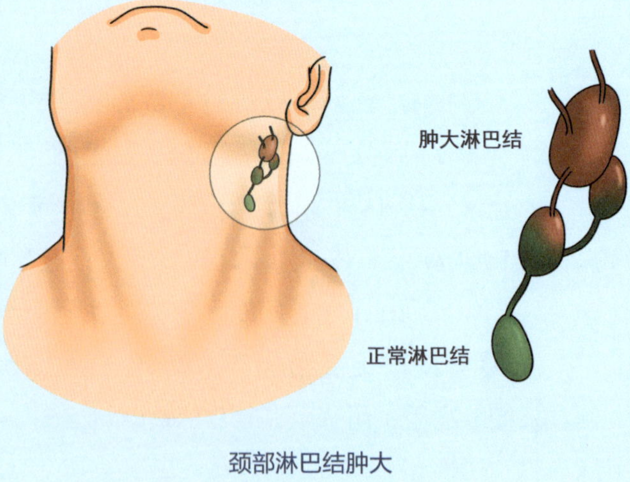

颈部淋巴结肿大

然而，在没有任何原因的情况下忽然出现淋巴结肿大，特别是当肿大包块不太规则、质地很硬，也没有疼痛或其他症状，亦或即使经过抗感染治疗后淋巴结仍然持续肿大，这时就需要引起足够的重视了。持续不明原因的淋巴结肿大需要警惕肿瘤风险。无论是原发于淋巴系统的恶性病变（如淋巴瘤），还是其他部位的癌症转移至淋巴结，都可能导致淋巴结无痛性、持续性的肿大。

对于不明原因的淋巴结肿大，医生会通过病史询问、体格检查以及必要的辅助检查（如血液检测、影像学检查、淋巴结活检等）来确定肿大的原因。如果怀疑为肿瘤性疾病，则需要进一步的专业诊疗以明确诊断并制订合理的治疗方案。

（陈志恒　胡　滢）

37. 为什么体检发现**视力或听力下降**要及时就医

视力或听力下降可能是严重疾病的早期信号，及时就医可以通过专业检查明确病因，避免不可逆的损伤，甚至挽救感官功能。

专家说

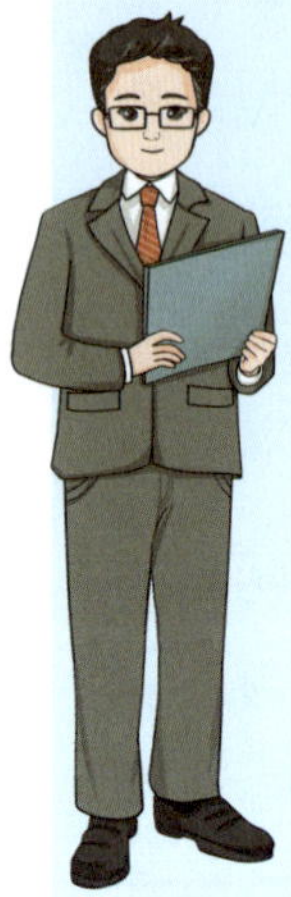

视力和听力是我们感知世界的重要工具，它们的异常往往提示身体发出警报信号。视力下降不一定是简单的疲劳，突发性视力模糊可能是青光眼急性发作，持续下降可能与白内障或糖尿病视网膜病变有关。更严重的是，视网膜脱离在早期可能仅表现为视野缺损，若超过 72 小时未治疗，可能导致永久失明。

听力下降同样不容忽视。单侧听力减退可能是听神经瘤的早期表现，这种肿瘤虽为良性，但若任其生长可能压迫脑干，造成严重后果。突发性耳聋若在 72 小时内治疗，恢复率可达 70%，但拖延超过 1 个月，可能会永久失聪。

此外，全身性疾病也可能引发感官问题。例如，糖尿病患者出现视物模糊需要警惕黄斑水肿，高血压患者突发耳鸣要排除血管性病变。这些疾病在普通体检中易被忽视，必须通过专科设备才能确诊。

视神经和听神经一旦损伤很难修复。及时就医不仅能保护感官功能，还能通过早期干预避免更严重的并发症，感官健康没有观察期，早发现、早治疗是关键。保护好我们的感知窗口，才能更好地享受生活中的美好。

（陈志恒　胡　滢）

38. 为什么体检发现**甲状腺结节**要进一步检查甲状腺功能

关键词

甲状腺结节　甲状腺功能

体检发现甲状腺结节后，医生通常会建议检查甲状腺功能，因为结节可能会影响甲状腺的工作状态，进而对全身健康产生广泛影响。

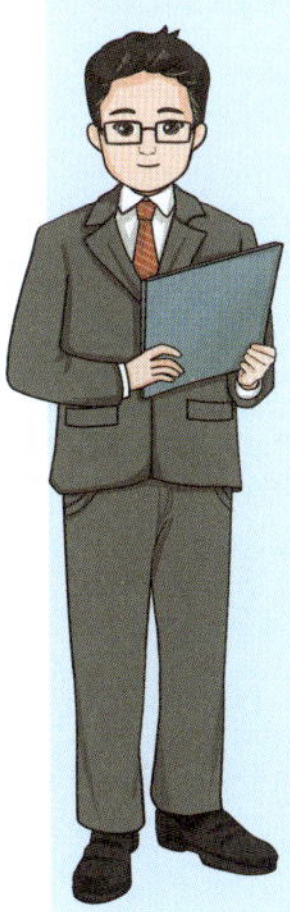

专家说

甲状腺是位于颈部的一个蝴蝶形腺体，常常被喻为人体的生命腺。它分泌的甲状腺激素有调节新陈代谢、心跳、体温等重要功能，还影响生长发育和大脑健康。大多数甲状腺结节是良性的，但它们可能干扰甲状腺的正常工作。

有些结节会“过度活跃”，分泌过多激素，导致甲状腺功能亢进，可能引发心悸、体重下降等问题；另一些结节则可能让甲状腺“变懒”，激素分泌不足，导致甲状腺功能减退，让人感到疲劳、怕冷或体重增加。

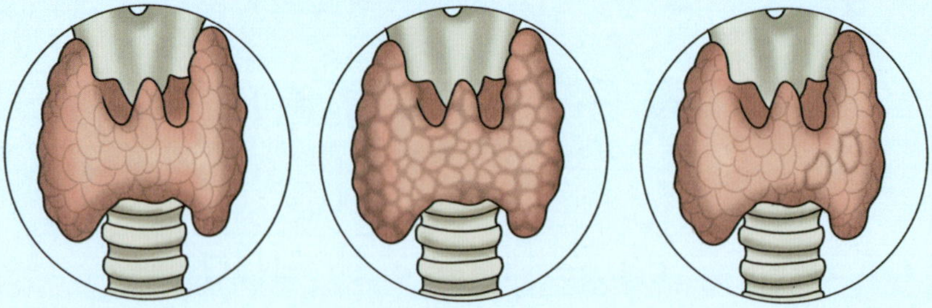

正常甲状腺组织　　甲状腺弥漫性病变　　甲状腺结节

通过简单的血液检查，可以测量甲状腺激素（如 TSH、FT3、FT4）的水平，判断甲状腺是否正常工作。如果发现异常，医生可以进一步明确结节的性质，并决定是否需要治疗。甲状腺健康与整体健康息息相关。定期体检、关注甲状腺功能，是守护健康的重要一步。如果发现结节，别担心，及时就医，科学应对，就能让甲状腺继续为你的健康保驾护航！

健康加油站

甲状腺是人体的“生命腺”，与其他重要激素密切配合，共同维持身体健康。主要作用如下。

1. 血糖管家　甲状腺激素可调节新陈代谢，影响血糖水平。

2. 应急先锋　甲状腺激素和肾上腺激素共同调节能量消耗和应激反应。

3. 发育推手　甲状腺激素对儿童和青少年的生长发育至关重要。它与生长激素协同作用，促进骨骼和肌肉发育。

4. 生育管家 甲状腺激素影响性激素的平衡。甲状腺功能亢进或甲状腺功能减退可能导致月经紊乱、性欲下降，甚至影响生育能力。

（陈志恒 胡 滢）

关键词

甲状腺病变 桥本甲状腺炎

39. 为什么体检超声显示**甲状腺弥漫性病变**要及时就医

在健康体检中，当超声检查结果显示甲状腺存在弥漫性病变时，通常意味着甲状腺的结构或功能出现了广泛性的改变。这样的发现提示我们需要及时寻求专业医疗帮助，以便更深入地了解问题的本质，并采取适当的措施来保护甲状腺及其相关系统的健康。

专家说

所谓“弥漫性病变”，指的是病变不是局限在一个特定区域，而是波及了整个甲状腺组织。这种类型的病变可以由多种原因引起，如自身免疫性疾病（如桥本甲状腺炎）、炎症、毒性多结节性甲状腺肿、毒性弥漫性甲状腺肿等。每一种病因都可能带来不同的临床表现和健康风险。例如，某些情况下，弥漫性病变可

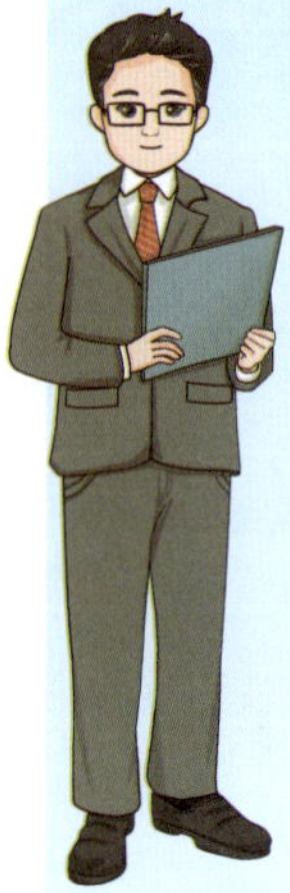

能导致甲状腺功能亢进或减退，进而引发一系列症状，如体重变化、情绪波动、心率异常等。

早期识别健康隐患并及时干预是预防严重疾病发展的关键。对于甲状腺弥漫性病变来说，尽管并非所有病例都会立即转化为严重的健康威胁，但它们确实代表了一种潜在的风险因素。及时就医可以让医生进行全面评估，利用血液测试、抗体检测、细针穿刺活检等方法确定具体的病因，并根据诊断结果制订个性化的治疗方案。如果确诊为良性情况，也可以获得合理的随访建议；如果是恶性或有恶变倾向，则能尽早接受必要的治疗，提高治愈率。

健康加油站

桥本甲状腺炎是一种常见的自身免疫性疾病，简单来说，就是身体的免疫系统“认错人”，错误地攻击了甲状腺，导致甲状腺慢性发炎。可没有任何症状，也可表现为甲状腺肿大或甲状腺功能异常，具体原因尚不明确，但与遗传、环境（如碘摄入过多）和免疫系统紊乱有关。女性比男性更容易患病。一般不需要特殊处理，针对引发的甲状腺功能减退，可补充甲状腺激素。

（陈志恒　胡　滢）

40. 为什么**打鼾**的人需要完善**睡眠呼吸监测**

关键词：打鼾　睡眠呼吸监测

夜深人静时，此起彼伏的鼾声可能暗藏危机。很多人以为打鼾是睡得香的表现，殊不知它可能是睡眠呼吸暂停低通气综合征的征兆——这种疾病会让患者在睡梦中反复呼吸暂停，导致缺氧、血压飙升，甚至诱发心梗、脑卒中等严重问题。

专家说

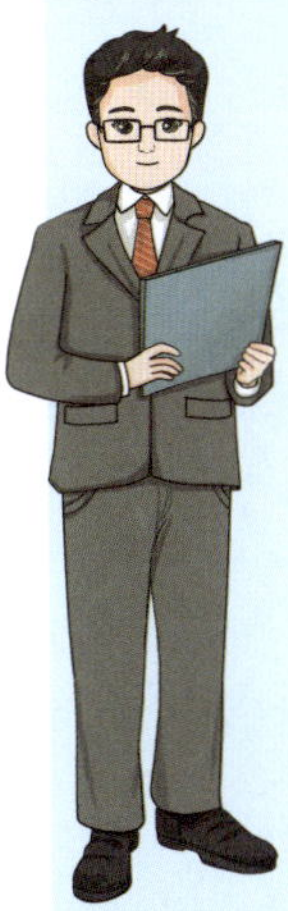

睡眠呼吸暂停低通气综合征（OSAHS）是一种需要引起重视的睡眠障碍。当呼吸道出现结构异常、肌肉松弛，可能出现呼吸暂停，睡眠时仰卧位会加重这一情况。

OSAHS 不仅影响睡眠质量，更可能带来严重的健康问题，夜间反复出现呼吸暂停，身体会出现缺氧危机，心脏需要加倍工作，可能增加心律失常的风险；当大脑缺氧时可能导致记忆力减退。OSAHS 和高血压、冠心病等疾病互为因果，形成恶性循环。但并非所有打鼾者都患有 OSAHS，睡眠呼吸监测是诊断的“金标准”。睡眠呼吸监测能够精准评估病情严重程度，发现一些潜在的心律失常，为个性化治疗提供依据。

重视打鼾就是重视健康，保持良好的睡眠习惯，不熬夜、不过度劳累；避免饮酒和使用镇静催眠药；加强体育锻炼，避免出现肥胖。积极治疗呼吸道疾病，重视 OSAHS，守护我们的健康。

健康加油站

睡眠呼吸检测技术是一种通过多导睡眠图等设备对睡眠过程中的呼吸情况进行全面监测和评估的方法。它能够记录睡眠时的呼吸模式、气流、血氧饱和度、心率等多项生理指标，协助医生诊断。

（陈志恒　刘寒英）

41. 为什么体检放射影像发现肺门增大不要轻易放过

当体检放射影像发现肺门增大时，很多人都会心里打鼓：这到底严不严重？事实上，这个看似专业的影像学发现，可能是肺部甚至全身疾病的早期信号。就像哨兵发现敌情会拉响警报一样，“肺门增大”就是身体通过影像检查向我们发出的健康警示，背后可能隐藏着从炎症感染到肿瘤等多种问题。

专家说

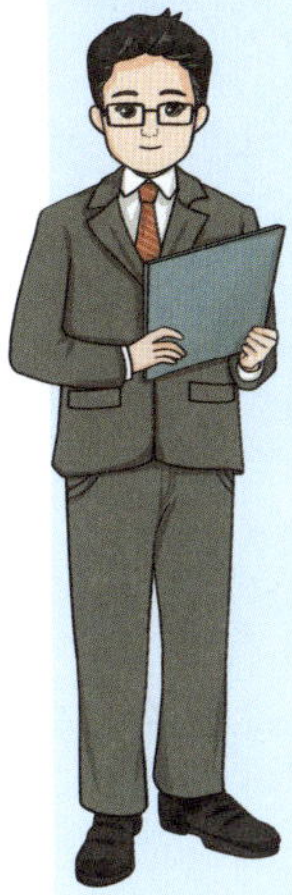

肺门主要由气管、肺血管、淋巴管、神经和结缔组织构成，是进出肺部的门户。肺门增大是一个在医学影像中常见的术语，指的是肺门区域在多种影像学检查中显示阴影增大。

肺门就像是肺部的交通枢纽，气管、血管和淋巴管都在这里交汇。当影像检查发现肺门变大时，就像交通要道突然变拥挤一样，需要引起高度重视。造成肺门增大的原因多种多样，可能是炎症或结核让淋巴结肿大了；也可能是肺部肿瘤在作祟，特别是中央型肺癌常会在这里安营扎寨；心脏问题，如严重心力衰竭会让肺门血管“膨胀”；肺栓塞等血管病变也会让这个枢纽变得拥堵；而陈旧的结核病灶则可能留下永久的“改建痕迹”。一旦发现肺门增大，不必过度惊慌，但要积极应对，医生通常会建议做胸部 CT 增强扫描、支气管镜等检查，进一步查明原因。日常生活中，我们要养成健康的习惯：坚决戒烟限酒、坚持适度运动、保持良好心态和规律作息，这些都是守护肺部健康的重要防线。

记住，对待肺门增大这个健康警报，早发现、早诊断、早治疗才是关键。

健康加油站

肺部增强 CT 是在常规 CT 扫描的基础上，通过静脉注射造影剂来增强血管和组织的显示效果，从而更准确地检测肺部病变，如肿瘤、血管异常、感染或炎症等。但是在行肺部增强 CT 之前，需要告知受检者的过敏史，特别是造影剂过敏史。检查前 4 个小时避免进食固体食物，可适量饮水，检查后需要观察一段时间，以确保无过敏反应。检查后要多饮水，促进造影剂的排出。

（陈志恒　刘寒英）

42. 为什么体检问卷发现有胸痛症状者，更要重视心脏检查

胸痛可能预示着多种潜在健康问题，其中最需要警惕的就是心脏疾病。对于那些在体检问卷中提到有过胸痛经历的人来说，进行更深入的心脏检查尤为重要。

专家说

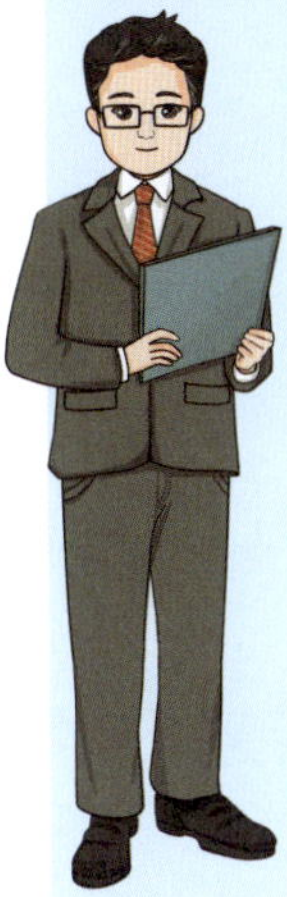

任何影响心脏正常工作的重大疾患，如冠状动脉疾病、心肌梗死、心绞痛等，都可能导致胸痛的发生。也可能表现为胸部的压迫感、沉重感或灼烧感，并且可能会扩散到肩膀、背部、颈部甚至下颌。值得注意的是，虽然并非所有的胸痛都是由心脏问题引起的，但是心脏相关的原因却是最为紧急和危险的一类，并且常常被误认为是“肺炎”或“胃病”而延误治疗。医学上常把心脏疾病比喻为沉默的杀手，因为它们可以在没有明显前兆的情况下迅速发展成致命事件。

因此，发生胸痛时，可以将其视为身体发出的一个重要警报，特别是伴有其他不适，如呼吸困难、出汗、恶心等情况，及时就医不仅有助于明确诊断，还能防止病情恶化，从而挽救生命。

对于在体检问卷中报告了“胸痛”的患者来说，进一步的心脏检查能够提供关键信息来评估心脏健康状况。医生可能会建议做一系列检查，如心电图、超声心动图、血液标志物检测（如肌钙蛋白）、运动负荷试验或者冠脉造影等。这些检查可以帮助确认是否存在心脏结构异常、血管狭窄或其他功能性障碍。

健康加油站

通过专项梯级筛查，可以早期发现冠心病风险，及时干预，避免严重后果。

初级筛查（基本风险评估）

1. 病史询问 了解年龄、性别、家族史、吸烟、高血压、糖尿病等危险因素。

2. 体格检查 测量血压、腰围，计算体重指数等。

3. 血液检查 检测血脂（如胆固醇、甘油三酯），血糖等。

中级筛查（进一步风险评估）

1. 心电图 检查心脏电活动，发现心肌缺血或心律失常。

2. 颈动脉超声 评估颈动脉斑块，间接反映冠状动脉状况。

3. 冠脉钙化评分 通过 CT 扫描检测冠状动脉钙化程度，评估斑块负荷。

高级筛查（确诊与评估）

1. 运动负荷试验 观察运动时的心脏供血情况，发现潜在缺血。

2. 冠状动脉 CT 血管成像 直接观察冠状动脉狭窄程度。

3. 冠状动脉造影 为“金标准”，明确血管堵塞位置和程度。

冠心病风险筛查适合 40 岁以上人群，尤其是有家族史、吸烟、高血压、糖尿病等高危人群。

（陈志恒　胡　滢）

关键词

颈动脉内膜增厚　动脉粥样硬化

43. 为什么体检超声发现**颈动脉内膜增厚**要查找原因

颈动脉是连接心脏与大脑的主要血管之一，其内膜的健康状况直接关系到脑部供血的质量和效率。因此，对于那些在体检中超声检测出颈动脉内膜增厚的人群来说，进一步查找病因并采取相应的预防措施至关重要。

专家说

颈动脉位于颈部两侧，负责将富含氧气的血液从心脏输送到大脑。健康的颈动脉能够确保足够的血液流动，维持大脑的正常功能。然而，随着年龄的增长或受到某些危险因素的影响，颈动脉内膜可能会逐

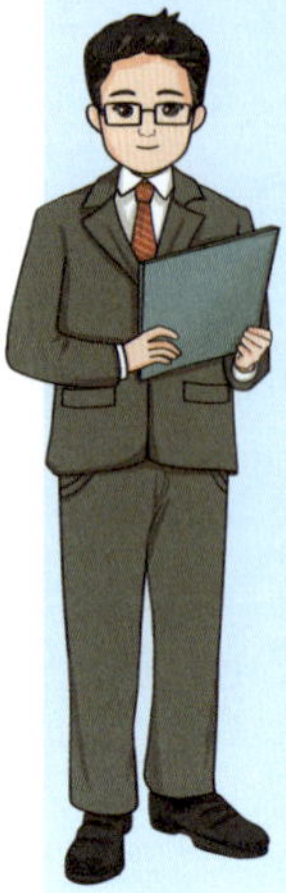

渐变厚，在体检中显示“颈动脉内膜 - 中层厚度增加（IMT）”的字样，这可能预示着动脉粥样硬化的早期阶段。

颈动脉内膜增厚不仅是心血管疾病的标志之一，它还增加了发生心脑血管事件的风险，如脑卒中、短暂性脑缺血发作以及心肌梗死等。这是因为增厚的内膜容易导致斑块形成，进而使血管狭窄甚至阻塞，影响正常的血液供应。此外，这些斑块如果破裂脱落，会随血流到达大脑，造成栓塞，引发急性脑血管意外。

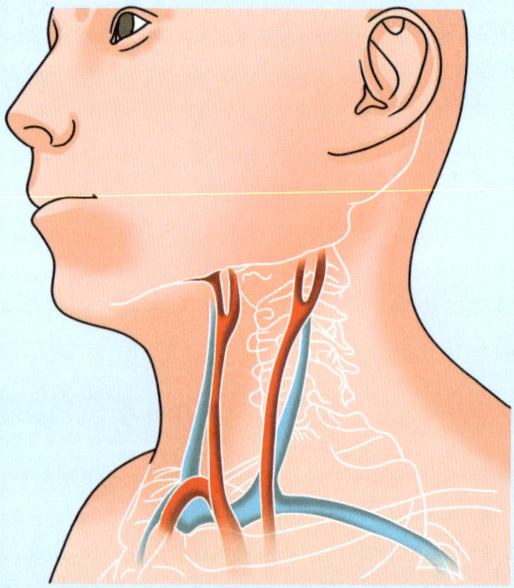

颈动脉的位置

当体检超声显示颈动脉内膜增厚时，深入探究背后的成因是非常必要的。医生通常会考虑一系列可能导致这种情况的因素，包括高血压、高血脂、糖尿病、吸烟史、肥胖、家族遗传倾向等。通过详细的病史采集、体格检查及实验室检验（如血糖、血脂水平测定），结合影像学检查结果，可以更加全面地评估个体的心血管健康状态。

明确病因后，医生可以根据具体情况制订个性化的干预策略，如调整生活方式、药物治疗或其他形式的医疗管理。另外，进行颈动脉超声检查也可以作为全身动脉系统的一个窗口，间接反映其他部分动脉（如颅内动脉、冠状动脉等）发生动脉粥样硬化病变的可能性。

健康加油站

颈动脉内膜厚度（CIMT）是通过超声测量颈动脉壁的厚度，用于评估动脉粥样硬化的早期病变。它是预测心脑血管疾病风险的重要指标。

1. CIMT<0.9mm 属于正常范围，提示动脉健康。

2. CIMT 0.9~1.2mm 提示颈动脉内膜增厚，可能存在早期动脉粥样硬化，需要关注心血管风险。

3. CIMT ≥ 1.2mm 或局部增厚≥ 1.5mm 提示颈动脉斑块形成，动脉粥样硬化明显，发生心脑血管疾病风险显著增加。

（陈志恒　胡　滢）

44. 为什么体检发现**心房颤动**需要及时就医

关键词

心房颤动 心律失常

心房颤动简称“房颤”，是最常见的持续性心律失常，严重影响患者生活质量，显著增加死亡，以及患脑卒中、心力衰竭和痴呆风险。

专家说

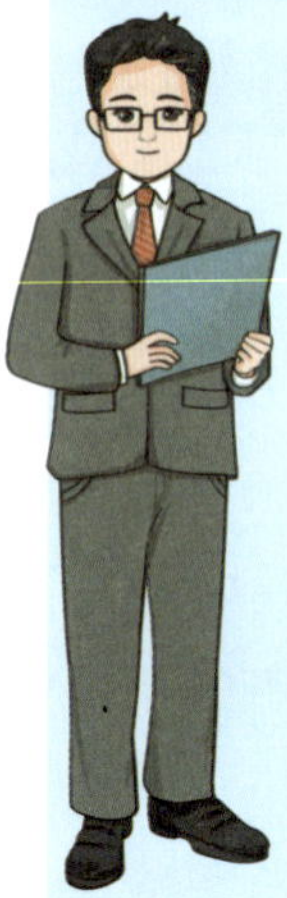

房颤是一种异常的心脏跳动，会导致血液在心房内流动不畅，容易形成血块。如果这些血块脱落并随血液流到大脑，可能堵塞血管，引发脑卒中，这是房颤最危险的后果。此外，房颤长期不治疗还会削弱心脏的泵血能力，最终可能导致心力衰竭，严重影响患者的生活质量和寿命。

及时诊断和治疗房颤非常重要，可以大大降低这些严重并发症的风险。医生通常会通过详细的问诊、体检、血液检查（如凝血功能），以及心电图、心脏超声等检查来评估病情。根据检查结果，医生可能会选择药物治疗、电复律（用电击恢复心律）或射频消融（通过微创手术修复心脏电路）等方法。

研究表明，通过合理的药物治疗、生活方式调整以及必要时进行的介入手术，很多房颤患者都能够恢复正常的心律，并显著降低脑卒中和其他心血管事件的风险。

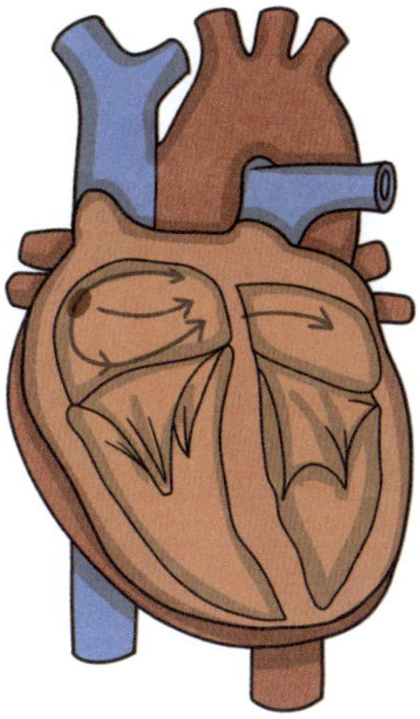

正常心脏

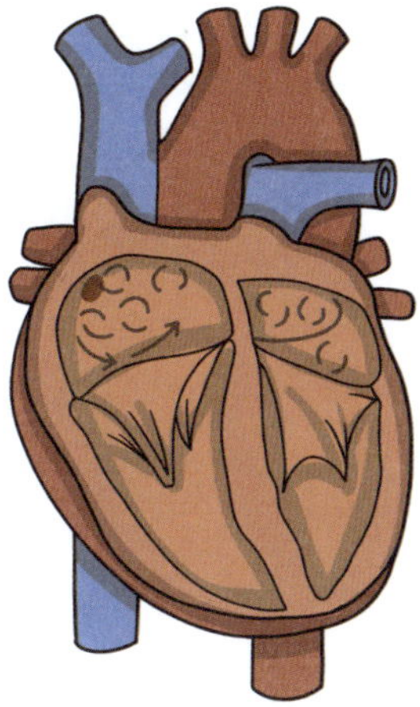

心房颤动

健康加油站

根据我国房颤诊断和治疗指南，针对一般人群：年龄≥65岁，建议无论任何原因去医院就诊时，可通过脉搏触诊或心电图进行房颤筛查；年龄≥70岁，建议需要通过定期或连续心电监测进行房颤筛查。

（陈志恒　胡　滢）

45. 为什么体检超声发现肝血管瘤要定期监测其大小

关键词

肝血管瘤　定期监测

体检发现肝血管瘤后需要定期监测大小的原因在于肝血管瘤虽然是常见的良性肿瘤，但其生长特性存在显著的个体差异——部分可能长期保持稳定，部分则可能快速增大并引发压迫症状或破裂风险。通过定期超声检查监测其大小变化，既能评估肿瘤的生长速度和趋势，又能为是否需要干预治疗提供依据，从而有效预防可能的并发症。这种动态监测对制订个体化的管理方案具有重要的临床意义。

专家说

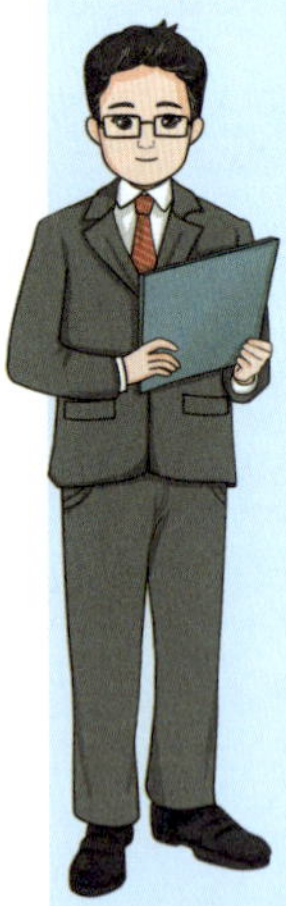

肝脏如同一个功能强大的人体化工厂，承担着众多重要的代谢任务。而肝血管瘤，作为肝脏发病率最高的良性肿瘤，就像是这个化工厂里出现的异常建筑物，大多是先天性血管发育异常导致的，由残余的中胚叶或血管细胞聚集而成，其中以肝海绵状血管瘤最为常见。在肝血管瘤较小时，通常不会引起任何症状，往往是在体检时偶然被发现。一般来说，瘤体小于 5cm 的肝血管瘤，大多无须任何治疗，可以与我们和平共处。但随着时间推移，部分肝血管瘤可能会逐渐变大。一旦长大，它就会像一个不断膨胀的气球，对邻近脏器造成压迫。比如，它可能会牵拉肝被膜或者压迫胃肠道等邻近组织器官，这时就会感受到上腹胀、钝痛等非特异性梗阻症状。严重时，甚至会引发梗阻性黄疸、幽门梗阻等严重问题。更可怕的是，如果这个“气球”破裂了，也就是血管瘤破裂，就会出现急剧腹痛和失血性休克，需要紧急处理。

正是因为肝血管瘤存在这样的潜在风险，所以定期监测其大小尤为重要，能帮助及时评估病情。如果在监测过程中发现血管瘤在短期内迅速增大，或者本身体积巨大、已经引起明显症状，又或者存在破裂风险，就需要考虑进行治疗了。

目前，肝血管瘤的外科治疗方法多样，包括手术切除，直接将其从肝脏中移除；肝动脉介入栓塞术，就像切断肝血管瘤的“补给线”，让它无法继续生长；射频消融，利用热能摧毁肝血管瘤；另外，放射治疗、术中微波固化术、冷冻以及硬化剂注射治疗等方法，也能在不同程度上对肝血管瘤进行处理。对于确实需要治疗的患者，一般首选手术治疗。

监测肝血管瘤时，主要的检查项目还是超声检查，它能清晰地观察到肝血管瘤的大小变化。必要时，可能还需要进一步做CT、磁共振等检查，以便更准确地了解情况。

在自我健康管理方面，即便肝血管瘤暂时没有症状，也不能掉以轻心，一定要重视定期体检和随访。同时，要保持健康的饮食习惯，减少高胆固醇及高脂肪食物的摄入，多吃谷物、水果蔬菜等健康食品，维持理想体重。要特别注意保护肝脏，避免使用伤肝药物，杜绝过度饮酒、熬夜等不良习惯，减少肝脏受损的机会。

（陈志恒　刘寒英）

46. 为什么超声检查发现肾脏囊肿要定期复查

关键词
肾脏囊肿 肾脏健康风险

肾囊肿是位于肾实质内的一种异常囊状结构，大部分肾囊肿是良性病变，随着囊肿的不断增大，可能压迫肾组织，导致肾功能严重受损，逐步出现肾功能衰竭。接下来让我们一起深入探讨这个话题，了解定期复查肾囊肿的重要性。

专家说

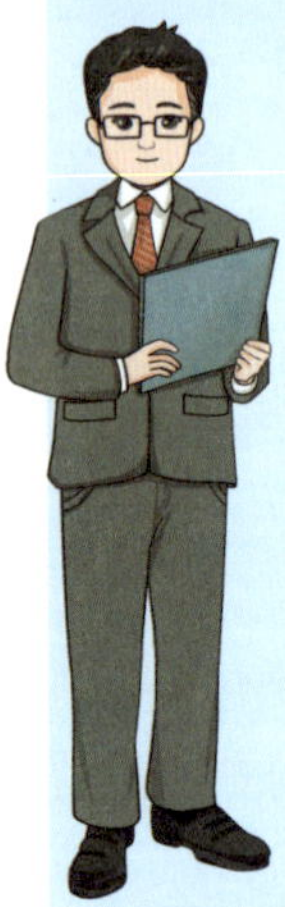

肾脏是身体的“净化卫士”，负责过滤毒素、维持内环境稳定。肾囊肿则是肾脏上形成的“水疱”，主要由肾小管憩室发展而来。肾囊肿主要分为三种类型：单纯性囊肿、复杂性囊肿、多囊肾。

肾囊肿的形成原因是多方面的，包括肾囊肿遗传因素，如果家族里有相关病史，那么患肾囊肿的概率会增加；外部因素也不能忽视，如肾小管的某个部位被堵住了，液体排不出去，积聚起来就形成了囊肿；外伤、尿路梗阻、感染等，这些因素就像捣乱分子，直接或者间接地影响了肾小管的正常功能，导致囊肿的出现。

肾囊肿的早期通常无症状，常在体检时偶然被发现。当囊肿肿大压迫时，腰腹部可能就会感到不舒服或者疼痛。少数情况下，肉眼还能看到血尿和蛋白尿，这时候肾脏的工作就受到影响了。

对于那些小而无症状的肾囊肿，定期复查就像是一个健康监督员，时刻观察它有没有变化。在自我健康管理方面，多喝水，保持尿路通畅，可以减少尿路梗阻的风险。注意预防感染，定期复查，这样才能保护好我们的肾脏。

（陈志恒　刘寒英）

关键词

皮肤瘀斑　出血点　血液病

47. 为什么皮肤出现不明原因的**瘀斑**或**出血点**要警惕**血液病**

不明原因的瘀斑或出血点可能是血液病的早期信号。血液病常导致凝血功能障碍或血小板减少，使皮肤黏膜容易出血。需要及时就医，避免延误治疗。

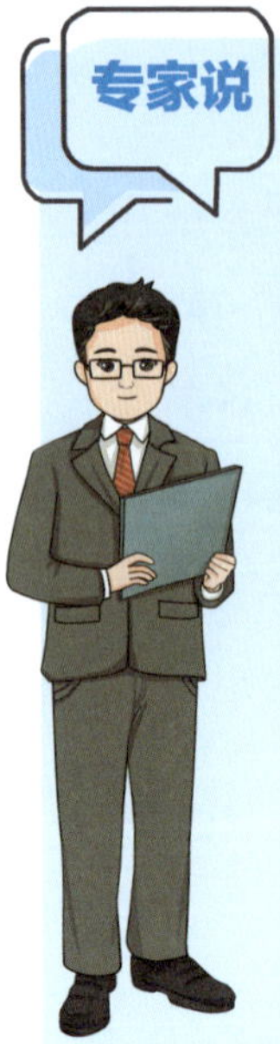

皮肤是人体最大的器官，更像是身体健康的显示器，通过观察皮肤状态的变化，可以窥视血液系统的健康状态。在血液系统中，血小板的主要作用是在受伤时聚集形成凝块，阻止出血。因此，任何影响血小板数量或功能的因素都可能导致凝血功能的障碍，从而引起异常出血现象的发生。

当皮肤上反复出现大面积不明原因的瘀斑或出血点，尤其是在没有明显碰撞或伤害的情况下，同时伴有瘙痒、乏力、贫血、发热、淋巴结肿大等症状时，往往预示着潜在的血液问题。这可能是由于血小板减少（如特发性血小板减少性紫癜）、血小板功能障碍、凝血因子缺乏（如血友病）或是某些类型的白血病等原因引起的。此外，某些药物（如抗凝药）也可能导致类似的症状。

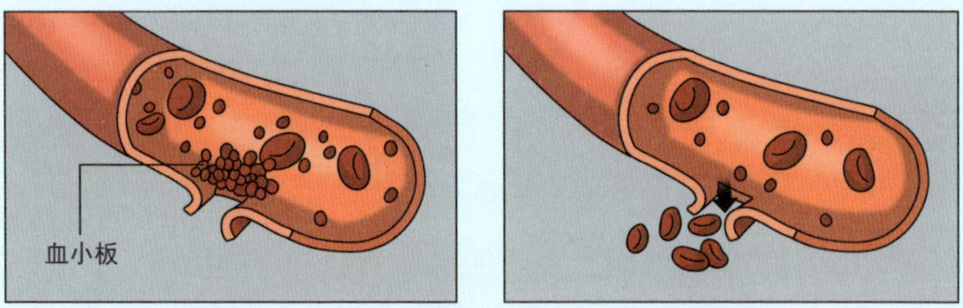

血小板减少时毛细血管损伤导致血液“漏出”

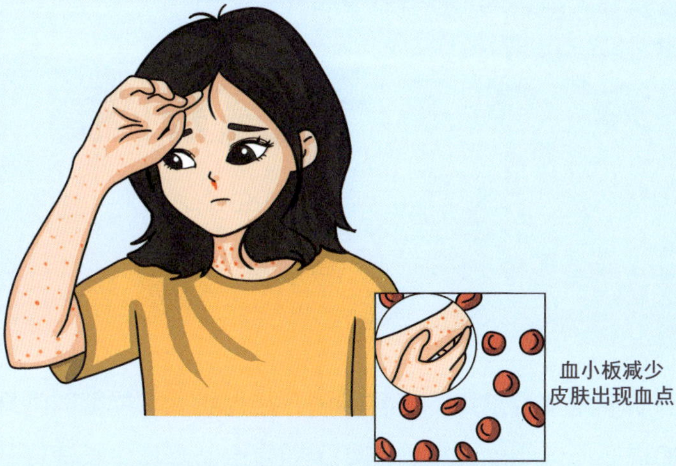

血小板减少性紫癜

当发现皮肤上有不明原因的瘀斑或出血点时，医生可进行全血细胞计数、血小板计数、凝血功能测试以及其他相关检查（如骨髓穿刺），根据检查结果，以排除是否存在血液系统疾病，防患未然，有效地管理血液健康。除此之外，平时还应该注意均衡饮食，多摄入富含维生素 C、维生素 K 和矿物质的食物，如绿叶蔬菜、水果、坚果等，有助于改善血管弹性和凝血功能。适当进行运动锻炼有助于提高血液循环和血管弹性，降低血管破裂的风险。

（陈志恒　胡　滢）

48. 为什么超声检查提示**子宫肌瘤**要定期复查

关键词

子宫肌瘤　定期复查

子宫肌瘤是女性常见的良性肿瘤，因为肌瘤可能随时间增大，导致症状加重或压迫周围器官，需要定期复查监测其生长速度、评估性质变化，及时发现异常及早治疗。

专家说

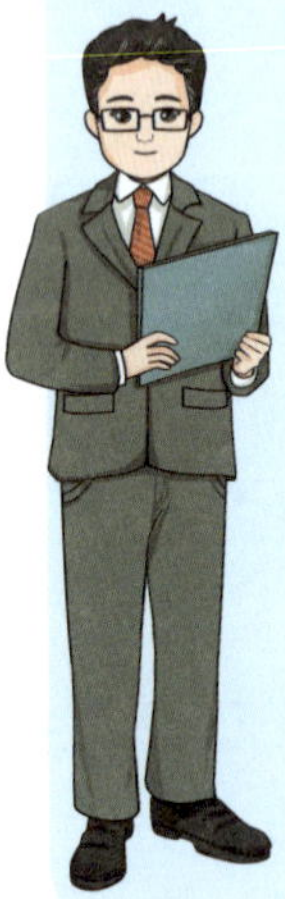

子宫肌瘤确切的原因尚不清楚，但研究表明激素水平、遗传因素以及生活方式等都可能与子宫肌瘤的发生有关。大多数子宫肌瘤生长缓慢，有些甚至终身没有症状。多数子宫肌瘤是良性的，并且不会立即威胁生命。然而，随着子宫肌瘤的增长，可能会引发一系列问题，如月经量增多、经期延长、腹痛、尿频或排便困难等。此外，较大的子宫肌瘤还可能压迫周围器官，导致一些并发症，如感染、继发性贫血、瘤体扭转、肌瘤变性等，或者在怀孕期间引起并发症。

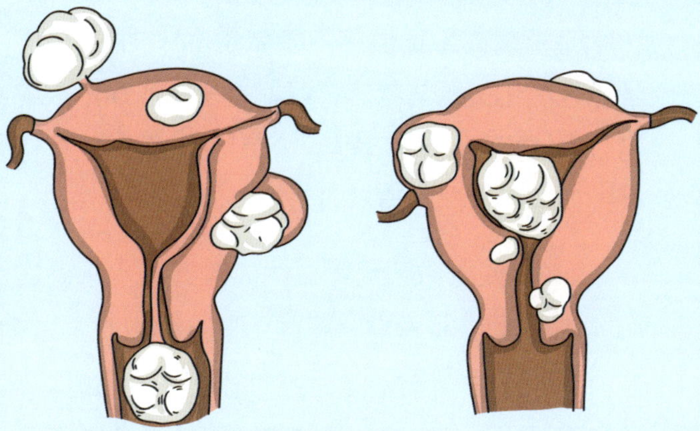

肌瘤可在子宫的不同部位形成

对于子宫肌瘤而言，即使当前的症状轻微或不存在，定期复查也有助于监测其发展情况，以评估是否需要采取进一步的治疗措施。一般建议在初步诊断后的 1~3 个月内进行第一次的复查，以确认子宫肌瘤的存在，确定其大小和位置。之后一般建议 6~12 个月复查一次，因为子宫肌瘤生长速度相对较慢，变化通常不会太大。复查时通过超声波检查和其他必要的医学检测，医生可以观察肌瘤的大小、位置、形态变化及预判其对身体的影响。如果发现肌瘤快速增长或出现新的症状，应及时调整治疗计划，以避免潜在风险。

因此，定期复查不仅能够帮助医生了解子宫肌瘤的具体情况，还能结合患者的年龄、生育要求等为患者提供个性化的健康管理建议，包括观察等待、药物治疗（如使用激素类药物控制肌瘤增长）或外科手术（如肌瘤切除术）。特别是对于计划怀孕的女性，了解肌瘤的位置和大小尤为重要，因为它可能影响妊娠过程及分娩方式的选择。

健康加油站

雌激素优势是指体内雌激素水平相对过高，或与孕激素比例失衡的状态，可能是子宫肌瘤形成的原因。它分为“真性雌激素优势”和“假性雌激素优势”，两者表现相似，但原因不同。

1. 真性雌激素优势 体内雌激素水平确实过高，可能由卵巢功能异常、肥胖（脂肪细胞产生过多雌激素）或外源性雌激素（如激素替代疗法）引起。表现为月经不调、乳房胀痛、情绪波动、体重增加等。

2. 假性雌激素优势 雌激素水平正常，但孕激素水平不足，导致雌激素相对“优势”。常见于压力大、黄体功能不全或更年期女性。更易出现经前综合征、失眠、焦虑等症状。

（陈志恒　胡　滢）

49. 为什么中老年人经常**手脚发麻**要警惕神经系统疾病

许多中老年人常抱怨手脚发麻，部分人稍作活动即可缓解，而另一些人则长期无法恢复。这种现象既可能是生理性反应，也可能是神经系统疾病的早期信号，需要结合持续时间、伴随症状综合判断。

专家说

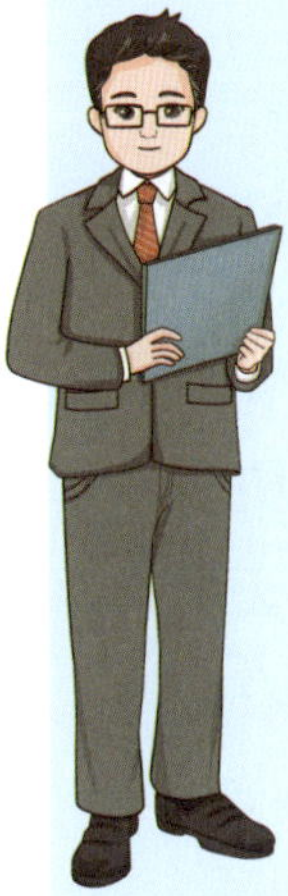

人体的神经系统就像一套精密的电路网络，由大脑和脊髓、脊神经和周围神经、手脚等外周器官三部分组成。这个“电路故障”的原因很多。一方面是出现年龄相关退行性改变，颈椎或腰椎的退行性病变。颈椎间盘突出、腰椎间盘突出等疾病，可能会压迫到附近的神经，导致神经传导受阻，出现发麻的症状。还有糖尿病，长期的高血糖会损害周围神经。另一方面是中枢神经系统功能障碍，脑血管病变如脑梗死、脑出血等影响了神经信号的传导，也可能导致手脚发麻。一些神经系统的炎症性疾病，如自身免疫性疾病——吉兰 - 巴雷综合征，会使神经的髓鞘受损，同样引起手脚发麻，严重时甚至会影响肢体的运动功能。

当反复出现手脚发麻时，表明神经系统可能遭受损害，需要立即就医：及时进行颈椎、腰椎的影像学检查，看看“电路”有没有被压迫；检查血糖，排查糖尿病对神经的损害；完善头部 CT 或磁共振检查，明确颅脑病变。早发现、早诊断、早干预，及时处理神经系统相关疾病，阻止疾病进一步进展，具有重要的意义。

（陈志恒　刘寒英）

关键词

手脚发麻　神经系统疾病

50. 为什么不明原因的记忆力减退建议进行**脑健康体检**

关键词

记忆力减退　脑健康体检

你有没有过出门忘记带钥匙、忘记参加朋友聚会或者忘记家人生日等情况？这些看似普通的“遗忘瞬间”，可能是记忆力减退的信号。记忆力是日常生活的基础能力，若注意力减退频繁发生且无明确原因（如疲劳或压力），则需要警惕，其中可能暗示着多种潜在的健康问题。

专家说

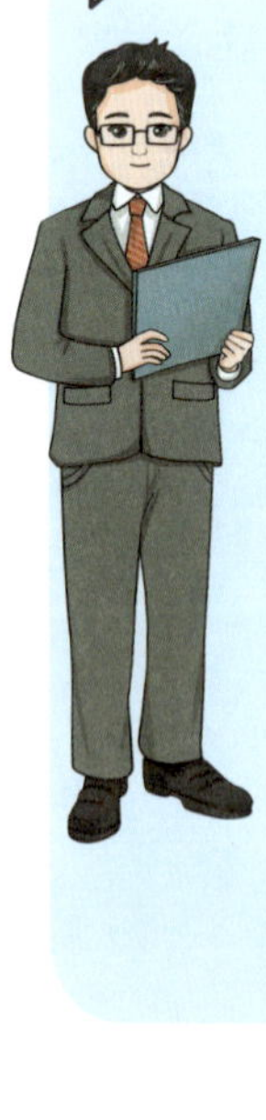

我们的大脑如同一座精密的记忆宫殿，而海马体——这个位于颞叶深处的关键结构，正是宫殿中的记忆管家，负责编码、存储和提取记忆。当它的功能受损时，记忆力减退便会悄然发生。

记忆力减退的常见原因包括生理性衰老、不良生活习惯以及病理性因素。随着年龄增长，脑细胞代谢效率逐渐降低，海马体积缩小，记忆功能自然减退，如同宫殿年久失修。长期的睡眠不足、缺乏运动、慢性压力等，会干扰脑内神经递质平衡，影响记忆巩固。阿尔茨海默病早期特征正是海马体特异性损伤。记忆力减退很可能是疾病早期的危险信号。

脑健康体检项目主要有认知量表筛查、血液检查、神经心理测试、头颅 MRI 等，其中常用的认知量表有简易精神状态检查表（MMSE），能对整体认知功能进行简单快速的评估，包括定向力、记忆力、注意力、计算力、语言能力和视空间能力等方面。蒙特利尔认知评估量表（MoCA）则更为敏感，对于早期轻度认知障碍的识别有较好效果，能检测出执行功能、记忆、语言、视空间技能、抽象思维、计算力和定向力等多个认知领域的异常。临床痴呆评定量表（CDR），主要用于评估痴呆的严重程度，通过对患者的记忆、定向力、判断力及解决问题能力、工作和社会交往能力、家庭生活和个人照料能力等方面进行综合评定。头颅 MRI（特别是功能性磁共振成像系统）主要查看大脑的结构。

健康加油站

脑认知障碍的高风险人群：①有阿尔茨海默病家族史者；② ApoE4 基因携带者；③长期健忘伴情绪障碍者。

（陈志恒　刘寒英）

相约健康百科丛书

人物关系介绍

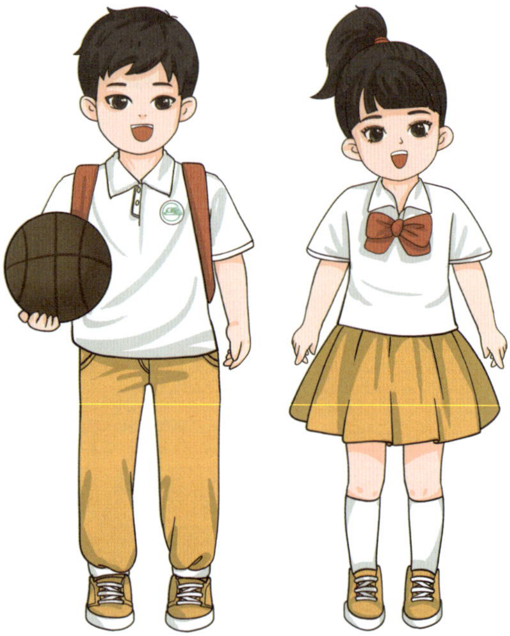

健健　　康康

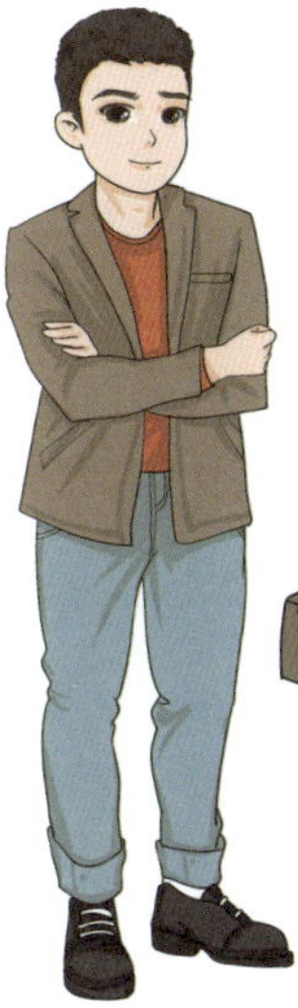
爸爸

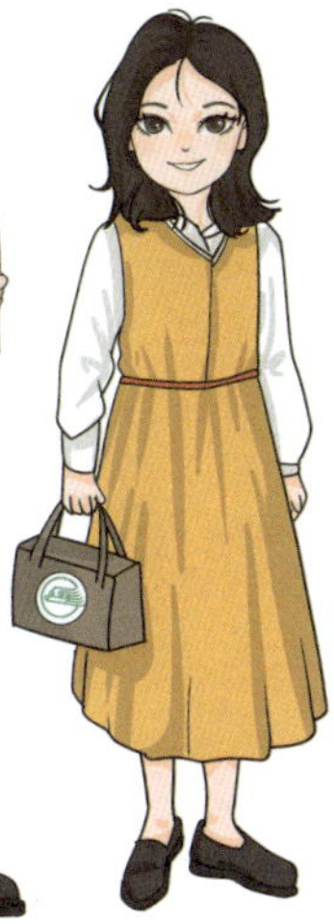
妈妈

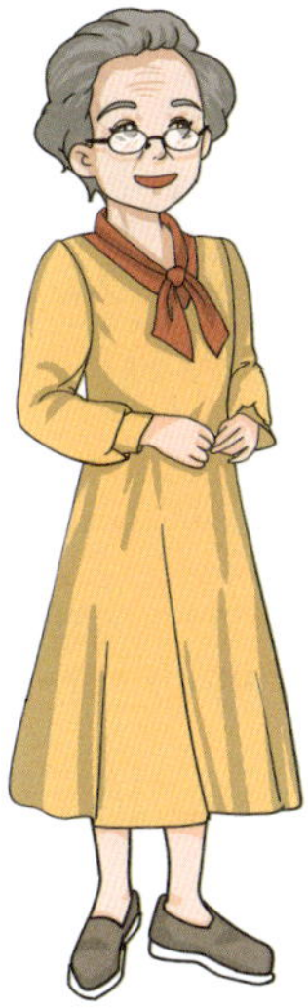
奶奶

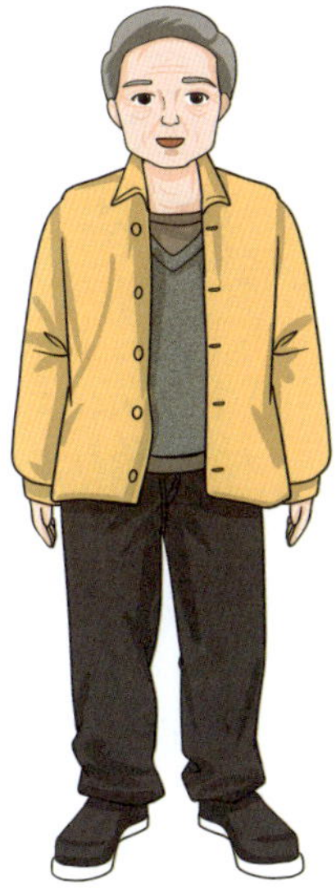
爷爷

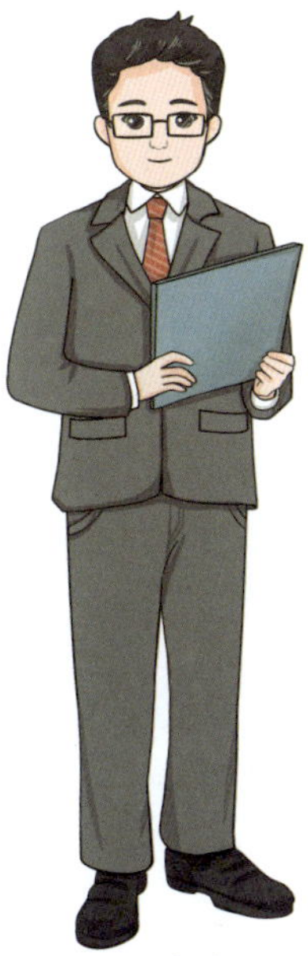
专家

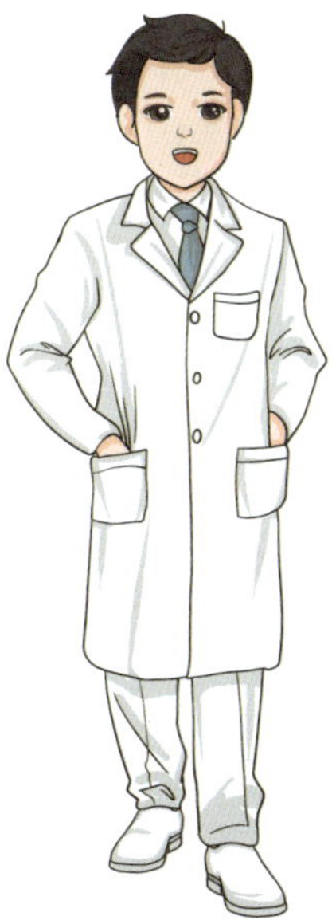
男医生

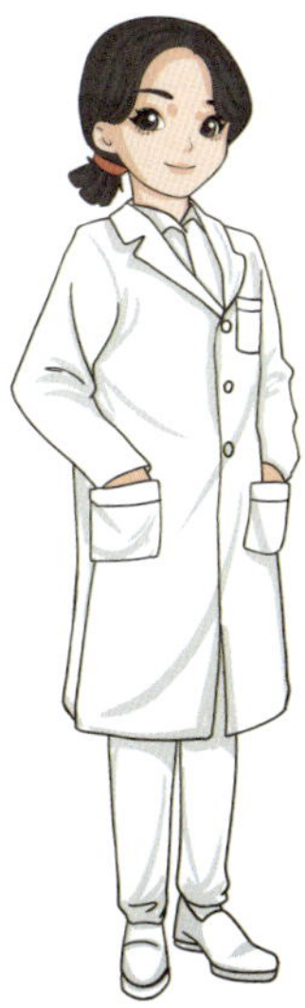
女医生

图书在版编目（CIP）数据

定期体检　为健康加分 / 武留信，张群主编 . 北京 ：人民卫生出版社，2025. 10. --（相约健康百科丛书）. -- ISBN 978-7-117-38414-8

Ⅰ. R194. 3-49

中国国家版本馆 CIP 数据核字第 2025ZM9326 号

相约健康百科丛书

定期体检　为健康加分

Xiangyue Jiankang Baike Congshu

Dingqi Tijian　wei Jiankang Jiafen

主　　编：武留信　张　群

出版发行：人民卫生出版社（中继线 010-59780011）

地　　址：北京市朝阳区潘家园南里 19 号

邮　　编：100021

E - mail：pmph @ pmph.com

购书热线：010-59787592　010-59787584　010-65264830

印　　刷：北京瑞禾彩色印刷有限公司

经　　销：新华书店

开　　本：710 × 1000　1/16　　**印张：**22

字　　数：285 千字

版　　次：2025 年 10 月第 1 版

印　　次：2025 年 10 月第 1 次印刷

标准书号：ISBN 978-7-117-38414-8

定　　价：72.00 元

打击盗版举报电话：010-59787491　E-mail：WQ @ pmph.com

质量问题联系电话：010-59787234　E-mail：zhiliang @ pmph.com

数字融合服务电话：4001118166　E-mail：zengzhi @ pmph.com